Despierta tu energía femenina

ANA CLAVELL

Despierta tu energía femenina

Reconecta con tu esencia y construye relaciones de pareja seguras

Grijalbo

Papel certificado por el Forest Stewardship Council®

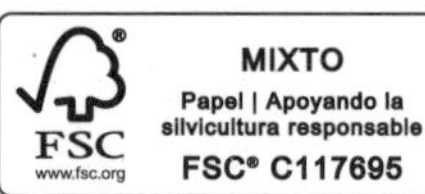

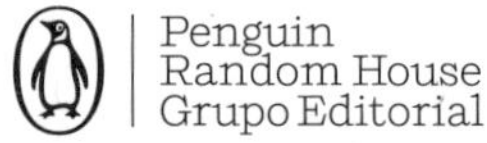

Primera edición: octubre de 2025

Printed in Spain – Impreso en España

ISBN: 978-84-253-7064-9
Depósito legal: B-14.528-2025

Compuesto en M. I. Maquetación, S. L.
Impreso en Rodesa
Villatuerta (Navarra)

GR70649

A todas las mujeres que vinieron antes de mí,
gracias por abrir el camino.
Hoy os honro viviendo la vida a mi manera,
orgullosa de ser vuestra descendiente

Índice

Introducción

Haz las paces
con todas las mujeres
que alguna vez fuiste...
Pon flores a sus pies,
ofréceles incienso y miel y perdón.
Hónralas y dales tu silencio.
Escucha.
Bendícelas y déjalas ser.
Porque son los huesos del templo
en el que te sientas ahora.
Ellas son los ríos de la sabiduría
que te conducen hacia el mar.

EMORY HALL

¿Te has dado cuenta de que la mayoría de las mujeres evitamos mirarnos al espejo? Cuando hablo de mirar, me refiero a hacerlo profundamente, no a echarte un ojo mientras te maquillas, te vistes para un día de trabajo o ves tu reflejo en un escaparate de la calle. Incluso cuando te bañas o te cepillas los dientes, te limitas a un repaso rápido para arreglarte, criticarte o prepararte. Pero nunca te paras a mirarte de verdad.

Porque, cuando te observas con autenticidad, ves que la mujer del espejo te devuelve la mirada. Puede que lo haga con desgana y cansancio, juicio y crítica, desaprobación…, o tal vez con un gesto compasivo y amable. Pero solo lo descubrirás si te detienes y te miras de la misma forma en que quizá observas a tus seres queridos, viendo más allá de lo físico e intentando conectar con ellos. ¿Te imaginas cómo sería empezar a mirarte con la intención de encontrarte, de conectar contigo?

Tras casi una década trabajando como psicoterapeuta, después de haber acompañado a miles de mujeres (además de que soy mujer y yo también he estado ahí), me he dado cuenta de que siempre evadimos nuestro reflejo porque evitamos ser honestas con nosotras mismas. Mirarte al espejo es un encuentro íntimo contigo: con las críticas y exigencias que llevas cargando desde hace años, unas que tal vez ni siquiera son tuyas, sino el reflejo o el eco de lo que alguna vez viste o escuchaste. También implica enfrentarte a tus heridas, a necesidades no satisfechas y, sobre todo, a las deudas pendientes contigo: todo el amor, toda la atención y toda la amabilidad y compasión que te debes.

Igual que un niño elude la mirada de un adulto cuando ha hecho una travesura o se ha equivocado, y de la misma forma que un adulto mira de manera esquiva cuando miente o se siente confrontado, rehúyes tu mirada. ¿Por qué? Porque sabes que es el momento de empezar a saldar todas las deudas que tienes contigo. Porque, si decides hacerlo, llegará un día en que veas tu reflejo y no te debas más honestidad, atención, amabilidad y, sobre todo, amor profundo hacia ti y hacia todas las versiones que habitan en ti.

Si estas palabras resuenan contigo, celebro que estés aquí. Has tomado la decisión más honesta y radical al elegir este libro. Porque eso significa que has dado el primer paso en el viaje sagrado de reconexión contigo, con la mujer que habita en tu reflejo, esa a la que dejaste de mirar porque, en algún punto del camino, no te sentiste merecedora o pensaste que, para serlo, tenías que sacrificarte, exigirte o ser perfecta. Pero hoy has dado el paso que te permitirá transformar esas creencias y, sobre todo, renovar la relación que mantienes contigo.

Sé que esta renovación llegará a tu vida. En todos los años que llevo acompañando a miles de mujeres alrededor del mundo como psicóloga y psicoterapeuta, he tenido la oportunidad de atestiguar el auténtico despertar de la energía femenina en la vida de muchas mujeres. Este despertar no es más que volver a sí mismas, volver a la sabiduría ancestral de escuchar a su cuerpo para reconectar con su intuición, sus anhelos y deseos, y empezar a establecer una profunda y significativa relación personal. A pesar de que muchas llegaron a mí porque se sentían vacías o tenían conflictos en sus relaciones, entendieron que el problema nunca fue el vínculo con el otro, sino quiénes eran ellas en la pareja. Aprendieron que saldar sus deudas significa ser una buena compañera para sí mismas, aunque estén en una relación.

Pese a que los dilemas de cada mujer que he acompañado fueran completamente diferentes de los de las demás, todas tenían algo en común: eran demasiado duras consigo mismas, vivían en una constante guerra interna. Mientras algunas buscaban evadirse a través del otro, en especial su pareja, otras reclamaban su atención y devoción. Este conflicto interno estaba regido por muchas creencias limitantes: «Para ser amada, tengo que sacrificarme, he de dejar de ser yo, debo ganarme su aceptación a través del esfuerzo, la complacencia, el abandono o la traición a mí misma». Esto las llevaba a contraerse, a envenenarse con sus propios pensamientos y autocrítica, y a relacionarse con los demás desde una armadura insostenible. Sin darse cuenta, el mayor daño muchas veces provenía de ellas mismas.

Cuando invitaba a estas mujeres a enfrentarse a su reflejo y a descubrir cuáles eran sus deudas emocionales, solían encararse con los ojos de la niña que alguna vez fueron, esa que tenía necesidades emocionales pendientes; carecía de espacios de auténtica reconexión y nutrición para alma, cuerpo y espíritu; y le faltaban palabras de afecto y reconocimiento que buscaba en su pareja, pero nunca se las dijo a sí misma. Al terminar el trabajo terapéutico, muchas eran capaces de mirarse a los ojos con una profunda compasión, amabilidad, amor y, sobre todo, devoción hacia sí mismas, empezando poco a poco a saldar esas deudas.

Transitaban el puente de la obsesión constante por la pareja o por personas que apenas conocían para llegar al otro lado y crear una obsesión compasiva, amable y amorosa hacia sí mismas. Sanaban el abandono sistemático hacia ellas y, desde ese lugar de presencia y autoridad interior, podían relacionarse con los demás sin perderse ni olvidarse.

Una mujer despierta, alineada con su energía femenina, tiene el poder de despertar al mundo e invitar a otras personas a que hagan lo mismo. Porque conectar contigo es conectar con tu verdadera esencia. Nadie te debe nada allí. Te lo debes todo a ti. Y gran parte de este despertar comienza por adquirir herramientas que te permitan saldar esas deudas con las diferentes versiones de ti, además de devolverte presencia, intuición, compasión, gozo y seguridad interior.

Cuando acabes este libro habrás integrado todas esas herramientas y tendrás una claridad profunda sobre cómo recibir amor en tus relaciones sin dejar de amarte. Entenderás que las experiencias tempranas de tu vida formaron un mapa que condicionó tu relación contigo y con el amor. Y, a través de ellas, podrás desaprender lo que ya no te funciona y codificar nuevas enseñanzas que te honren y te hagan sentir viva y, sobre todo, despierta y presente para ti.

Despierta tu energía femenina está escrito desde un enfoque que llamo «método en espiral». Como las espirales, las mujeres somos cíclicas, estamos en un constante ir y venir, aprendemos y desaprendemos, evolucionamos. Y lo más importante es que esta espiral está presente en la naturaleza, en los árboles, en las corrientes de agua, en los movimientos lunares…, pero también en las huellas dactilares, en los ciclos menstruales y, sobre todo, en ese movimiento íntimo y constante de volver una y otra vez a tu cuerpo para escucharte, para permitir que sea él, y sobre todo tu corazón, el que te guíe hacia esa reconexión profunda, ese despertar contigo misma, ese hacer un hogar dentro de ti. Algunas ideas se repetirán con la intención de que, si no las integras la primera vez, puedas reflexionar sobre ellas más tarde, para que consigas las claves más importantes para tu día a día. Ojalá puedas compartir estas herramientas con mujeres que están empezando a despertar y sienten en su corazón el llamado profundo de reconectar con ellas mismas.

Por último, te pido que prestes atención a cómo estás durante la lectura. Sé sensible y compasiva con todo lo que se mueva dentro de ti. Valida si algo de lo que leas te incomoda o confronta y date el espacio que necesites para procesarlo. Permítete digerir todo lo que te lleves de aquí. Porque, una vez que la diosa despierta en tu vida ya no vuelve a dormirse.

Este libro es una ofrenda y una reivindicación de todas las mujeres que solo han conocido el autoabandono y la autotraición, como resultado de años de estudio en psicología transpersonal, neurociencia, trauma relacional y *embodiment*. Es un sendero para todas las que han sentido que se han perdido por el camino y que han olvidado su herencia de poder y conexión.

Estas páginas son un mapa, un sendero que traza el camino de vuelta a casa. Pero el viaje es tuyo. Necesitarás darte permiso para adaptarlo a tus tiempos, tus ritmos y tus necesidades a medida que vayas aprendiendo a escucharte de verdad.

Aquí encontrarás propuestas, ejercicios, herramientas... Pero no están pensados para que te limites a leerlos, sino para que los vivas. Porque este libro va de eso: de sentirte, de escucharte, de presenciarte. Puedes devorarlo rápido, si lo necesitas, llenarte de ideas y abrir la mente, pero, si buscas una transformación real, te invito a que te detengas, a que respires con cada palabra, a que dejes que cada herramienta se convierta en un portal que te devuelva a ti.

Te sugiero que lleves un diario a lo largo del viaje. Haz de él tu refugio y tu espejo, un espacio para volcar experiencias, sueños y revelaciones que te acompañe en cada despertar. También será la herramienta en la que podrás registrar las respuestas de los distintos ejercicios de escritura que encontrarás en el libro.

Ahora imagínate en un círculo de mujeres, rodeada de velas, cogidas de la mano, mirándoos con devoción, admiración, fuerza y compasión. Recordándoos unas a otras lo valiosas que sois. Porque nunca hemos estado solas.

Te invito a recordar quién eres. A despertar. A alinearte con esa fuente inagotable de amor que habita en ti.

El camino ya está trazado. Solo tienes que avanzar y descender a las profundidades de tu ser para recuperar lo que pensabas que habías perdido.

Eso que, en realidad, siempre ha estado dentro de ti.

Ceremonia de apertura

Te doy la bienvenida a casa.

Entras de nuevo en el templo de la conciencia, el lugar más sagrado.

Caminas descalza por un sendero cubierto de pétalos de flores. A medida que avanzas, liberan sus aromas más delicados: el dulce perfume de las rosas, la suave lavanda que inunda el aire. Inhalas y exhalas profundamente mientras te acercas al altar.

Está adornado con flores, velas encendidas, piezas de cuarzo rosa y cristales de otros colores. Sobre él descansan tus frutas favoritas y también frutos rojos, fresas, cerezas, arándanos y granadas. Al lado encuentras un hermoso diario y un bolígrafo, junto a aceites esenciales de lavanda, rosa y bergamota.

Eliges la esencia que más resuena contigo y te aplicas unas gotas en la parte interna de las muñecas, en la frente, el vientre y el pecho. Luego abres el diario y descubres los nombres de las mujeres ancestrales que estuvieron aquí antes de ti. En voz alta, dices:

Gracias a vosotras he llegado hasta aquí.
Gracias por guiarme. Hoy inicio este camino
de escucha interior, autocompasión, amabilidad
y honra a mi esencia. Dejo este sendero abierto
para quien desee tomarlo.

Colocas una mano en el corazón y la otra en el vientre. Inhalas, exhalas y bendices tu existencia como mujer. Visualizas una luz rosa que te envuelve y te atraviesa desde la cabeza hasta el pecho, el abdomen y el cérvix, y trae alineación y coherencia a cuerpo y mente, corazón y espíritu. La luz desciende hasta la Tierra y te conecta con tu naturaleza divina y tu humanidad.

Se expande alrededor de ti y te llena de gratitud y presencia. Inhalas, exhalas y dices en voz alta:

Hoy abro mi corazón para escuchar, ver y atender
a todas las partes de mí con amor y compasión.
He llegado a casa. Estoy aquí conmigo.
Estoy abierta a recibirme.

Visualizas que a tu alrededor empiezan a aparecer todas tus versiones: la niña, la adolescente, la adulta joven. También asoman las que están por venir, incluida la más sabia y anciana. Forman un círculo a tu alrededor, abren los brazos para recibirte. Te miran con amor y compasión, y tú, como si algo en tu interior te recordara el camino, también comienzas a mirarte de este modo.

Te das cuenta de que este altar las honra. Gracias a cada una de ellas, hoy estás aquí. Has llegado al punto del camino en el que puedes reencontrarte, honrarlas y escucharlas.

La luz se extiende hacia ellas, las abraza y las integra en tu cuerpo. Sientes que tu presencia se ancla con suavidad en ti, porque solo despertamos a través del cuerpo. La conciencia solo llega a través de él.

Tu presencia se activa. Ahora puedes escucharte. Ahora puedes prestarte atención.

Cuando llega el momento de despedirte del templo, miras una vez más hacia el altar y ves que hay un gran espejo. Te das cuenta de que nunca has sido el sacrificio, nunca has tenido nada que probar ni demostrar, porque eres más que valiosa, y ahí recuerdas que tú eres el altar. La mujer que ves reflejada en él te devuelve la mirada: está presente, arraigada, amorosa y radiante. Entonces, en voz alta, dices:

Me comprometo a recordarme, a reconectar
conmigo, a reclamarme. Me comprometo a honrar
y abrazar todas las partes de mí, todo lo que soy.
Aquello que alguna vez rechacé, intenté cambiar
o me avergonzó hoy lo veo y lo sostengo
con compasión.

Hoy estoy para mí en todas mis versiones,
en todas mis facetas y con todas mis emociones.

Regresas a ti. Regresas a tu poder. Regresas a tu cuerpo. Regresas a tu sabiduría. Regresas a tu intuición. Regresas a tu amor. Regresas a tu esencia.

Haz una reverencia ante el reflejo que ves y date un abrazo de bienvenida a casa.

Te invito a vivir esta ceremonia como una meditación. Elige música que resuene contigo. Una de mis favoritas es *Rise Sister Rise*, de Rebecca Campbell.

Y vuelve a ti, tantas veces como lo necesites.

1

El despertar de la diosa

> El fondo es el mejor terreno para sembrar y volver a cultivar algo nuevo. En este sentido, alcanzar el fondo, aunque sea extremadamente doloroso, es también llegar al terreno de siembra.
>
> Clarissa Pinkola Estés

¿Te ha pasado alguna vez que te desdibujas en tus relaciones de pareja? ¿Sueles perder el foco en ti cuando estás con otra persona y tiendes a autoabandonarte o autotraicionarte con tal de ser amada o aceptada? ¿O, por el contrario, después de pasar tanto tiempo en esa relación, has reforzado tu armadura y te sientes incapaz de conectar, siempre a la defensiva, buscando la siguiente *red flag* o el próximo defecto porque te cuesta confiar?

Durante años me planteé estas preguntas, pero no solo como psicoterapeuta, sino también como mujer. Crecí en el seno de mi familia materna rodeada de mujeres fuertes, trabajadoras, exitosas, bondadosas, hermosas por dentro y por fuera. Rompieron con muchas limitaciones generacionales y abrieron su propio camino. Al mismo tiempo, se exigían demasiado, buscaban hacerlo todo perfecto, querían tenerlo todo bajo control. Eran mujeres que trabajaban sin parar; en su casa, el descanso era un lujo que casi nunca se permitían. No se daban prioridad, no se escuchaban y, aunque soñaban con conseguir a la pareja perfecta, muchas veces no lograban ser buenas compañeras para ellas mismas.

Y yo, como ellas, crecí con esas costumbres, esas creencias y ese estilo de vida, siempre enfocada hacia fuera, pensando en dar más, en exigirme constantemente, en intentar controlarlo todo. Obsesionada con lo exterior, sin trabajar mi bienestar emocional, cargada de culpa y viviendo en un profundo estado de supervivencia.

Así pasé mis primeros treinta años, hasta que la vida y mi cuerpo —a gritos, con su agotamiento y desconexión del gozo— me obligaron a detenerme y a preguntarme desde dónde estaba viviendo y, sobre todo, desde dónde me estaba relacionando.

Ahí, en medio de tantas exigencias y tantos silencios heredados, empezaron a brotar en mí preguntas que, sin saberlo, se convertirían en portales, unos que abrieron el camino hacia mi despertar emocional, hacia ese lento y profundo regreso al centro de mi vida. Y te confieso que, en este retorno, aún sigo caminando, porque esto no va de llegar, sino de volver a ti una y otra vez con más amor, con más conciencia.

Hoy quiero invitarte a que te plantees estas mismas preguntas, pero no desde el juicio, sino desde la curiosidad amorosa que todo lo abraza:

¿Estás viviendo una vida que sientes cien por cien tuya? ¿O sigues agarrada a los mecanismos de supervivencia que aprendiste de las mujeres que te precedieron?

Pregúntatelo con honestidad, con suavidad, con valentía. Las respuestas no están fuera, sino en tu interior.

El problema es que, como mujeres, hemos aprendido a ser expertas en estar para el otro, evidenciar nuestro valor, buscar la aprobación, demostrar que somos lo bastante buenas para los demás..., y esto nos ha llevado por un camino de exigencia, perfección y acción constante, no de ser. Este itinerario casi nunca se detiene, solo se pausa si la vida nos obliga a ello. Y cuando digo «vida» me refiero al cuerpo, a un divorcio, un diagnóstico, una pérdida, un fracaso, un *burnout* o una crisis. Esos momentos hacen que nos cuestionemos desde dónde y para quién hemos estado viviendo. Porque entonces caemos en la cuenta de que hemos aprendido a ser excelentes compañeras para otros y que nos hemos obsesionado con sus necesidades, pero no sabemos ser buenas para nosotras mientras compartimos la vida con alguien.

¿Has vivido obsesionada con demostrar tu valor a los demás? ¿O estás obsesionada contigo, intentando ser feliz con lo que hay y hacer de esta vida algo auténticamente tuyo? Si te identificas con la primera pregunta, estás en el lugar perfecto para aprender a dejar de obsesionarte con probar tu valor a otros y empezar a obsesionarte contigo. Si te identificas con la segunda, estás en el buen camino para seguir reforzando un estilo de vida que te pone a ti primero.

Lo cierto es que, como mujeres, nos han educado para demostrar lo que valemos, pero muchas veces no nos paramos a preguntarnos si queremos ese reconocimiento o vamos en piloto automático, dándolo todo, autoabandonándonos y autotraicionándonos con tal de recibir migajas de amor, atención o compañía.

Solemos pensar que el patrón está fuera: en las personas que elegimos, en las relaciones que nos llevan a desdibujarnos y olvidarnos de nosotras. Pero la verdad es que no está ahí: está en tu interior, en tu sistema emocional, allí donde has interiorizado la idea de que el amor es fusión, apego, una conexión absoluta que, de forma automática, desvía la atención y el foco de ti.

Estoy segura de que, si analizas tus relaciones anteriores, incluso en lo laboral o familiar, te darás cuenta de que el foco rara vez ha estado en ti: escuchar tus emociones, atender tus necesidades, cuidar tu bienestar y darte prioridad. Lo común es que primero haya estado el hacerlo para los demás.

Y luego pasa lo que pasa: te esfuerzas, te sacrificas, lo das todo, alcanzas nuevas metas, trabajas en ti, vas a terapia, elevas tus estándares de pareja..., pero sigues sintiendo que, para estar bien en una relación, tienes que seguir esforzándote. Porque parece que nunca es suficiente. O que nunca encontrarás a alguien que lo sea.

Pero no tiene por qué ser así.

Por eso he escrito este libro, para ayudarte a recordar tu poder, para acompañarte de regreso a ti, paso a paso, sin prisa, con presencia. Con estas páginas quiero guiarte a redescubrir la experiencia de estar contigo, de volver a habitar tu cuerpo, tu voz, tu verdad.

Deseo que, cuando integres las herramientas y la visión que comparto contigo en estas páginas, puedas salir de ese estado de supervivencia en el que quizá lleves mucho tiempo, movida por la exigencia, la perfección y el intento constante de demostrar tu valor. Deseo que toda la energía que dedicas a ser una buena pareja la dirijas hacia ti y te conviertas en tu mejor compañía, en tu amante más fiel, en la mujer que se elige una y otra vez. Deseo que el foco esté en ti, en cómo se siente tu cuerpo, en cómo suena tu voz, en qué te hace disfrutar, en qué necesita tu alma para estar en paz. Y deseo que aprendas a escucharte con ternura, a honrar tus necesidades y a caminar alineada con tu intuición.

Porque, cuando entiendes esto, ya no necesitas perderte para ser amada. Tú no eres el sacrificio. Tú eres el altar.

Así, este viaje hacia el reconocimiento y la autoprioridad deja de verse como debilidad y se revela como una fuerza suave pero indomable, profundamente intuitiva, creativa y nutritiva, que habita en cada rincón de nosotras. Una fuerza que, durante años, han intentado domesticar como si fuese una fiera sagrada, el fuego interno que el mundo quiso apagar, el aullido ancestral que la sociedad intentó silenciar, el poder que aún hierve bajo tu piel, que te recorre las venas como un río de lava dulce dispuesto a incendiar todo lo que ya no eres para devolverte lo que siempre has sido.

Porque esa fuerza está aquí contigo, viva, esperando a que la mires sin miedo, a que la honres, a que la sueltes. Es la misma que te permite florecer desde lo auténtico, crear vínculos desde el amor propio, no desde la necesidad de aprobación.

Y a eso, mi querida lectora, lo llamamos «energía femenina». Esa que arde, que late, que recuerda que siempre has sido el altar. Y puede que te preguntes:

¿Qué es la energía femenina y cómo puede ayudarme a recuperar mi merecimiento?

La energía femenina es sentir, habitar lo emocional, entregarte a la experiencia de vivir a través de los sentidos, la piel, la sensualidad. Es comenzar a morar plenamente en tu cuerpo, a amarlo, respetarlo y, sobre todo, escucharlo con presencia y devoción.

Solo cuando haces una pausa y te regalas un momento contigo sin expectativas ni exigencias puedes empezar a sentir lo que significan la ternura, la compasión y la presencia en tu cuerpo. Porque, más allá de explicarte qué es la energía femenina, quiero que la experimentes, que la sientas viva y real en ti.

Por eso te invito, desde ahora mismo, a que cierres los ojos y repases en silencio algún momento de tu día —una conversación, un cruce de palabras, una situación en la que has estado presente con otra persona...— y, desde ese recuerdo, me gustaría que te preguntases con suavidad qué habría cambiado si hubieras llevado más ternura a ese instante, pero no para hacerlo todo perfecto, sino para habitarlo de otra manera.

Al hacerte esa pregunta, puede que notes que la ternura, la compasión y la presencia no aparecen cuando vas corriendo a todas partes, cuando defiendes algo o tratas de controlar el resultado. La ternura florece cuando estás presente, cuando no hay agenda, cuando te entregas a ese espacio sin expectativas, desde el corazón, no desde la mente.

Y entonces, sin darte cuenta, descubres que la ternura, la compasión y la presencia tienen cuerpo, se sienten en el pecho, en la respiración, en la forma en que escuchas. Eres consciente de que no estás pensando ni calculando, que te limitas a estar ahí, en ti, con el otro, con lo que hay, porque ahí, en esa presencia suave y encarnada, comienza el verdadero despertar de tu energía femenina.

Es ese llamado interno que te invita a buscar tu verdad, a salir del molde, a dejar de ajustarte a estándares que ya no te sostienen. Es abrir espacio a tus emociones aunque sean contradictorias, y permitirte validarlas sin juicio.

La energía femenina es una experiencia viva, una frecuencia suave que no se impone, sino que se siente, que se cuela en lo cotidiano, que se enrosca como una espiral dentro de ti para recordarte que puedes vivir sin prisa, con más raíz y menos exigencia.

Es el estado interno en el que te creas tu refugio, el lugar en el que la calma se convierte en una forma de poder, allí donde quitarte la armadura se transforma en tu mayor acto de valentía. Es la voz que te invita a buscar espacios en los que te sientas segura emocionalmente y, al mismo tiempo, a construir esa seguridad desde dentro, a convertirte en tu ancla, incluso cuando el mundo parece girar sin pausa.

Y como las olas vuelven siempre al mar, esta energía te recuerda que también tú puedes volver a ti, una y otra vez, sin culpa, sin permiso, solo porque sí.

Eso que llamas intuición, esa voz silenciosa que te guía desde tu interior, no es un misterio sin forma ni una idea vaga. La ciencia también le ha puesto nombre. Hoy sabemos que esa sabiduría interna afianza sus raíces en dos procesos fundamentales: la interocepción y la neurocepción.

La interocepción es la capacidad de sentirte por dentro, de prestar atención a cómo te prestas atención. Es ese suave arte de percibir tus emociones, tus sensaciones físicas, el latido sutil de lo que ocurre dentro de ti. Cuando cultivas esta conciencia corporal, afinas el oído de tu alma y enciendes la luz de tu energía femenina, pues empiezas a sentirte desde ti; no desde la exigencia, sino desde la escucha y la presencia.

Luego está la neurocepción, esa función silenciosa de tu sistema nervioso que, sin que te des cuenta, evalúa siempre si estás a salvo o en peligro. El cuerpo detecta las señales del entorno y, en milésimas de segundo, activa o desactiva respuestas de protección o apertura. Cuando el sistema nervioso percibe seguridad, el cuerpo puede relajarse, abrirse, confiar, y, desde ese estado, eres capaz de habitarte con más suavidad, tomar decisiones más alineadas con tu integridad y relacionarte con el mundo sin perderte en la reactividad.

Entonces sí, lo que sientes como intuición también es ciencia. Es tu cuerpo mientras procesa el mundo. Es tu sabiduría interior, que te guía para que decidas escucharte, sentirte y volver a ti... una vez más.

En la medida en que llevas el foco a ti, a tu cuerpo, sin exigencias, solo con ternura, algo dentro empieza a cambiar. No es una obligación, es un regreso suave, un hábito que nace del deseo de estar contigo. Porque quizá por dolor o por historias pasadas estuviste lejos de ti... Pero ahora estás volviendo, poco a poco, con amabilidad.

Esta constante y amorosa práctica de estar contigo empieza a crear nuevas rutas en el cerebro y fortalece la capacidad de sentirte, leerte e interpretarte. No se trata de estar siempre en calma o regulada, sino de saber que puedes volver a ti cada vez que te pierdas, y eso también es madurez emocional.

Porque, cuando dejas de abandonarte y comienzas a prestarte atención con constancia, el tono vagal se fortalece, el sistema nervioso aprende a confiar y el cuerpo empieza a reconocerte como un lugar seguro.

Estamos construyendo un puente entre lo sagrado y lo tangible, entre el alma y la psicología, para que esta reconexión no solo sea poética, sino también práctica. Y que así puedas habitarla, comprenderla e integrarla como una nueva forma de estar en ti, de estar en el mundo.

Me gustaría plantearte tres sencillas —que no simples— preguntas:

- ¿Cuántas mujeres se han agotado y quemado porque tenían demasiado que hacer y no contaban con tiempo para escucharse y sentir?
- ¿Puedes decirme con certeza cuándo fue la última vez que te paraste a escuchar lo que sientes y lo que tu cuerpo necesita?
- ¿Cuándo fue la última vez que te diste permiso para ser vulnerable, te quitaste la armadura y te mostraste tal como eres?

El gran reto de la mujer actual es volver a conectar con ella, pues en alguna de las etapas del camino se divorció de su cuerpo, de su intuición, de su sentir, de su placer y, sobre todo, de su saber. En algún momento de nuestro crecimiento personal y emocional tomamos la ruta lineal de la vida: el modelo masculino patriarcal que se nos ha presentado como el único válido para ser amadas, aceptadas y reconocidas en el mundo. La mujer debe esforzarse, ser buena, generosa, servicial y complaciente, y estar atenta a las necesidades de los demás. Exitosa, buena madre, buena esposa, buena hija... Y se deja en letra pequeña que el precio que hay que pagar por seguir ese modelo es dejar de ser buenas con nosotras mismas.

En algún momento, absolutamente todas las mujeres de esta sociedad hemos seguido este modelo masculino, poco adaptado y nada coherente con lo femenino: sabio, maduro e intrínseco.

Por lo general, la mayoría de las mujeres tocan fondo en algún punto de ruptura: se queman, se agotan, se disocian. Y, sobre todo, empiezan a decir frases como «Me siento vacía», «Nada de lo que hago me llena», «Me da la sensación de que estoy viviendo una vida que no es la mía», «Siento que no vivo de verdad», «A veces no me reconozco»... Estas afirmaciones suelen llegar tras una ruptura física o emocional, cuando el cuerpo hace huelga a través de una enfermedad autoinmune o un colapso psicológico o nervioso, o después de una separación, un aborto, una pérdida, o tras alcanzar el éxito. También puede aparecer en una soledad elegida o impuesta. En esos momentos recibimos el llamado a retornar a nuestra naturaleza femenina, a despertar esa parte de la que nos habíamos separado: esa sabiduría intuitiva, poderosa y seductora.

El concepto «energía femenina» nace en el taoísmo. Se asocia al yin y al yang, lo femenino y lo masculino, que representan dos fuerzas opuestas complementarias que forman un todo. También lo encontramos en la filosofía tántrica hindú como Shakti y Shiva, y, por supuesto, en la teoría psicoanalítica de Jung, con los arquetipos femenino y masculino *anima* y *animus*, como veremos más adelante. En todas ellas, lo femenino va de la mano de lo masculino, y coinciden en que cada ser humano lleva dentro de sí ambas polaridades, ya sea a nivel psíquico, energético o espiritual.

Al hablar de «femenino y masculino» no me refiero a géneros ni a roles impuestos por la sociedad. Aludo a dos energías vivas que habitan en todos los seres, sin importar su sexo, identidad o historia.

La energía femenina es un estado del ser, una invitación profunda a conectar, volver al cuerpo, a sintonizar con lo que sientes, con aquellos a los que amas, con el entorno que te rodea y con la vida misma.

Desde la neurociencia y la neuropsicología podemos decir que se manifiesta como presencia plena en el cuerpo, conciencia somática, un sistema nervioso parasimpático en equilibrio que nos permite estar en calma, abrirnos a la experiencia, crear vínculos sin perdernos, atravesar las emociones sin juicio y encontrar refugio en el descanso. Es la base que nutre una relación honesta contigo y con los demás.

Por su parte, la energía masculina se relaciona con la mente, la estructura y la acción clara, y se expresa a través de un sistema nervioso simpático regulado que da dirección, enfoca, resuelve, comunica, delimita. Es la energía que organiza y sostiene, la que pone en marcha lo que el corazón anhela.

Ambas son necesarias. Ambas te habitan. No tienes que elegir una y rechazar la otra, sino armonizarlas dentro de ti para que cada una cumpla su propósito desde el amor, no desde el deber.

¿Prestas atención a cómo te prestas atención?

Como irás viendo, se trata de que recuperes la conexión contigo y con tu cuerpo, que vuelvas a esa sabiduría que todo este tiempo ha estado en ti, aunque silenciada, porque seguía un modelo de validación externo. A lo largo de los años asumiste que, para ser merecedora de ese amor, necesitabas sacrificarte y esforzarte más, cuando en realidad sucede todo lo contrario. La energía femenina enseña a practicar la escucha consciente de tu cuerpo y tus necesidades, y hace que aprendas no solo a ponerte límites y reconocer si ya es suficiente, sino también a marcárselos a tu entorno y tus vínculos. Te permite honrar todas tus necesidades y entender que el amor y el éxito no tienen por qué llevarse un pedazo de tu alma, mucho menos de tu bienestar.

Pero, al igual que el yin y el yang, uno no subsiste sin el otro. Para llegar a ser mujeres emocionalmente maduras, asertivas y alineadas con nuestro merecimiento, es necesario que despertemos nuestra energía femenina y que aprendamos a regular el sistema nervioso y a reconectar con nuestra conciencia corporal y emocional. Porque solo desde ese regreso a ti, desde poner el foco en ti y comprometerte con tus necesidades emocionales, podrás volver a conectar con tu saber interior y, desde allí, integrar esa otra energía masculina que te permitirá actuar, elegir vínculos que te honren y establecer dinámicas de autorrespeto y autocuidado para no abandonarte cuando estés con el otro.

En mis años de estudio y práctica como psicóloga y psicoterapeuta transpersonal especializada en trauma relacional en mujeres, he visto que los años de supervivencia, exigencia, agotamiento y, por supuesto, las heridas del pasado se almacenan en el cuerpo. Eso provoca rigidez, cansancio, adormecimiento y una búsqueda constante de evasión y desconexión del sentir, y hace que la mayoría de las mujeres dejen de ser buenas amantes consigo mismas, desconectándolas del placer y el gozo de vivir, lo que muchas veces provoca que esta necesidad de conectar a nivel emocional con ellas la proyecten en su relación de pareja. Y no solo lo he observado en los cientos de mujeres que he acompañado en la última década, sino también en mí, en mi historia como mujer, y en el linaje femenino al que pertenezco.

Por eso las he llamado «mujeres sin cuerpo», porque, como decía antes, nos hemos divorciado de esa parte esencial. Estamos tan desconectadas de nuestras sensaciones y necesidades que muchas necesitamos una aplicación para saber cuándo nos viene el periodo. Nuestro foco está tanto en el hacer que hemos olvidado la sabiduría del ser y de la intuición.

Si estás leyendo esto y te identificas con lo que digo, has llegado al lugar correcto. Este camino comienza despertando tu sabiduría interior y reconectando con esa feminidad perdida. No hablo de la que se mide en estética, sino de la que se vive desde la seguridad, la escucha y la intuición. Esa que vemos en los animales salvajes y la naturaleza. Porque, al igual que la mujer despierta, siguen sus instintos y respetan sus ciclos, y honran su cuerpo y sus necesidades sin importar lo que diga el exterior.

Este libro no ha llegado a tus manos por casualidad. No se trata de que necesites terapia, sino herramientas prácticas para aprender a elegirte y reprogramar ese sistema emocional que te enseñó a ponerte al final de la lista.

Pero no te preocupes: aprenderás lo esencial de lo femenino, es decir, que todo tiene su tiempo. Y así como siempre llega la primavera, también ha llegado el momento de saldar las deudas contigo y elevar tu poder para construir vínculos que te nutran de verdad.

El cuerpo como templo: energía femenina, energía masculina y sistema nervioso

Como afirma el doctor Joe Dispenza, la ciencia es el lenguaje contemporáneo de la espiritualidad. Hoy la neurociencia nos ofrece un puente para unir lo que antes se creía separado: mente, cuerpo y alma.

Durante siglos nos han enseñado a vivir divididas, a creer que solo existimos si pensamos. La mente se exaltó y el cuerpo se silenció, como si sentir fuera una debilidad, no una guía. También la psicología recorrió ese sendero enfocada en lo visible, en lo mental, y dejó de lado la sabiduría que habita en la piel, en el pulso, en las emociones profundas.

Pero algo empezó a cambiar. Con la bioenergética, el *focusing* y la neurociencia, en las décadas de los ochenta y los noventa comprendimos que el trauma no solo vive en la mente, sino que se almacena en el cuerpo. Y al fin se abrió un espacio para escuchar sus mensajes. Hablamos de memoria somática, regulación y de la posibilidad de reencontrarnos con nosotras desde dentro, allí donde nace la verdad más íntima.

La teoría polivagal, propuesta por el neurocientífico Stephen Porges, significó un cambio radical. Nos reveló que el sistema nervioso autónomo, en especial el nervio vago, tiene un rol crucial en la forma de vincularnos, de sentir seguridad, de habitar el presente. Llamado también «nervio de la sanación», conecta el cerebro con las entrañas; nos ayuda a regularnos y a transitar de estados de alerta a otros de calma. Este sistema opera desde tres estados principales:

- **Vago ventral:** hace que nos relajemos, conectemos y nos sintamos en casa.
- **Simpático:** asociado al impulso de lucha o huida. Muchas veces funcionamos por defecto.
- **Vago dorsal:** vinculado al colapso, a la desconexión, a la parálisis por análisis que tantas veces nos deja atrapadas en la inercia.

Por mi experiencia acompañando a mujeres en terapia, he visto una y otra vez esa desconexión con el cuerpo, esa disociación sutil que nos lleva a vivir desde la exigencia, desde la mente que nunca se detiene, desde la culpa por descansar. Es la consecuencia de una cultura que nos ha separado de nosotras, que nos enseñó a ser eficientes antes que presentes, productivas antes que sensibles.

Hay un relato que explica todo esto con una claridad que toca el alma. En 1924, el reconocido psicoanalista Carl Jung visitó a los indios de Pueblo de Taos, en Nuevo México, y mantuvo una conversación con el jefe de la comunidad, Ochwiay Biano, que sigue revelando una verdad olvidada.

Durante el encuentro, Jung le preguntó por la diferencia entre los pueblos indígenas y los hombres blancos del mundo occidental.

—Los blancos siempre están inquietos y tienen los ojos fijos, como si estuvieran buscando algo constantemente, sin descanso, sin paz. No sabemos qué buscan —le respondió—, no los entendemos, creemos que están locos.

—¿Por qué cree que estamos locos? —le preguntó Jung, sorprendido.

Su respuesta fue tan simple como certera:

—Dicen que piensan con la cabeza.

—Claro, ¿con qué más podríamos pensar? —quiso saber Jung, desconcertado.

El jefe se llevó la mano al pecho y dijo:

—Nosotros pensamos con el corazón.

En ese gesto, en esa respuesta tan directa y serena, algo se reveló para siempre.

Jung lo entendió de inmediato: el jefe acababa de tocar el punto más vulnerable de nuestra cultura, había nombrado la herida invisible que nos atraviesa, la desconexión con lo esencial que hemos normalizado.

Tal vez hoy sea un buen momento para detenernos y preguntarnos con honestidad: «¿Desde dónde pienso mi vida?», «¿Desde dónde la decido, la siento, la habito?».

Pensar con el corazón no es dejar de razonar, es recordar que el cuerpo también sabe, que hay una inteligencia sutil que no grita pero guía, que no se impone pero sostiene, y que, cuando aprendemos a volver a ese centro silencioso que late dentro de nosotras, muchas cosas empiezan a tener sentido, sin que tengamos que explicarlo todo.

El cuerpo no es un estorbo ni una carga; en él se da la transformación. Ahí vive tu energía femenina. Y no se activa con fuerza, se despierta con ternura. Se cultiva en la respiración lenta, en el toque consciente, en la pausa. Se expresa en tu capacidad de sentir, de abrirte, de quedarte contigo cuando todo te grita que huyas. Se despliega cuando eliges quedarte.

Hoy la ciencia lo confirma: un sistema nervioso regulado es la base para la autoestima, la creatividad, el deseo, el vínculo. Tu placer, tu voz y tu intuición no florecen en las prisas ni en la tensión, sino en la seguridad interna que puedes cultivar.

Y por eso habitar tu cuerpo es un acto revolucionario. No para controlarlo, sino para escucharlo, para honrar sus ciclos, sus mensajes, su verdad. Cuando lo haces, estás trazando nuevas conexiones neuronales, esculpiendo una versión más amorosa de ti, más sabia, más presente.

Eso es el despertar de tu energía femenina, una revolución suave que comienza en la piel, se expande en la conciencia y te transforma de dentro hacia fuera.

Cuando hablamos de energía femenina y masculina, a veces parece que únicamente nos referimos a algo espiritual o simbólico. Sin embargo, gracias a los avances de la neurociencia, hoy entendemos que no son solo estados del alma o el ser, sino que se manifiestan en el cuerpo. Parafraseando a Marion Woodman, podríamos decir que lo femenino y lo masculino viven en las células, toman forma en las sensaciones y se expresan a través del paisaje corporal.

La energía femenina y la masculina pueden habitarse como respuesta biológica, como estado del sistema nervioso que nos sostiene, nos protege y nos mueve. No hay una mejor que otra, no son enemigas, no compiten. Son formas complementarias de responder a la vida, y nuestro bienestar no depende de fijarnos solo en una, sino de ser capaces de movernos entre ellas con conciencia, con presencia, con libertad.

Desde esta mirada, podríamos decir que la energía femenina se expresa cuando habitamos el estado vago ventral del sistema nervioso parasimpático, ese lugar interno desde el cual podemos conectar, sentir, escuchar, abrirnos al vínculo sin perdernos y preguntar con el cuerpo: «¿Puedo estar contigo?», «¿Puedo estar conmigo?», «¿Me escuchas?», «¿Me siento?».

La energía masculina se refleja cuando entramos en el estado simpático, en ese impulso de lucha o huida que busca resolver, avanzar, protegernos, tomar decisiones rápidas, enfocar la energía hacia fuera. Entonces nos preguntamos: «¿Qué tengo que hacer para sentirme más segura?», «¿Qué paso debo dar ahora?».

Ambas energías son esenciales, viven dentro de ti. Cuando tu sistema nervioso está regulado, puedes invocar a cada una de ellas en el momento justo, conectar con tu sensibilidad sin desbordarte y accionar sin desconectar de ti. Esa es la verdadera integración: el femenino te ayuda a sentir y el masculino te impulsa a cuidar lo que has sentido.

En ese equilibrio interno nace una nueva forma de habitarte más completa, más consciente, más libre.

Desde hace un tiempo, hablar de la regulación del sistema nervioso se ha vuelto tendencia, y, aunque muchas de las herramientas populares pueden aliviarnos —duchas frías, meditación, *breathwork* o luces rojas—, es fundamental que recuerdes que tu cuerpo lleva integrado ese mapa. No necesitas todo eso para volver a ti. Puedes hacerlo con lo que ya habita en ti: tu respiración, tu presencia, tu capacidad de estar contigo sin juzgarte.

Sí, estas prácticas pueden ser útiles, pero no son la raíz. La verdadera regulación se da en entornos en los que te sientes emocionalmente segura, donde puedes expresar tus sentimientos, tus vínculos te sostienen y escuchan tus límites. Ahí tu sistema nervioso reconoce que no tiene que estar en alerta, que puede bajar la guardia y volver al centro.

Vamos a enfocarnos en ese espacio, uno que no depende tanto de recursos externos, sino del vínculo que crees contigo. Despertaremos tu energía femenina para que retornes a tu sabiduría sensorial, relacional y somática, no como una técnica más. Porque ahí, en ese cuerpo que se escucha y se honra, puede surgir la transformación.

Y es importante decirlo: no siempre serás capaz de regularte sola. Hay condiciones materiales y sociales que también influyen: contar con ingresos suficientes, disponer de acceso a la salud y la nutrición, vivir en un entorno respetuoso… No romantices el autocuidado como si solo fuera cuestión de voluntad. Regulación también es justicia, dignidad y condiciones reales para sostenerte.

Y, entre tanta información, también necesitas discernimiento. No todo lo que ves en las redes está hecho para ti. Pregúntate: «¿Esto me sirve?», «¿Esto me acerca a mí o solo me distrae?», «¿Esto me regula o me exige más?».

Este camino no es un molde, es una práctica de honestidad. Es volver al cuerpo sin exigencias, a la emoción sin miedo, al deseo sin culpa. Es elegir lo que te nutre, lo que te arraiga, lo que te hace bien. Y, en ese gesto suave pero radical, te recordará que eres suficiente, que tu cuerpo sabe y que dentro de ti vive el camino de regreso.

Tu sistema nervioso es el templo sutil donde se mueven la energía femenina y la masculina, ese espacio íntimo en el que se encuentran el cuerpo y la mente, el corazón y el pensamiento, la emoción y la acción. El nervio vago —ese puente invisible que conecta cerebro y corazón— es el hilo que teje la unión entre lo tangible y lo invisible, entre lo que sientes y lo que haces, entre el alma y la piel.

Y aquí nace algo esencial: debes aprender a prestarte atención, pero no desde la lógica, no solo desde el análisis, sino desde la experiencia vivida, desde las sensaciones. El 80 por ciento de las fibras del nervio vago llevan información del cuerpo al cerebro, y solo el 20 por ciento viaja del cerebro al cuerpo. Esto lo cambia todo: la verdadera conversación no viene de arriba abajo, sino de abajo arriba, del cuerpo a la mente, del sentir al pensar, de lo femenino a lo masculino.

Por eso este libro no está hecho solo para que lo leas; espero que lo vivas. Aquí encontrarás reflexiones que podrás llevar de la mente al cuerpo y prácticas que honrarán ese 80 por ciento de tu biología que grita desde lo más profundo, que espera que vuelvas a ti. A través de las herramientas de trabajo somático que irás descubriendo paso a paso, te propongo que no solo despiertes tu energía femenina, sino también tu conciencia corporal y, con ella, la capacidad de tomar decisiones que te honren, que te coloquen en el centro, que te devuelvan una vida que sientas tuya.

Como dice Nazareth Castellanos, las personas con mayor conciencia corporal toman decisiones más sabias. Y ese es uno de los grandes propósitos de este viaje: que puedas construir vínculos y espacios desde tu verdad, que puedas quitarte la armadura, habitarte con cariño y comenzar a crear una vida que no esté diseñada para gustar o complacer, sino para abrazarte, sostenerte y devolverte a ti.

Porque todo tiene un inicio, un momento que lo cambia todo, y mi despertar comenzó al escuchar una oración formada por ocho palabras simples pero poderosas que fueron como un llamado profundo desde el centro de mi cuerpo.

«Donde está tu foco, allí está tu energía»: la frase que cambió mi vida

En la primavera de 2024 asistí a un evento sobre meditación, ciencia y espiritualidad. En este encuentro se nos invitaba a preguntarnos dónde solíamos situar la atención y nos contaron que la energía física, emocional y espiritual fluye hacia donde ponemos el foco. Esto nos lleva, sin darnos cuenta, a desconectar de nuestro centro, a ignorar nuestras necesidades emocionales y, sobre todo, a olvidar el gran poder que tienen la mente y el cuerpo para anclarnos al aquí y ahora: ese poderoso momento presente que nos ayuda a regular el sistema nervioso y a reconectar con la conciencia corporal y la intuición.

Durante el evento se nos invitó a realizar una meditación guiada para comenzar a practicar esa presencia y conciencia corporal. Como medito con frecuencia, me dije: «Para esto tengo bastante práctica». Me sentí orgullosa de mis años meditando y de los retiros de silencio a los que he asistido. Pero olvidé un detalle importante: siempre había ido acompañada de gente que meditaba de forma regular. En este evento, en cambio, estaba rodeada de unas mil personas, muchas de las cuales nunca lo habían intentado.

Mi sorpresa fue que, al comenzar la meditación, una mujer que estaba apenas a cinco sillas de distancia de mí empezó a temblar, gritar y llorar. Esta es una respuesta poco común pero natural del sistema nervioso cuando logramos conectar con el presente. El cuerpo, al fin, libera la carga emocional que ha estado contenida. ¿Te imaginas lo que fue adentrarme en la meditación con ese nivel de intensidad emocional a tan poca distancia? El movimiento que expresaba aquella mujer era tan profundo que las personas que estaban a su alrededor se levantaron y buscaron otros asientos.

Estuve a punto de hacer lo mismo que ellas, pero me gustaba la silla que había elegido. Me pregunté «¿Para qué estoy haciendo esto?», y me vino de inmediato esta frase: «Donde está tu foco, allí está tu energía». Entonces me di cuenta de que era el momento perfecto para poner en práctica todo lo que había aprendido en el evento. Tal vez era mi prueba.

Así que volví a mi sitio —que casi estaba vacío, a excepción de la mujer—, me senté y continué la meditación. Me recordé que solo podía elegir: poner mi atención y energía en la mujer y agotarme emocionalmente, con lo que me perdería el gozo de la experiencia, o traer la atención de vuelta a mí, sostenerme en la incomodidad del momento, aceptar a pies juntillas lo que no podía cambiar y recodarle a mi cuerpo que, a pesar de las circunstancias externas, estábamos a salvo y que lo único que podíamos controlar era cómo habitarnos aquí y ahora.

Fue un milagro: logré centrar mi energía y mi foco de tal manera que, hacia el final de la meditación, casi me quedé dormida.

Esta experiencia fue para mí un despertar. Resumía lo que tantas veces ocurría en mis relaciones. Mi foco estaba fuera: en lo que hacía el otro, en reaccionar, en intentar cambiar al que tenía delante, en victimizarme, en controlar. No solía mirar hacia dentro, reconocer mis necesidades y, desde ahí, gestionarme y relacionarme con lo externo sin perder de vista el norte, es decir, disfrutar del camino y dejar de obsesionarme con el otro para empezar a preocuparme por mí.

Esta vivencia no solo me recordó que lo único que podemos controlar es a nosotras mismas, sino que me dejó claro que debemos hacer una auditoría constante de dónde está nuestra atención y nuestro foco. Y de ahí nació una pregunta que aún hoy me repito: «¿Prestas atención a cómo te prestas atención?».

La mayoría de las veces la respuesta es no. Desde pequeñas aprendimos a poner el foco fuera: en la aprobación, el amor y el reconocimiento a través de la validación externa. Y ahí muchas nos olvidamos de nosotras, nos desdibujamos, nos obsesionamos, nos diluimos en el otro. Olvidamos escucharnos, olvidamos sentirnos. Perdemos el vínculo con lo que necesitamos para honrarnos.

Más allá de las circunstancias, lo esencial es habitarte, estar primero para ti. Porque una mujer que se habita y que sabe cómo se presta atención no solo ha reprogramado su subconsciente o ha aprendido a regular su sistema nervioso; también ha comprendido que su foco no está fuera, interpretando lo externo como una amenaza. Ella sabe que la única forma de gestionar cualquier situación externa parte de cuánta atención, energía y conciencia está dispuesta a traer hacia sí misma.

Ahí nace el verdadero poder, la claridad y la coherencia. Ahí se toman decisiones sabias que cuidan de tu seguridad emocional y de tu autoestima.

Así que recuerda: donde está tu atención, están tu energía, tu foco y, sobre todo, tu poder.

Tarde o temprano llega el despertar de lo femenino

El llamado de la diosa irrumpe en nuestra vida en los momentos en que nos rompemos: problemas de salud cuando el cuerpo dice basta, cierre de ciclos que ya no nos sostienen, crisis que nos desmoronan y nos obligan a reconstruirnos... Todas estas circunstancias son impulsadas por esa fuerza transformadora que nos invita a traer un nuevo orden interno, a alinearnos con nuestro auténtico ser. En esos momentos, el fuego comienza a expandirse, pero no para destruirnos, sino para despojarnos de las máscaras, de las capas, de los mecanismos de autoabandono y autotraición, para eliminar lo que ya no nos sirve, lo que ya no nos honra, lo que necesitamos soltar para elegirnos, incluso si viene acompañado de duelo y dolor.

Mi despertar más reciente se produjo en 2024, meses después de publicar mi primer libro, *Sana tus heridas emocionales*, y lanzar mi primer programa de terapia grupal para acompañar a mujeres en la creación de vínculos sanos y duraderos desde el merecimiento. Fue entonces cuando el llamado de la diosa llegó a mi vida. Todo comenzó con un agotamiento profundo, un cansancio emocional, el desgaste del *burnout*, pero sobre todo con una sensación de vacío y desconexión. Sin embargo, la verdadera llamada llegó cuando mi cuerpo gritó: «Necesito ir más despacio». Un diagnóstico autoinmune fue la invitación innegable a prestarme atención.

Llevaba tiempo sintiendo el fuego que se estaba expandiendo por mi vida y mi cuerpo, pero —y seguramente te sientas identificada— mi respuesta no fue buscar ayuda, sino intentar apagarlo sola. Luchaba contra ese incendio, creía que podía controlarlo, pero lo único que conseguía era sentirme cada vez más agotada. Complacía a los demás, siempre decía que sí, intentaba llegar a todo y a todos, y me evadía en el trabajo y en mis metas profesionales. Hasta que un día sentí que ese fuego comenzaba a despojarme de mis máscaras, de mis capas, incluso de mi armadura. Me estaba incendiando, y con ello creció una necesidad desbordante de controlarlo todo. ¿Te suena?

Al final tuve que mirarme y entrar en mi propio incendio interior para entender que la diosa que habita en cada una de nosotras no pide resistencia, solo rendición, desapego y transformación. Entonces comprendí que el fuego no estaba allí para que lo contuviera, sino para expandirse, para volverse altar, para quemar lo que ya no me sostenía, lo que pesaba, lo que debía soltar. Y, desde ahí, empecé a danzar libre alrededor de la hoguera: aunque el fuego seguía cerca, ya no me hería, solo me transformaba.

En ese punto de ruptura, mi cuerpo, mi mente y mi espíritu me dijeron que estaban cansados. Cansados de competir por premios que no existen. Cansados de intentar ser perfectos y de demostrar que podían con todo. Y, sobre todo, cansados de la puta exigencia conmigo misma.

Ese fuego que me ardía dentro, ese impulso que no sabía cómo nombrar, era eros, la vida que se mueve en nuestro interior y que, cuando nos enfocamos en hacer, terminamos por olvidar porque se nos escapa el ser, se nos escapa lo que nos da placer, gozo, alegría..., sin darnos cuenta de que eso también nos nutre, que eso también es valioso, también es creación.

Allí, en medio de esa llama interna, empecé a escucharme, a tomar decisiones incómodas, no guiadas solo por la cabeza, sino también por el cuerpo, y me di permiso para vivir un sueño, lanzarme a una aventura, viajar a otro continente no solo para cumplir un anhelo externo, sino para saldar deudas invisibles con mi matrimonio y con la mujer que veía reflejada en mis ojos, esa que había olvidado durante tanto tiempo.

Paso a paso, comencé a encontrarme en el camino de regreso a mí, a entender que el placer es herencia, que ni tú ni yo estamos destinadas a una vida sostenida por la exigencia o la perfección, sino a una existencia tejida de suavidad, de ternura, de gozo verdadero, una vida en la que nos guíe el corazón, no la mente que todo lo calcula. Porque, al final, el corazón nos conduce a lo que nos nutre, mientras que la mente, muchas veces, solo nos lleva a lugares que vacían.

Lo que nos detiene en tantas ocasiones no es la falta de deseo, sino el miedo a elegirnos, a tomar decisiones que nos pongan en el centro de nuestra vida, y en ese instante, querida mujer que me lees, olvidamos algo esencial: somos seres cíclicos, cambiantes como la luna; podemos menstruar entre doscientas y cuatrocientas veces a lo largo de la vida y, aun así, se nos exige constancia, estabilidad y linealidad, cuando lo cierto es que cambiamos en un mismo mes, en un mismo día, en un mismo cuerpo.

Como dice Bonnie Garmus en *Lecciones de química*, «Cada vez que sientas miedo, recuerda: el coraje es la raíz del cambio, y el cambio es para lo que estamos diseñadas químicamente».

Así que no temas volver a ti, volver a tu cuerpo, volver a tu sabiduría. Permítete crear una vida que realmente te honre, una que no exista para complacer o agradar a otros, sino una que puedas mirar de frente, una que sea tuya y en la que cada mañana, al ponerte frente al espejo, te recuerdes con amor: «Nadie me debe nada, soy yo la que necesita elegirse, soy yo la que merece ponerse en el centro».

Te cuento esto porque tú y yo hemos estado en la misma situación. Y digo «hemos estado» porque, poco a poco, he decidido retirarme. Espero que, al terminar este libro, tú también decidas apartarte de esta absurda carrera en la que nos hemos metido sin darnos cuenta, pero que hemos perpetuado porque es más fácil elegir lo conocido que a nosotras mismas.

Por si no te has dado cuenta, las mujeres siempre intentamos ser perfectas: llegar a todo, ayudar y complacer a todos, cumplir expectativas ajenas... Intentamos ser tan buenas y compasivas con los demás que terminamos siendo despiadadas con nosotras. Y la consecuencia de esta exigencia constante es que, tarde o temprano, la salud física y mental entra en huelga. Hemos olvidado ser compasivas, suaves y amorosas con nosotras.

Por eso, en la actualidad, el 80 por ciento de los diagnósticos de enfermedades autoinmunes —dolencias en que el cuerpo se vuelve contra sí mismo y se ataca— se dan a mujeres. Hay muchos factores que contribuyen a esto, pero también es cierto que nosotras tendemos al autoabandono, ya que priorizamos las necesidades emocionales de los demás. Nos preocupamos en exceso por lo que piensan de nosotras. Nos acomodamos en la complacencia y esto nos aleja de nuestro cuerpo, nuestro instinto y nuestra intuición, hasta que el cuerpo empieza a decir lo que calla la boca.

Cuando el cuerpo dice basta, llevas demasiado tiempo desdibujándote. Te alejas de tu esencia. Te desconectas de ti. Y, si llevas demasiado tiempo desconectada, tarde o temprano tocas fondo.

Pero atención: no todas vemos el «tocar fondo» de la misma manera. Para algunas significa tener una carrera exitosa y darse cuenta de que ya no quieren seguir por ese camino. Para otras, haberse entregado tanto a sus metas profesionales que su cuerpo finalmente grita: «¡No!». Las hay que tocan fondo después de un aborto, la pérdida de un ser querido, un divorcio, una infidelidad, la soledad elegida o impuesta. O, tras años de trabajo y esfuerzo para complacer a los demás, se dan cuenta de que se han olvidado de complacerse a sí mismas.

Sea cual sea la razón, has tocado fondo. Te has cansado. Y algo dentro de ti pide un cambio. Un cambio en tu mente, en tu cuerpo y en tu vida. Un cambio que renueve tus prioridades y te permita dejar de vivir en la exigencia constante para empezar a escucharte.

¿En qué momento te diste cuenta de que te habías desconectado de ti?

No importa si ha sido cuando has abierto el libro, si fue hace una semana o te viene de años atrás. La buena noticia es que tocaste o has tocado fondo. No hay un nivel más bajo. Y no pasa nada si aún te niegas a aceptarlo. Lo importante es que has llegado a un lugar que parece un fondo. Y eso es suficiente. Con eso ya podemos trabajar.

Porque hay algo que caracteriza a los fondos: son oscuros, solitarios, reflexivos y a veces húmedos, según la cantidad de lágrimas que te permitas derramar. Pero también son un lugar fértil en el que podrás echar raíces en lo más profundo de tu ser y empezar a crecer.

Y no solo hay que hacerlo hacia arriba, sino también hacia dentro. Para enraizarte en tu interior. Para arraigarte tanto en tu esencia que ni el fuego más abrasador pueda detenerte. Aunque se incendien tus ramas, tus raíces seguirán intactas, porque una mujer despierta tiene el poder de despertar al mundo.

Para encontrarnos, primero tenemos que perdernos

Durante años critiqué a Liz Gilbert, la protagonista de la famosa película *Come, reza, ama*. Versión sin spoilers: tiene varias parejas a lo largo de la historia y, curiosamente, en cada una de esas relaciones se adapta tanto a ellas que deja de reconocerse. Ajusta sus metas profesionales, su religión e incluso su estilo de vida según el novio de turno. Llega al punto de cambiar hasta su forma de vestir, fundiéndose con la otra persona.

Tal vez te identificas con ella... Creo que, como mujeres, todas hemos sido alguna vez Liz. Pero lo cierto es que no se limitaba a mimetizarse con cada pareja: estaba explorando distintas capas de sí misma, transitando sus facetas para conectar con su esencia.

Al igual que Liz, todas necesitamos relaciones que nos reten, que nos muestren nuestros mecanismos carentes y caducados, como la complacencia y el autosacrificio. Relaciones que nos confronten con las máscaras que nos hemos construido para que nos acepten y con las armaduras que llevamos para que no nos hieran. Porque solo en esas relaciones empezamos a alejar de nosotras los mecanismos relacionales que ya no nos honran, que no son nuestros, descubrimos cuán desconectadas estamos de nosotras mismas y, al fin, nos permitimos encontrar el camino de regreso a nuestro verdadero ser.

No te arrepientas de las relaciones en las que te has perdido, te has desdibujado o has dejado de ser tú. Solo eran piedras en el camino, necesarias para tu aprendizaje. Eran el espejo en el que podías ver quién no quieres ser como pareja y compañera, para así descubrir quién quieres ser en una relación. Quién quieres ser para el otro, pero, sobre todo, quién quieres ser para ti cuando estás en pareja.

Así que, si te encuentras perdida en este momento, bloqueada, quiero que sepas que perderte forma parte del viaje. Porque solo las mujeres que se pierden son capaces de volver a encontrarse. Has llegado al lugar correcto para descubrir tu camino de vuelta a casa, a ti, a tu poder, a tu intuición y a tu autoridad interior.

El cuerpo siempre nos lleva a casa

Durante mucho tiempo me pregunté qué significaba ser una mujer despierta y cómo llevar ese despertar de la conciencia a mis relaciones, pero, sobre todo, a mi vida y a la conexión conmigo misma. A medida que profundizaba en la presencia plena, la contemplación, el *mindfulness* y la atención al cuerpo, descubrí que el auténtico despertar no solo se da en la mente, sino que se manifiesta a través del cuerpo y su conexión con la vida.

Al paso que aprendía a reconectar con mi cuerpo y comprendía las razones que nos mantienen desconectadas de él, me encontré con la energía femenina y la masculina. Y entonces hallé mi respuesta: una mujer despierta se mide por la conexión que mantiene con su cuerpo. Su capacidad de escucharse incluye la escucha al cuerpo en un diálogo interno. Sin embargo, cuando arrastramos años de desensibilización e hipervigilancia causadas por heridas del pasado, nos desconectamos del cuerpo. Porque, al fin y al cabo, nadie quiere habitar un lugar que siente pesado, agotador, lleno de vergüenza o intranquilidad. Para muchas mujeres, el cuerpo es el último sitio en el que quieren estar. Por eso enfocamos la atención fuera: no sabemos estar dentro, no hemos aprendido a hacer de nuestro cuerpo un hogar seguro. No se nos han ofrecido las herramientas que necesitamos para habitarnos, para convertirnos en nuestro refugio.

Desde esta falta de atención plena y escucha consciente, nos cuesta discernir nuestras necesidades emocionales y, por ende, nos relacionamos de manera inconsciente con los demás.

El problema es que siempre vivimos hacia fuera, buscando la próxima meta, la próxima pareja, la próxima situación que solucionar, la próxima persona que rescatar o la próxima oportunidad para demostrar nuestro valor. En este estado de hiperfuncionalidad, nos separamos de nosotras. Ignoramos la conversación con el cuerpo y negamos la conexión profunda que tenemos con la vida y la naturaleza, perpetuando un estado de miedo, inseguridad e hipervigilancia que nos lleva al autoabandono y la autotraición. Y después nos preguntamos por qué no nos sentimos felices ni plenas en las relaciones.

Soltar este antiguo sistema que te sostenía desde el miedo no es fácil. Te pide que dejes atrás creencias que ya no te sirven, te invita a reprogramar no solo tu mente, sino también tu sistema nervioso. Pero, sobre todo, te pide algo más sutil y profundo: que prestes atención a cómo te prestas atención.

Porque, cuando estás para ti, cuando te habitas con ternura y te sostienes con compasión, algo empieza a reordenarse en tu interior. Y desde ahí, poco a poco, aprendes a amarte con honestidad. Descubres que el amor profundo por cada parte de ti es capaz de expulsar el miedo que ha estado desequilibrando tu energía y tu atención.

Y entonces, al final, puedes hacer de ti un lugar seguro y elegir a una pareja no desde la supervivencia, sino desde la presencia y la suavidad. Porque, cuando te habitas con claridad y compasión, no solo te conviertes en una buena pareja para ti, sino que también haces espacio para mirar al otro desde un lugar más amoroso, más humano, más presente.

Y tal vez ahí, justo en el silencio que nace cuando te sientes a salvo contigo, puedas preguntarte con sinceridad:

- ¿Te imaginas cómo sería ser para ti la mujer que se mira así?
- ¿Te imaginas cómo sería mirar al otro desde ese lugar?

Para alinearte con tu energía femenina y el poder que reside en tu interior, es necesario que cambies la ecuación que has estado reforzando durante tanto tiempo. Esa ecuación que dice «Cuando todo a mi alrededor esté bien, yo estaré bien». Vista desde fuera, la idea parece carente de sentido. Sin embargo, es la que ha regido nuestra vida durante años. Cuando intentamos controlarlo todo, esta es la creencia oculta que nos mueve. Cuando nos agotamos en el trabajo intentando abarcarlo todo. Cuando queremos controlar la opinión de los demás complaciéndolos o evitamos marcar límites. Cuando nos esforzamos por cumplir expectativas ajenas para que nos consideren dignas. Cuando toleramos el maltrato o la falta de respeto porque creemos que así tenemos el control. Cuando intentamos rescatar o cambiar a nuestra pareja para que encaje con lo que queremos que sea. Cuando nos desgastamos ayudando a otros, creyendo que, si todo está en orden fuera, nos sentiremos en orden por dentro.

Pero lo cierto es que esto no es más que una gran fuga de energía emocional y física. Nos mantiene en un estado de supervivencia y nos aleja de nuestra energía femenina. Porque, cuanto más estás para los demás, menos estás para ti. Y, aunque esto es fácil de entender, ponerlo en práctica requiere un profundo trabajo interior. En este proceso necesitamos liberarnos de los viejos patrones, la mentalidad heredada y los mecanismos infantiles que perpetúan el autoabandono. Abrirnos a la incomodidad de empezar a honrarnos, elegirnos y nutrir todas esas partes de nosotras que han quedado ignoradas mientras nos centrábamos en los demás.

Volver a casa es volver al cuerpo, prestar atención a cómo nos prestamos atención. Es ver si seguimos relacionándonos con nosotras desde la contracción, el juicio y la exigencia. Y es, sobre todo, integrar una nueva forma de autocuidado basada en la amabilidad, la compasión y la suavidad. Porque, al final, no hay nada más sanador que dejar de exigirnos y empezar a reconocernos.

Para guiarte en este camino de regreso a casa, hacia tu cuerpo y al despertar de tu energía femenina, a continuación voy a compartir contigo un ejercicio de sensibilización e inteligencia somática que te acompañará en tu viaje de vuelta a ti y despertará a la diosa que habita en ti, aquella que sabe que está completa, que no tiene que demostrar nada y que comprende que no es «demasiado», sino más que suficiente.

EJERCICIO PARA DESPERTAR
El toque sagrado

Te invito a que te pongas cómoda, de pie o sentada, en un espacio seguro y privado en el que te sientas a gusto. Puedes realizar la práctica en silencio o bien, si lo prefieres, pon una música que te inspire. Al final del ejercicio encontrarás un código QR con una *playlist* que he preparado para que te acompañe.

Empieza con una respiración profunda: inhala, exhala... Cierra los ojos con suavidad. Inhala de nuevo, exhala... Una vez más: inhala y exhala...

Ahora comienza a recorrer tu cuerpo con las manos, desde la punta de la cabeza hasta los pies, de forma pausada, presente y cariñosa. Tócate con curiosidad, como si fuera la primera vez que exploras tu cuerpo.

Da la bienvenida a la cabeza y al cabello. Con suavidad, desliza las manos hacia la frente y da la bienvenida a las cejas. Cierra los ojos y tócate las cuencas de los ojos, las pestañas. Continúa hacia el rostro: acaríciate los pómulos, los labios, la nariz. Luego saluda a las orejas, tócate los lóbulos con atención y sigue por la mandíbula.

Lleva las manos hacia el cuello. ¿Cómo lo sientes: hay tensión, rigidez? Sigue por la base del cuello y llega a los hombros. Si notas alguna contracción, presión o tensión, obsérvala con curiosidad y cariño.

Coloca una mano en el centro del pecho y, con suavidad, baja hacia el busto. Saluda a los senos con respeto y amor. Continúa hacia el abdomen, la barriguita. Siente su textura, su movimiento al respirar. Deja las manos en las partes de tu cuerpo que lo necesiten.

Si te sientes cómoda, baja hacia el vientre y posa las manos en la vulva. Masajéala con ternura, salúdala, reconoce su presencia. Luego sigue por los muslos, los glúteos, las caderas y la espalda baja. Si quieres, regálate un masajito en la base de la columna, en el centro de las caderas.

Continúa bajando suavemente hacia los muslos, da la bienvenida a las rodillas. Si estás de pie, puedes estirarte, agacharte un poco y enderezarte de nuevo. Luego dirige la atención a las piernas, los tobillos, los empeines. Por último, lleva las manos a los deditos y las plantas de los pies. Si estás descalza, toca el suelo o la tierra, siente la energía de los pies que te sostienen. Da la bienvenida a cada parte de tu cuerpo con presencia y amor.

Recorre una vez más las zonas que creas que necesitan un toque sagrado. Tal vez quieras susurrar palabras de amor a alguna parte del cuerpo que lo esté pidiendo.

Cuando estés lista, abrázate. Inhala, exhala y repite en voz alta:

Estoy aquí conmigo, aquí y ahora. Estoy a salvo.
Estoy aquí conmigo.

Coloca la mano dominante en el pecho, permítete sentir el momento y date las gracias por estos minutos dedicados a ti. Cierra los ojos con suavidad y percibe las sensaciones y emociones que han florecido durante el ejercicio. Para acabar, junta las manos, llévalas al centro del pecho y agradécete este instante de intimidad, presencia y devoción hacia ti.

Música para acompañar el despertar de tu energía femenina

Escanea el código y regálate esta experiencia sonora como un regreso a ti. He creado la *playlist* como un puente entre la lectura y tu cuerpo, una guía sutil que te acompañará durante tu camino de reconexión. Encontrarás sonidos de alta frecuencia, melodías suaves y canciones elegidas con intención para que honres tu sagrado femenino, te habites con ternura y abras espacio a lo intuitivo, lo sensible y lo profundo que vive en ti.

Reflexionemos juntas sobre lo que acabas de vivir.

Esta práctica no ha sido solo un momento más en el día, sino un regreso íntimo a ti, a esa parte que tantas veces has postergado, ignorado, silenciado. Al sumergirte en ella, has tocado con honestidad la verdad de tu conexión contigo. Has recordado que el despertar no se busca fuera, sino que se permite dentro cuando te vuelves hacia ti sin exigencias, sin máscaras, siendo.

Todo lo que hayas notado es bienvenido. Todo tiene un lugar. Esta es la base de la verdadera sanación: darte espacio para tus emociones, tus matices, tus contradicciones, tu luz y también tus sombras. Sostenerlas sin juzgarlas, sin huir, sin querer cambiarlas. Es estar ahí contigo, con amor. Porque, cuando no te evitas, te encuentras. Y ese hallazgo es sagrado.

Una mujer desconectada de su cuerpo camina con luz tenue, y no es por falta de resplandor, sino porque ha olvidado que puede hacerla brillar. Y es que, si una persona no se habita, es incapaz de confiar del todo en sí misma. Si no se toca. Si no se escucha. Sin embargo, el mundo nos enseñó a buscar la validación fuera, a esperar que el otro encienda la llama que ya arde, aunque dormida, en nuestro interior.

Y aquí estás, sosteniendo tu propia antorcha, redescubriendo que no necesitas que te den permiso para brillar. Que la confianza no se hereda ni se compra. Se cultiva cuando decides tocarte la piel con presencia, cuando eliges habitar tu cuerpo con ternura, cuando reconoces tu voz, tu deseo, tu verdad.

Eso que creías que te faltaba no era más que la distancia entre tú y tu esencia. Ese espacio que se acorta cada vez que eliges mirarte sin juicio, cada vez que conectas con la diosa que vive en ti, con tu sensualidad, con tu pulsar, con tu vida.

> El lugar al que siempre debemos volver
> cuando estamos listas para reconectar
> con nosotras es nuestro cuerpo.

Ahí pertenecemos. Ahí debemos echar raíces, pero no en lo externo, sino en el interior, para convertirnos en auténticas maestras de nuestra vida y de nuestra atención. Porque solo así podremos sentirnos, escucharnos y, por último, elegirnos.

Cuando establecemos esa conexión inquebrantable con el cuerpo que nos permite sentirnos, escucharnos y elegirnos, abrimos la puerta a un entendimiento más profundo de nosotras mismas. En ese espacio interno descubrimos que las auténticas energías femenina y masculina no están limitadas por roles de género, sino que residen en todas nosotras, esperando a que las despierten.

Y así llegamos a un ejercicio poderoso con el que seguiremos explorando quiénes somos en realidad y que deberá acompañarnos todo el tiempo que creamos necesario.

EJERCICIO PARA DESPERTAR
La mujer que soy y la que empiezo a recordar que soy

Te invito a convertirte en tu propia experta, en tu mayor fuente de sabiduría. Para eso es esencial que comiences a explorar tus creencias con honestidad, sin prisas, desde la escucha profunda.

Las preguntas que siguen no son para que las respondas desde la lógica, sino desde el cuerpo, desde el pulso suave de tu intuición. Tómatelas como faros, como un mapa que te acompaña y te recuerda quién eres más allá de los mandatos, más allá de lo aprendido. Puedes elegir una y llevártela a pasear, a tomar un café contigo, a habitarla en silencio hasta que la respuesta aparezca sola.

Todas ellas son semillas. Representan el inicio de una nueva configuración interna, una forma de honrar a las mujeres que vinieron antes que tú, y, al mismo tiempo, te ayudarán a soltar todo aquello que ya no te representa.

- ¿Qué significa para ti ser mujer? Hoy, desde tu definición.
- ¿Qué cualidades admirables viste en las mujeres que te acompañaron en el pasado?
- ¿Qué creencias limitantes absorbiste de ellas?
- ¿Qué aprendiste en la infancia y la adolescencia sobre el descanso, el placer y la relajación?
- ¿Estás en paz con esas creencias o necesitas escribir una nueva verdad que te honre?
- ¿Qué pasitos puedes dar para empezar a vivir esa nueva definición a diario?
- ¿Las mujeres que te rodearon se daban a sí mismas la atención que se merecían?
- ¿Cómo vivían sus relaciones de pareja? ¿Cómo vives tú hoy las tuyas?
- ¿Dónde se enfoca tu atención cuando estás en pareja?
- ¿Qué cambiaría si ese foco volviera a ti?
- ¿Qué significa para ti ser una buena pareja?
- ¿Sientes que eres una buena pareja para ti?
- ¿Cómo sería practicar contigo las cualidades que valoras en el amor?
- ¿Qué podría transformarse en tus vínculos si comenzaras a mirarte con verdadera presencia?
- ¿Qué es lo mejor que podría pasar en tus relaciones si crearas más espacio para el descanso, la suavidad y el placer?

Una forma hermosa de responder a estas preguntas es hacerlo desde el cuerpo, practicando el toque sagrado. Elige las preguntas que más resuenen contigo y respóndelas mientras te acaricias la piel con ternura, respirando con presencia. Deja que tus manos despierten memorias, que tu cuerpo te hable, que tu sabiduría se exprese. Las respuestas que emerjan desde allí serán semillas vivas llenas de verdad que nutrirán tu regreso a ti.

Has llegado al lugar que tu alma estaba esperando

> Pero, si viajas lo suficientemente lejos, un día te reconocerás a ti misma, viniendo a tu encuentro por el camino. Y dirás sí.
>
> Marion Woodman

Te invito a que te des las gracias por haber recorrido este camino, por haberte permitido conectar contigo y, a través de la reflexión, comenzar a cultivar una mentalidad más compasiva, presente y amable hacia ti. Al mismo tiempo, te animo a que nutras ese contenedor llamado «cuerpo», a que le brindes el amor que tanto necesita. Recuerda que la atención que te prestes y la escucha que te ofrezcas te llevarán por un camino que, aunque a veces pueda ser incómodo, será tuyo.

No el que tus padres querían para ti. No el que tu pareja esperaba de ti. No el que la sociedad dictaba para ti. Sino uno que tú estás construyendo, paso a paso, tramo a tramo, desde la compasión y el amor radical hacia ti y hacia todas las mujeres que habitan en ti.

En el próximo capítulo desentrañaré las capas que te han alejado de tu esencia femenina y te iluminaré el camino de regreso a tu ser auténtico. Te guiaré a través de herramientas y ejercicios diseñados para reconectar con tu presencia y, sobre todo, para reclamar tu autoridad emocional. Prepárate para invocar el orden interno, el espacio en el que el amor genuino florece en tu vida y en tus relaciones.

Lo que está por venir transformará tu mundo.

2

El caos precede a un nuevo orden emocional

> Finalmente encontré mi ritmo cuando comprendí que incluso los pasos hacia atrás eran parte del baile.
>
> MELODY GODFRED

¿Te has dado cuenta de que anhelamos tanto ser amadas que, cuando estamos en pareja, solemos olvidarnos de amarnos a nosotras mismas?

No existe ni una sola mujer que no haya vivido la dolorosa experiencia de dejar de amarse por recibir el amor de otra persona. Muchas veces, en lugar de acompañarnos con compasión, nos castigamos y nos juzgamos por las decisiones que tomamos en nombre del amor. Pero pocas veces nos detenemos a cuestionar si nos enseñaron a bailar al ritmo de los demás. Si se nos educó para poner al otro en el centro de nuestra vida mientras evadíamos la gran responsabilidad de convertirnos en el centro de nuestra existencia.

Si lo piensas desde esta metáfora —en la que tú eres el centro y el eje de tu vida, y estás contigo, con tu atención, tu energía y tu presencia— y, desde ese lugar, te vinculas con los demás, es probable que tus relaciones surjan desde el orden interno, no desde el caos emocional.

Lo cierto es que muchas veces no somos conscientes de que la forma en que nos relacionamos no comienza en la edad adulta. Echa raíces en lo que aprendimos sobre el amor y los vínculos mientras crecíamos, en especial desde lo que se nos enseñó como mujeres sobre lo que debíamos ser y hacer para que nos amasen.

Dentro de ti habitan muchas versiones tuyas, pero entre ellas hay dos figuras clave que suelen salir a la luz en tus relaciones y en tu forma de conectar con el mundo, con tu trabajo y con la vida. Una de ellas es tu mujer adulta, emocionalmente madura, que está leyendo estas palabras con el deseo profundo de crecer, de sentirse merecedora y vivir con seguridad emocional. Pero también está tu niña interior, esa parte emocional vulnerable, a veces errática, que, por vivencias del pasado, se desconectó de su valor. Ella es la que a veces toma decisiones desde la carencia, el miedo y antiguos programas emocionales que ya no te sirven, pero que siguen guiando tu forma de vincularte.

¿Te imaginas cultivar relaciones en las que seas el centro de tu vida? En las que no tengas que desaparecer, ni olvidarte de ti, ni dejarte de lado. En las que se te invite a elegirte a diario. Y, sobre todo, en las que te sientas segura de construir un futuro con alguien que sepa escucharte, sostenerte, validarte y acompañarte. Eso es posible cuando eliges desde la madurez emocional. Pero antes necesitas hacer un pacto contigo: presta atención a cómo te prestas atención cuando estás en pareja, para que, desde ese lugar de máxima conciencia, empieces a reeducar tus relaciones. Una educación nueva en la que ya no te obsesiones con nadie más que contigo.

Porque, cuando el foco está en ti, puedes comunicar y validar tus necesidades desde el amor propio. Y, desde allí, invitar al otro a una conexión más consciente y auténtica.

Tu habitación emocional

¿Es posible poner el foco en ti? ¡Sí! Pero el primer paso es abrazar el caos emocional en el que tal vez te encuentres hoy. Para ayudarte, te invito a que visualices el área relacional de tu vida como una habitación que está ahí desde que naciste. ¿Cuántos años tiene? Durante ese tiempo ha ido acumulando cosas: disfraces que usas para que te amen, máscaras que te pones en pareja, creencias sobre el amor, roles —buena madre, buena hija, buena mujer…—, pero no parece haber espacio para ti. También hay heridas, inseguridades, miedos y conceptos rígidos que giran en torno al autoabandono, la autotraición y la dependencia.

Ahora imagina que la habitación está hasta los topes. Ya no cabe nada. Está repleta de objetos, ideas y emociones obsoletas que no se alinean con la mujer que hoy quieres ser. También guarda necesidades emocionales postergadas y todas las deudas contigo que siguen sin saldarse.

Y entonces llega una visita: el amor. Un vínculo nuevo. Una posibilidad de amor sano y maduro. Las preguntas son estas: ¿cómo podría quedarse en una habitación llena de caos? ¿Cómo puede habitar allí si no hay espacio, si no hay orden interno?

Como decía Bert Hellinger: «El orden precede al amor». No es que el amor venga y luego lo ordene todo, es que necesitas poner orden dentro de ti para que pueda llegar, quedarse y florecer. Si deseas recibir un amor sano, alineado con tu madurez y tu merecimiento, tienes que hacer una limpieza emocional profunda. Aplica el método Marie Kondo simbólico con todo lo que has aprendido sobre el amor, las relaciones y tu valor.

Sé que visualizar esta habitación puede ser incómodo, pero es el primer paso que te pide tu diosa interior: hacerte espacio en tu vida. Porque no se trata solo de que el amor sano no tenga dónde entrar, sino de que, aunque llegue, quizá no sepas reconocerlo ni recibirlo porque esa habitación emocional sigue llena de lo que ya no te sirve. Y lo más importante: no hay espacio para ti.

Aunque el amor llegue, si lo recibes desde la carencia, terminarás repitiendo el ciclo: te sacrificarás, te agotarás y te olvidarás de ti por unas migajas de afecto.

La diosa que habita en ti solo te pide que empieces a convertirte en el centro de tu vida, una donde hay espacio para todo lo que necesitas. Y que lo veas y lo valides antes de llevarlo al vínculo y construir desde ahí una conexión sagrada, real y viva con el otro.

Todo esto forma parte de ese caos emocional que a veces ni siquiera sabemos que lo es, porque estamos acostumbradas a lidiar con él como parte de la vida, por lo que es fundamental aprender a identificarlo.

¿Cómo se ve tu caos emocional hoy?

Tal vez tenga la forma de una relación en la que te sientes agotada, drenada en cuerpo y alma, o de una compañía que, aun estando presente, sientes como ausencia.

Quizá aparezca en esos ciclos que se repiten una y otra vez, y que ya no puedes —ni quieres— sostener, o se manifieste en una ruptura que te dejó desnuda, en el silencio de una pérdida, en un divorcio o en la sensación de haber olvidado una parte de ti.

Puede que tu caos se esconda en años de soledad autoimpuesta, en una maternidad que llevas sola mientras resignificas lo que es ser madre para ti o en esa vieja costumbre de olvidarte de ti cada vez que amas a alguien.

Tal vez se muestre como la dificultad para marcar límites, para darte prioridad, para decir «Yo también importo», o como la presión de un perfeccionismo que pesa más de lo que impulsa.

Quizá tu caos se parezca a la viudez, a un cambio laboral que descoloca, a un aborto que no se nombra, al cierre de una etapa que marcó tu vida, incluso a haber alcanzado todo lo que alguna vez soñaste y, aun así, sentirte vacía.

Quiero que sepas que el caos que estás viviendo es válido, por mucho que sea incómodo, doloroso y desafiante. Y al mismo tiempo, aunque suene a cliché, es una puerta, una oportunidad para ordenar tu mundo interno y comenzar a ponerte en el centro. Porque solo desde ese eje, desde esa presencia contigo, podrás empezar a habitar tus vínculos —y tu vida— desde otro lugar.

Lo más importante es que, cuando el caos llega a tu vida, no solo viene con la invitación para traerte un nuevo orden emocional, sino también con la oportunidad de entender que muchas veces saber lo que no queremos es un buen punto de partida para empezar a alinearte con tu suavidad, tu compasión y tu autoridad interior. En otras palabras: con la diosa emocionalmente madura que habita dentro de ti.

El caos es la invitación a dejar en paz
todo aquello que no te da paz.

El caos es el primer paso para ordenar la habitación de nuestra vida, y es ahí cuando aprendes a negarte a un ritmo que no es el tuyo. Uno que tal vez te ha llevado a sentirte enredada en un nudo emocional en el que ya no quieres estar y que no te permite hacer espacio para que viva allí esta nueva versión de ti. En ese momento empiezas a reconectar con tu rabia sagrada, esa que habita en el cuerpo en forma de contracción mandibular, bruxismo, puños apretados, dolor cervical, problemas en el esófago, ardor de estómago. Es la manera que tiene tu cuerpo de decirte: «No puedo seguir viviendo bajo este paradigma».

El caos emocional, aunque incómodo y muchas veces desgastante, es también una semilla, una fuerza que llega para mover lo que estaba estancado. Nos sacude, nos desordena y nos confronta, pero también nos limpia. Porque solo cuando se derrumba lo viejo puede nacer algo nuevo. El caos te obliga a soltar el control, a rendirte, a mirarte sin filtros. Y, aunque duela, también te regala una verdad: ya no puedes seguir como estabas. Y eso, aunque al inicio no lo parezca, es una bendición.

Es el llamado a que empieces a familiarizarte con tu caos. A que construyas una relación en la que esta parte de ti se sienta vista y escuchada. A que comprendas que, sin ella, no estarías encaminándote hacia un nuevo orden emocional. Y entonces entiendes que el caos siempre ha estado a tu servicio. Al servicio de una versión más elevada de ti. Al servicio de la mujer que se escucha. De la que ya no teme el rechazo de los demás, sino que ha empezado a temer la autotraición. La que no está dispuesta a seguir viviendo en el autoabandono. La que está despertando de una era de silencio, contracción, agotamiento y supervivencia para dejar paso a una nueva era de autoridad interior, autorrespeto, madurez y compasión.

Recuerda: todas las mujeres somos alquimistas. Todo lo que alguna vez intentó destruirnos nos hizo más sabias, más poderosas y más radiantes.

¿Te has preguntado cuál es el mensaje que te trae tu caos? ¿Qué versión de ti necesita despertar entre los restos de lo que ya no puede sostenerte?

El nuevo orden emocional

Donde reina la supervivencia no puede habitar la suavidad ni la feminidad. La mujer de esta era tiene un llamado profundo: crear un nuevo paradigma no solo en sus relaciones de pareja, sino en la conexión consigo misma. Venimos de un modelo con el que aprendimos a regularnos emocionalmente a través de la compañía, la validación, la aprobación y el reconocimiento externo. No es un error, pero nos ha llevado al extremo del autoabandono, el autosacrificio y la autotraición. Nos ha hecho poner el foco fuera, sobre todo cuando tenemos pareja. Desde ahí se activa el estado de supervivencia, y por eso muchas veces nos desregulamos, perdemos el centro y nos obsesionamos al vincularnos. Ponemos el foco en esa necesidad de ser vistas, elegidas y amadas por la otra persona.

El nuevo paradigma emocional invita a la mujer de hoy a cambiar su realidad, y trae un nuevo orden a la forma en que se vincula. La anima a poner el foco en ella. A observar cómo se presta atención cuando está en una relación o empieza a conectar con alguien. Y, sobre todo, a mantenerse en el centro de su vida, ser una buena pareja para sí misma, incluso cuando está con alguien más.

Si quieres lograrlo, es necesario que aprendas más sobre ti. Porque cada vez que descubres algo de ti creas nuevas conexiones neuronales en el cerebro. Por eso es tan importante practicar el acto de volver el foco hacia ti. Cuando lo haces, cuando paras y te preguntas «¿Me estoy prestando atención ahora mismo?», «¿Cómo me siento con lo que esta persona hace o dice?», «¿Qué necesito de mí para sostener lo que estoy sintiendo?» o «¿Qué me dice el cuerpo mientras me vinculo con esta persona?», refuerzas una nueva red, un nuevo camino neuronal que, con el tiempo y la repetición, duplica sus conexiones y te permite crear un puente real hacia una nueva realidad emocional.

Cada vez que conoces a alguien, tu cerebro genera nuevas conexiones sinápticas relacionadas con esa persona. El problema es que, al ser una novedad, centramos la atención en construir esas conexiones: conocer al otro, entenderlo, crear un mapa interno que nos permita relacionarnos desde la validación... Pero, durante el proceso, muchas veces dejamos de reforzar la red neuronal que sostiene el vínculo más importante de todos: el que tenemos con nosotras. Nos olvidamos de seguir prestando atención a lo que sentimos, lo que necesitamos, lo que el cuerpo nos comunica mientras nos vinculamos.

Por otro lado, mientras estamos creando un nuevo vínculo, muchas veces nos enfocamos tanto en protegernos que, en lugar de reforzar la conexión neuronal que nos permitiría conocer de forma auténtica y curiosa a la otra persona, terminamos alimentando historias caducas asociadas al rechazo, la traición o el daño. Y, desde ahí, no nos damos permiso para abrirnos a algo nuevo que podría reconectarnos con una parte de nosotras que hemos dejado a un lado porque el miedo ha tomado el control de nuestra vida emocional.

Y, de este modo, navegamos en un círculo vicioso de descontrol emocional que me lleva a hacerte una pregunta necesaria:

¿De qué manera el estado de supervivencia
te ha abocado a elegir parejas no disponibles
y emocionalmente inmaduras?

Para responder a esta pregunta, me gustaría recuperar la importancia de la energía femenina. No es solo un estado emocional o espiritual, sino también del sistema nervioso. Aparece cuando tus emociones están reguladas; no es que estés siempre relajada, pero disfrutas de seguridad interior. Es el momento en que te prestas atención, te acompañas y sostienes tus necesidades emocionales, y consigues que tu cuerpo se sienta seguro.

El problema es que muchas vivimos en estado de supervivencia: desconectadas de nosotras mismas y, por lo tanto, de la diosa que habita en nuestro interior. Desde ese lugar de inseguridad, con pensamientos repetitivos de desmerecimiento y miedo a no ser amadas o a no poder confiar, iniciamos muchos vínculos.

Lo que a veces no consideramos o no sabemos es cómo actúa la neurociencia del vínculo. Cuando permanecemos en ese estado de miedo, desconfianza y baja autoestima, activamos en el cuerpo un cóctel químico y hormonal —con altos niveles de cortisol y norepinefrina, entre otros— que no se percibe de forma consciente, pero que los demás lo detectan de manera inconsciente. Algo similar ocurre en la naturaleza: cuando un animalito entra en pánico, su olor o comportamiento puede hacer que otros se alejen de él por protección. El cuerpo, cuando se desregula, emite señales sutiles que afectan a cómo nos vinculamos.

Sin saberlo, tu sistema nervioso te ha dispuesto a vincularte desde el desmerecimiento. Atraes y eliges a personas emocionalmente no disponibles o inmaduras no porque tengas mala suerte, sino porque tu sistema nervioso escoge lo que le resulta familiar. Lo mismo hace tu mente inconsciente: intenta repetir lo que conoce. Si dentro de ti hay inseguridad, duelos no resueltos, miedo a ser herida, desconexión contigo…, y sueles relacionarte desde el autoabandono, la complacencia o el control, estás enviando señales internas que promueven que elijas a personas que mantengan ese estado interno.

Esto nos confirma que, a nivel biológico e inconsciente, atraes y aceptas relaciones que vibran al mismo nivel de desregulación emocional que tú. Y no solo eso: las eliges de forma activa, desde los patrones emocionales que tienes interiorizados sobre lo que es el amor, el merecimiento y la pareja.

Por eso muchas mujeres que adoptan el rol de la que «puede con todo», que viven desde el control o la perfección, escogen parejas rotas que necesitan que las salven o las arreglen. A nivel físico e inconsciente, eso les permite seguir funcionando en modo supervivencia, y así refuerzan el rol que conocen: salvar, sostenerlo todo, desaparecer por el otro, seguir postergándose.

El problema es que, al mantener estos roles y pensamientos antiguos, refuerzan los mismos programas internos: la búsqueda constante de aprobación, la necesidad de confiar en el otro para creer en ti y el impulso de activar una y otra vez los mismos patrones de autoabandono.

Desde ahí, se repite el ciclo: eliges desde la herida y luego te preguntas por qué tus relaciones no te sostienen. Pero no es que el amor no funcione, es que sigues eligiéndolo desde el mismo lugar.

Solo cuando el foco está en ti puedes construir una nueva realidad emocional. Una en la que el vínculo no sea caos ni sacrificio, sino claridad, suavidad, atención interna y autorregulación. Porque esa es la verdadera invitación del caos: ayudarte a traer un nuevo orden emocional a tu forma de amar.

Energía femenina en acción

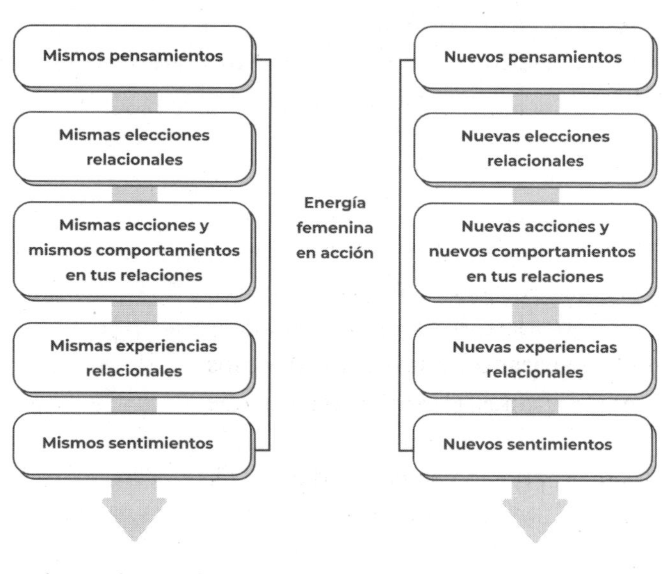

El despertar de tu energía femenina te invita a traer un nuevo orden y una nueva realidad relacional a tu vida. Solo entonces podrás comenzar a elegir desde el merecimiento y soltar los patrones repetitivos de carencia y los vínculos con personas emocionalmente no disponibles. Al reconectar con tu energía femenina, empiezas a colocarte en el centro de tu vida y prestas atención a cómo te prestas atención. Desde ese lugar interno, más regulado y consciente, podrás transformar tus pensamientos, elecciones, experiencias y emociones en una relación y, con ello, abrirte a vivir vínculos desde la suavidad, la claridad y la autoconfianza.

Preguntas para despertar

- ¿Desde qué lugar estás eligiendo hoy a las personas con las que te vinculas: desde la necesidad o desde tu centro?
- ¿Cómo cambia tu forma de amar cuando empiezas a darte lo que antes buscabas en el otro?
- ¿Qué es lo primero que podrías hacer hoy para salir del modo supervivencia y habitar tu energía femenina?

El poder de la energía femenina para vincularte desde la seguridad, la madurez y la disponibilidad emocional

Lo contrario a la supervivencia es la seguridad, la presencia, la calma y la atención plena. No siempre tienen que seguir este orden, pero todos estos estados emocionales son clave para saber desde dónde te vinculas. Cuando aprendes a habitarte y adquieres herramientas para dejar de estar en alerta constante, cambia tu forma de vincularte. Porque la energía femenina no llega para controlar el amor, sino para sostenerlo y recibirlo con presencia. Desde ahí ya no intentas perseguir, probar, forzar ni controlar nada, sino que conectas desde quien eres sin perderte. Eres el centro de tu vida y buena pareja para ti cuando estás en una relación.

Para despertar tu energía femenina y empezar a vincularte desde esa seguridad y presencia, es necesario que prestes atención a cómo te prestas atención. Porque ahí empiezan la madurez y la disponibilidad emocional que tanto buscas en una pareja, pero que muchas veces no te das. Para reconectar con esta energía y con tu madurez, es preciso que comprendas que la mujer emocionalmente madura está al día consigo misma, no tiene deudas emocionales, atiende sus necesidades no satisfechas, sabe cómo se siente y está en constante escucha de su cuerpo.

Porque la energía femenina no consiste en entregarte por completo a la otra persona. Si nace de la madurez emocional, puede distinguir entre el amor auténtico y consciente y el apego inseguro de nuestra niña interior, no de la mujer emocionalmente madura que habita dentro de ti. ¿Cómo distinguirlas? Mientras la niña dice «Complétame, lléname, préstame atención», la mujer madura se expresa de este modo: «Acompáñame. En la medida en que me escucho, te enseño a escucharme; en la medida en que me presto atención, te enseño a prestarme atención; en la medida en que me habito, puedo intimar y conectar contigo».

Es básico que aprendas a distinguir estos dos estados de madurez emocional para que te vincules desde tu energía femenina madura, no desde la inmadura que asociamos con la niña interior herida, cuyas demandas suelen ser infantiles, reactivas y exigentes. El amor no nace del miedo. Si el miedo está presente, aparecen la exigencia, el control y la inseguridad.

Para empezar a despertar esta energía femenina, primero debes valorar qué disponibilidad emocional tienes hacia ti. Pregúntate: «¿Qué significa para mí la disponibilidad emocional?». Los conceptos emocionales que tú manejas pueden ser opuestos a los que tiene otra persona, ya que muchas veces nos vinculamos y nos exigimos disponibilidad emocional sin tener claro qué significa para nosotras ni saber si el otro lo considera del mismo modo. Por eso la mujer emocionalmente madura que despierta su energía femenina empieza por plantearse preguntas: es curiosa y tiene hambre de autoconocimiento y autoaprendizaje.

Una vez definas qué significa para ti la disponibilidad emocional —presencia, atención, apoyo, empatía y compasión, por ejemplo—, te invito a que te hagas una pregunta muy importante:

> ¿Cuánta de esa disponibilidad emocional
> está presente en tu vida, pero para ti?

En otras palabras, toma las cualidades que valoras en un vínculo y conviértelas en preguntas:

- ¿Con cuánta empatía te tratas?
- ¿Estás disponible para escucharte sin juzgarte?
- ¿Estás presente para atender tus necesidades emocionales, como el miedo o la inseguridad que surge al iniciar un nuevo vínculo?
- ¿Estás ahí para ti, para recordarte que estás a salvo y decirle a tu cuerpo que todo irá bien?
- ¿O tal vez, sin darte cuenta, vuelcas toda tu atención en el otro, esperando que te contenga, te confirme y satisfaga tus necesidades, mientras tú te sigues dejando para el final?

Cuando nos alineamos con la energía femenina y la seguridad emocional, y empezamos a prestarnos atención con amabilidad y compasión, el sistema nervioso comienza a recordar que está a salvo. Solo cuando el foco está en nosotras desde un lugar seguro, se activa el proceso de autorregulación. Y entonces se produce la transformación real: se ajusta la neuroquímica del cuerpo, se equilibran las hormonas y se sintoniza un nuevo estado fisiológico y emocional. Ya no elegimos pareja desde la supervivencia o la urgencia, sino desde la calma, el merecimiento y la coherencia interna.

Vincularte desde tu seguridad emocional significa sostener tus decisiones aunque el otro no las comprenda. Es expresar tus necesidades y actuar según lo que piensas, sientes y necesitas. La mujer emocionalmente madura no está disponible desde el esfuerzo, sino desde la compasión y la coherencia. Desde una amabilidad profunda hacia sí misma.

Y, hablando de amabilidad, quiero que te plantees de forma honesta cuánto de lo que das a los demás estás dispuesta a darte. Durante estos años acompañando a mujeres en su camino hacia la madurez emocional, he detectado un patrón común: mujeres que quieren llegar a todo, que ayudan a todos, que complacen a todos. Mujeres brillantes, generosas, sensibles…, pero cansadas de sostenerlo todo solas. Están agotadas. Y su cuerpo lo expresa a través de síntomas autoinmunes, inflamación crónica, problemas gastrointestinales, desequilibrios hormonales... Es el resultado de estar para todos, excepto para ellas.

La consecuencia es que se exigen más de la cuenta, desarrollan una fuerte crítica interna, viven desde el control y se desconectan de sí mismas. Se anulan. Ese agotamiento emocional viene, en gran parte, de haber extendido su compasión y su cuidado hacia todos, menos hacia ellas.

El nexo entre muchas de ellas —tal vez también lo veas en ti— es que esa amabilidad que ofrecen con facilidad fuera no está presente en su mundo interno. Y es aquí donde la energía femenina, la que vive en ti, te invita a detenerte y a preguntarte con sinceridad:

- ¿Es amable contigo que sigas exigiéndote en el trabajo?
- ¿Es amable contigo que no marques límites en tu relación de pareja?
- ¿Es amable contigo que intentes salvar o arreglar a otros mientras te olvidas de ti?
- ¿Cuántas acciones amables y compasivas tienes contigo cada día?
- ¿Llevas un ritmo de vida amable con tu cuerpo, tu mente y tu energía?
- En tus relaciones, ¿intentas ser amable con el otro o piensas primero en ti, para luego amar desde ahí?

La amabilidad y la compasión contigo no son aspectos secundarios: son parte esencial del despertar de tu energía femenina y fundamentan tu madurez emocional. Sin estas dos cualidades, no podrás habitarte de forma plena. Sin presencia interna, seguirás funcionando en modo automático, atrapada en un estado de supervivencia que te llevará a elegir desde la inseguridad emocional y a repetir vínculos que refuerzan el resentimiento, el agotamiento y la autoanulación.

Caminar desde la compasión y la amabilidad hacia ti implica

una serie de elecciones conscientes. Te invita a dejar de exponer el cuerpo a situaciones que te generan estrés constante. A romper con dinámicas relacionales que ya no te nutren. A priorizar tu salud física y emocional como acto de autocuidado. Esto significa que te permites ir más lento, que te das espacios para escucharte y atenderte. Porque, cuando vives corriendo y tratas de sostenerlo todo, solo alimentas un estado de tensión que te desconecta de tu suavidad, de tu feminidad, y te vuelve a instalar en la urgencia y el control.

La seguridad emocional no es un estado mental, es una experiencia corporal.

Esta seguridad se construye desde la escucha interna al hacer pequeños ajustes diarios y crear una vida segura para tu cuerpo y tu sistema nervioso. Es la única forma real de que tu energía femenina despierte y florezca. Cuando lo hace, te devuelve al cuerpo. Porque una mujer con la energía femenina despierta habita su cuerpo; si lo hace, tiene poder.

Claro que esto puede comportar cambios incómodos, pero todos tienen un único objetivo: ayudarte a brillar, a que te sientas auténtica y vivas desde tu verdad.

Para ser amable y compasiva contigo, empieza por prestarte atención. Observa en qué áreas de tu vida esa amabilidad no la extiendes hacia ti. Desde ahí, podrás comenzar a implementar los cambios necesarios para crear ese nuevo orden emocional y, con él, un nuevo paradigma desde el que quieras relacionarte. Y no solo con tu pareja, sino también con tu familia, tus amistades, tu trabajo y, en última instancia, con la vida.

Porque no existe nada más antiinflamatorio —a nivel emocional, mental y físico— que dejar de exigirte y soltar el juicio con el que has aprendido a tratarte en tus vínculos.

El *embodiment* como camino de regreso a ti

En los últimos años, el enfoque terapéutico ha evolucionado y ha permitido integrar nuevas perspectivas que van más allá del trabajo verbal. En este contexto, el enfoque somático o *embodiment* surge como una vía poderosa para reconectar con nuestra esencia, muchas veces atrapada en la contracción emocional que provocan las experiencias adversas o los traumas.

Uno de los principales referentes en este campo es el doctor Peter A. Levine, que ha dedicado su vida a acompañar a personas en la liberación del dolor gracias a la reconexión con el cuerpo. Su enfoque propone una reorganización interna —mental, emocional y física— a través de la atención plena a las sensaciones corporales, lo que permite resignificar las experiencias difíciles desde un lugar más seguro y presente.

Para Levine, nuestra esencia o nuestro espíritu quedan atrapados cuando el sistema nervioso se encuentra en constante activación por estados prolongados de supervivencia. El trabajo somático pretende liberar esa energía contenida y nos ayuda a sostener las emociones que quedaron congeladas o reprimidas como respuesta a las heridas del pasado.

Cuando aprendemos a habitar el cuerpo —no para controlarlo ni evitarlo, sino para sentirlo—, empezamos a dar espacio a la regulación, la contención y, sobre todo, la seguridad. Porque solo cuando el cuerpo se siente seguro podemos mostrarnos de forma auténtica. Y ahí comienza el verdadero despertar de la energía femenina, ese regreso a tu verdad, a tu voz, a tu elección de darte prioridad y elegirte en tus relaciones. Mientras vivas desde el abandono y la autotraición, seguirás respondiendo desde mecanismos de supervivencia que tu cuerpo aprendió para protegerse, pero que ya no necesitas seguir repitiendo.

Por eso referentes como Peter Levine, Bessel van der Kolk, Richard Schwartz y Mario Salvador han contribuido de forma significativa a la construcción de un enfoque terapéutico más integrativo, un enfoque que reconoce que no solo necesitamos atender a la mente, sino también al cuerpo, y que demuestra que la fragmentación del ser, provocada por heridas emocionales como el rechazo, el abandono, la humillación, la traición o la injusticia, queda alojada no solo en la psique, sino también en los tejidos, los músculos, los órganos y el sistema nervioso.

Estas heridas no resueltas continúan expresándose hoy a través de mecanismos automáticos: autoexigencia, complacencia, necesidad de control, autoinvalidación, hiperindependencia o autoabandono. Y es aquí donde el trabajo somático y el *embodiment* ofrecen una vía de transformación profunda: no buscan analizar el dolor solo desde la mente, sino acompañarlo a través de la sensibilidad del cuerpo con prácticas que invitan a la contención, la presencia, la compasión y la conciencia de lo que sentimos.

El *embodiment*, traducido del inglés como 'encarnación' o 'volver al cuerpo', es eso: volver a sentirnos, a habitarnos. Porque, aunque físicamente estamos en el cuerpo, muchas veces vivimos desconectadas de él, solo en la mente. Como hemos visto en el capítulo anterior, las mujeres hemos aprendido a vivir divididas: una parte de nosotras existe en la lógica y en el hacer constante, mientras que otra, más silenciosa, se ha desconectado del sentir, del descanso, del placer y de la intuición.

El trabajo somático quiere tender ese puente y nos invita a escuchar las señales que nos envía el cuerpo, a percibir y validar las sensaciones como parte del lenguaje que tenemos para comprendernos. Cuando lo hacemos, estamos despertando la energía femenina que regula, contiene, acoge y nos ayuda a sostener toda la experiencia humana sin tener que huir de ella.

¿Por qué vivimos tan desconectadas del cuerpo?

Como hemos visto, crecimos en una cultura que nos enseñó a poner el foco fuera, a buscar la validación externa y a rechazar el cuerpo como fuente de sabiduría. Nos enseñaron a controlar, corregir, moldear e incluso temer al cuerpo. Pioneras de la psicología analítica, como Marion Woodman y Esther Harding, han planteado que esta desconexión no es casual: si una mujer se separa del cuerpo, se aleja de su poder. Y, si no sabe volver a él, es más fácil que viva desde el miedo, la dependencia o el sacrificio constante.

En psicoterapia usamos el término «disociación» para describir ese estado: desconectamos de la experiencia corporal y sensorial, vivimos desde la mente, sobrevivimos gracias a mecanismos de defensa que nos fueron útiles en algún momento, en especial durante la infancia, pero que hoy limitan nuestra libertad emocional.

Desde ese estado de desconexión, muchas veces nos volvemos esclavas de la autoexigencia, del perfeccionismo, de la necesidad de cuidar de todos menos de nosotras mismas, del miedo a fallar o de la creencia de que, para que nos amen, debemos ser incansables. Y lo peor es que estos patrones se ven reforzados no solo por nuestra historia, sino también por la de quienes nos precedieron. Porque nuestras madres, abuelas y tatarabuelas también cargaron con traumas, y mucho de ese dolor se transmitió de forma corporal, incluso sin palabras.

Es importante entender que, cuando hablamos de trauma, nos referimos a una herida en el sistema nervioso. Por eso, aunque hoy tu vida sea diferente, si tu cuerpo no ha registrado una sensación sostenida de seguridad, seguirá reaccionando como si aún estuvieras en peligro.

¿Qué no es el trabajo somático o embodiment*?*

Si partimos de la idea de que el trabajo somático o *embodiment* se basa en cultivar la conciencia corporal y volver a habitar el cuerpo desde la presencia, es importante aclarar que no debe confundirse con generar estímulos intensos o extremos con la intención de sentir algo.

Cuando llevamos el cuerpo al límite —por ejemplo, a través de ejercicios de alta intensidad justo después de experimentar emociones intensas, como una discusión de pareja—, no estamos procesando la emoción, sino que activamos el mecanismo de supervivencia. Tal vez al salir de esa clase de spinning sientas que tu mente está más clara, pero en realidad lo que ha sucedido es que tu sistema nervioso ha entrado en un estado de fatiga por sobrecarga. No ha habido integración, solo agotamiento.

El trabajo somático no se trata de estimular el cuerpo de forma intensa para vaciar la emoción, sino de crear un espacio interno y externo que pueda contenerla, reconocerla y acompañarla con amabilidad. Porque solo en la seguridad se puede integrar lo que duele.

Si bien algunas prácticas somáticas pueden incluir movimientos o estímulos físicos, deben ser suaves, o intensos y conscientes, constantes y repetitivos a un tiempo. Es decir, tienen que estar diseñados para regular el sistema nervioso, no para llevarlo al límite. Y siempre con el observador interno despierto, con el foco puesto en prestar atención a lo que está sucediendo en ti y en tu cuerpo.

Es importante: vivimos en una cultura que nos ha enseñado a buscar la intensidad para sentirnos vivas. Sin embargo, no es eso lo que el cuerpo necesita; le falta presencia, sensibilidad y, sobre todo, seguridad.

Por eso el *embodiment* auténtico pretende recobrar la conexión entre cuerpo, mente y espíritu, no separarlos como si fueran partes independientes. Su sobreestimulación puede provocar que nos invadan sensaciones físicas abrumadoras o que nos quedemos atrapadas en bucles mentales, sin darnos el espacio que necesitamos para escuchar con claridad lo que nos está diciendo el cuerpo.

Las prácticas somáticas bien guiadas pretenden restaurar la confianza interna y educarnos para que volvamos a sentirnos en casa en nuestro propio cuerpo. Su propósito no es drenar la emoción a través del esfuerzo físico, sino acompañarla desde la conciencia, la presencia y la compasión.

El poder de la inteligencia somática

Algo que hemos olvidado con el tiempo es que, aunque la mente es bastante joven, el cuerpo lleva evolucionando cientos de miles de años. Sin embargo, siempre intentamos ir al ritmo acelerado de la mente e ignoramos la sabiduría lenta y profunda del cuerpo. Aunque es este, no la mente, el que guarda la información más valiosa sobre lo que necesitamos para vivir en presencia y con seguridad.

El sistema nervioso ha sido diseñado para percibir, relacionarnos y protegernos. Pero también es el canal que el cuerpo usa para pedirnos, una y otra vez, que volvamos a él. Que bajemos el ritmo. Que lo escuchemos. Que lo habitemos.

Cuando cultivamos la conciencia corporal (practicamos el *embodiment*), afinamos el oído interno, empezamos a registrar las sensaciones que acompañan a las emociones y, desde ahí, en vez de reaccionar por impulso, aprendemos a responder con sabiduría. Esto es lo que llamamos «inteligencia somática», una forma profunda de conexión con nosotras mismas que trasciende lo racional. Es la energía femenina encarnada. No se considera una idea, ni una teoría, ni una estética. Es una experiencia viva. Es aprender a sentirte en tu cuerpo, a registrar lo que necesita, a respetar tus ritmos y a construir una relación segura contigo. Es vivir desde dentro, desde lo que sientes que es verdadero.

La inteligencia somática se cultiva a través de la atención plena y la presencia en el cuerpo. Es un ejercicio continuo de volver a ti, de notar cómo te prestas atención. Esa observación amorosa va creando nuevas rutas neuronales, una nueva forma de vincularte contigo en la que puedes validar lo que sientes, comprender tus estados internos y, si lo eliges, responder en vez de reaccionar. Esto te permite empezar a habitar tu cuerpo con más compasión y seguridad, y, desde ahí, elegirte en tus relaciones, no solo desde una nueva narrativa emocional, sino también desde una nueva huella corporal.

El objetivo de este camino no es solo que tomes conciencia de lo que pasa en tu cuerpo. Es también que te des permiso para elegir, momento a momento, desde dónde quieres vivir y vincularte: ¿desde la respuesta automática de complacer, controlar o abandonarte o desde una nueva narrativa en la que tus necesidades, tu ritmo y tu seguridad interna sean la prioridad?

Cuando eliges habitarte, dejas de luchar contra el cuerpo y comienzas a escucharlo, nace la inteligencia somática. Y, con ella, el despertar de una energía femenina madura: presente, sentida y compasiva. Ahí se inicia la verdadera transformación emocional.

Descenso hacia tu interior como camino a tu reencuentro

Uno de los mitos que más sanación y conexión con mi amabilidad y autocompasión me ha traído, el que ha transformado profundamente la relación conmigo misma, es el de Inanna, la diosa del Cielo. En su momento, me abrió espacio para acoger todas las versiones de mí sin juzgarme, y me enseñó a aceptar el caos como forma de reconectar con mi verdad y mi coherencia interior.

El mito sumerio de Inanna es un viaje que nos muestra que el caos puede dar paso a un nuevo orden interno y que el inframundo —ese vacío, ese lugar donde no sentimos conexión con el otro ni con nosotras— es el espacio perfecto para rendirnos y soltar las viejas máscaras y los roles caducados para crear un nuevo paradigma y una nueva realidad más alineada con nuestra autorreclamación, nuestra armonía y nuestro merecimiento.

Es muy hermoso que Inanna, como tú y como yo, sea una mujer que descendió a las profundidades del caos y regresó fortalecida, más íntegra, más suya.

Existen muchas versiones del mito de esta diosa cuyo poder abarcaba el amor, la fertilidad, la sensualidad, la fecundidad, la creación y la guerra. Aunque quizá ya hayas escuchado esta historia, quiero compartir contigo mi versión. Porque no existe forma de brillar sin antes arder en las llamas del infierno. Conozcamos la historia de Inanna:

Descenso como camino de transformación: la historia de Inanna

Hace miles de años, cuando los dioses reinaban en la Tierra, en el Cielo gobernaba Inanna, y, en el Inframundo, su hermana, Ereshkigal. Y es que esta historia no trata solo de una mujer, sino de dos. Quizá, en algún momento de tu vida, te identifiques con ambas.

De pronto, en ese universo divino se produjo una situación que lo cambió todo: el esposo de Ereshkigal, conocido como Toro del Cielo, murió, así que Inanna decidió descender al Inframundo para acompañar a su hermana. Sin embargo, viajar al mundo de los muertos no era cualquier cosa. La mayoría de los que iban no regresaban.

Todos cuestionaron a la diosa del Cielo, pero ella eligió seguir adelante. Antes de partir, le pidió a su fiel sirvienta Ninshubur que, si en tres días no había vuelto, enviara ayuda. Para el viaje, Inanna se puso sus mejores joyas y ropajes, pues no pensaba olvidar que era una diosa. Sus adornos no eran vanidad: le recordaban su poder. Así como Carrie Bradshaw se pone sus mejores galas para recorrer las calles de Nueva York, Inanna se engalanó para su descenso: una corona de oro en la cabeza, una gargantilla de lapislázuli y perlas, un collar, un broche en el pecho, cadenas en la cintura, brazaletes en los tobillos y una túnica real.

Ereshkigal, al enterarse de su llegada, le puso una condición: al cruzar cada una de las siete puertas, Inanna debería dejar atrás una parte de sí misma. «Así se hacen las cosas en el Inframundo», dijo.

Puerta a puerta, la diosa del Cielo fue despojándose de sus abalorios y símbolos. Al llegar ante su hermana estaba completamente desnuda, vacía, sin máscaras. Vulnerable. Y allí murió de forma simbólica.

Ereshkigal, consumida por el dolor, no le dio la bienvenida. No había espacio para máscaras de buena hermana ni para gestos simbólicos. Solo un crudo duelo. Rabia sagrada. El llanto que se suelta cuando no se puede más. En ese momento, la diosa del Inframundo era una mujer agotada por tanto diluirse, por tanto hacerse digerible, por tanto complacer. Era la que grita desde lo más hondo: «No me volveré a sacrificar por nadie. Si hace falta, que el otro se ahogue».

Inanna, símbolo del orden y de la luz, quedó colgada como sacrificio en el altar. No como castigo, sino como representación del instante en que toda mujer toca fondo, cuando la vida le exige un gran sacrificio: que se desprenda de su antigua identidad. La muerte simbólica de una versión que ya no puede sostener su verdad.

Cuando pasaron tres días sin que Inanna volviera al Cielo, Ninshubur pidió ayuda a los dioses. Enki, dios de la sabiduría y del agua, atendió su petición, pero, como él no podía bajar, creó a dos seres, Galatura y Kurgarra, y los envió como emisarios.

En cuanto llegaron al Inframundo, se encontraron a Ereshkigal desbordada: gritaba, lloraba devastada por la muerte de su esposo y por la pérdida de una parte de sí misma. Esos dos seres no la juzgaron. No intentaron consolarla ni corregirla. Solo la escucharon. La acompañaron. Sostuvieron su presencia con empatía.

En ese instante, en medio del caos y el desborde, Ereshkigal conectó con su energía femenina, una que no había podido sentir mientras mantenía sola el Inframundo. Una que despertó gracias a la contención, a la presencia amorosa, a la escucha compasiva. Por primera vez en toda su vida, no tuvo que endurecerse para ser vista. No tuvo que gritar para que la escucharan. Sentir que la sostenían sin exigirle suavizó su dolor y abrió su corazón. Conmovida por ese gesto, ofreció una gracia a los emisarios. Ellos pidieron el cuerpo de Inanna y Ereshkigal accedió.

Galatura y Kurgarra rociaron sobre ella sesenta gotas del agua de la vida. Y la diosa del Cielo volvió a respirar.

Inanna y sus acompañantes cruzaron de nuevo las siete puertas. En cada una de ellas recuperó no solo sus adornos, sino también su fortaleza. Pero algo había cambiado: ya no era solo la reina del Cielo. Era una mujer que había muerto y renacido. Había tocado el fondo del caos y había vuelto más entera.

Inanna entendió que nunca fue el sacrificio. Siempre fue el altar.

Este mito es una metáfora viva del camino de muchas mujeres: el descenso que vivimos cuando todo se rompe. Cuando lo que éramos ya no encaja. Cuando el caos nos obliga a soltar máscaras, roles, exigencias y perfección. A la mujer despierta no le asusta descender: sabe que allí, en sus profundidades, la esperan las partes olvidadas de sí misma. Y que solo cuando las recupera puede reconstruirse con una nueva conciencia, un nuevo orden emocional y una nueva manera de relacionarse consigo y con el mundo.

El nuevo orden emocional y relacional

El descenso, el caos, el vacío y la oscuridad forman parte de la vida. La oscuridad nos ha acompañado desde antes de nacer, desde el vientre de nuestra madre. El caos nos resulta familiar desde que llegamos al mundo, ya que, aunque el nacimiento es un acto sagrado, también es muy caótico e impredecible. Ningún parto es igual a otro. De la misma forma, tu proceso emocional es único, pero hay algo que todas compartimos: en algún momento necesitamos ese caos oscuro y fértil para reencontrarnos con nosotras mismas.

Muchas veces, el caos y el vacío se convierten en tu propio vientre materno, un lugar simbólico en el que se gesta una nueva versión de ti. Ahí es donde empiezas a reconectar con las partes de ti que han sido exiliadas, suprimidas, reprimidas. Al igual que

Ereshkigal, olvidada en el Inframundo, esas partes internas también necesitan ser vistas, abrazadas y sostenidas. Porque es justo ahí donde viven la semilla de tu transformación y el poder para crear un nuevo orden emocional en tu vida.

Recordatorio: no temas al caos, al vacío ni a la oscuridad. Vienes de allí.

Durante el ascenso, como Inanna, comenzarás a recuperar tus accesorios sagrados, esos que simbolizan tu poder, tu presencia, tu ternura, tu compasión, señal de que empiezas a reflexionar sobre lo que has ido dejando atrás. No es casualidad que, durante su proceso de transformación, muchas mujeres sueñen con desmembramientos, pérdida de dientes, cortes o la sensación de estar vacías. Esas imágenes no son un castigo. Son la expresión simbólica de una parte de ellas que se siente perdida, que pide a gritos el despertar de su energía femenina interior.

Porque, en ese descenso, la luz de la conciencia vuelve a ti a través de la compasión, la amabilidad, la madurez emocional y la curiosidad profunda que hace que te preguntes:

- ¿Qué partes de mí he perdido por intentar ser una buena mujer para mi pareja, complaciéndola y esforzándome por dar la talla?
- ¿Qué parte de mí se ha quedado atrás por intentar salvar a mi pareja, esperando que cambiara?
- ¿Qué he perdido al dejar de escuchar a mi cuerpo por priorizar las necesidades del otro?
- ¿Qué fragmento de mi verdad he enterrado al intentar ser la mujer perfecta, la madre ideal, la hija ejemplar?
- ¿Qué parte de mí he callado para seguir siendo la hija buena para mi madre? ¿Y para mi padre?
- ¿Qué partes de mí he intentado salvar salvando a otros primero?

- ¿Qué cambiaría en mi vida si todas esas partes fueran bienvenidas y reconocidas, no juzgadas por mí?

Así como Ereshkigal necesitaba que la vieran, la escuchasen y la honraran en su dolor, tienes que validar estas partes internas de ti. Solo recuperarás tu poder si les das ese espacio. Solo así despierta la diosa que habita en ti. Podrás comenzar a honrar el pacto de saldar las deudas pendientes contigo. Y no tendrás que abandonarte por nadie jamás.

Porque, cuando te ves, te validas y te prestas atención —como le sucedió a Ereshkigal—, la compasión revive dentro de ti. Y solo cuando se enciende en ti puede extenderse con autenticidad hacia los demás.

> Un violinista tiene su violín; un pintor, su paleta. Yo solo me tenía a mí. Yo era el instrumento que debía cuidar.
>
> JOSEPHINE BAKER,
> estrella francoestadounidense
> del *music-hall*

EJERCICIO PARA DESPERTAR
Recoge tus partes perdidas

Ahora quiero invitarte a bajar despacio al lugar interno donde habitan esas versiones de ti que has dejado atrás: las que callaste, las que escondiste, las que juzgaste o creíste que no eran suficientes. No necesitas forzar nada. Solo estar contigo. Coge tu diario para hacer anotaciones al final del ejercicio.

Paso 1. Prepara tu espacio

Busca un lugar en el que, durante al menos diez minutos, estés contigo sin que te interrumpan. Puedes tener una manta, una vela encendida o usar un aceite esencial suave.

Paso 2. Conecta con tu cuerpo

Siéntate o recuéstate con suavidad. Cierra los ojos. Pon una mano en el pecho y la otra en el vientre. Respira lento y profundo tres veces. Permítete sentir el peso del cuerpo y llevar la atención hacia dentro.

Paso 3. Visualiza tu descenso

Imagina que estás entrando en un lugar oscuro, silencioso, como una cueva profunda o un espacio subterráneo. No hay peligro. Es tu inframundo interno, estás bajando para encontrarte contigo. Siente cómo empiezan a aparecer ante tus ojos las versiones de ti que has dejado atrás:

- La que se esforzó por ser perfecta.
- La que se calló para no incomodar.
- La que se adaptó para ser amada.
- La que cuidó de todos menos de sí misma.

Míralas. ¿Qué edad tienen? ¿Cómo van vestidas? ¿Qué te quieren decir?

Paso 4. Acércate con compasión

No necesitas entenderlas. Solo obsérvalas y acércate a ellas desde el corazón. Puedes decirles: «Te veo. Te reconozco. Ya no necesito esconderte. Formas parte de mí». Permite que una se acerque más. Tómala de la mano, abrázala o quédate a su lado.

Paso 5. Trae de vuelta lo que es tuyo

Ahora imagina que esa parte de ti, esa versión olvidada, vuelve contigo. Suben juntas, paso a paso, como Inanna al cruzar cada puerta. Vuelves a tu cuerpo, traes de nuevo tu poder, tu voz, tu intuición, tu verdad. Tómate un momento para respirar profundamente y abrir los ojos.

Paso 6. Escribe

Responde a estas preguntas en tu diario:

- ¿Qué parte de mí ha aparecido hoy durante el descenso?
- ¿Qué necesitaba decirme?
- ¿Cómo puedo empezar a cuidarla, integrarla y no volver a dejarla sola?

Recoger tus partes perdidas forma parte del viaje. Recuerda que no lo haces para juzgarlas o reprocharles algo, sino para mirarlas con ojos nuevos, darles espacio, agradecerles lo que hicieron por ti cuando no sabías actuar de otra manera. Es un gesto de humanidad, un acto de compasión hacia esas partes que, hasta ahora, no habían recibido tu ternura.

Porque, cuando te detienes a mirar tu caos con amabilidad, cuando en medio del dolor te preguntas con honestidad «¿Qué está pasando dentro de mí?», estás dando un paso enorme. Si puedes sentarte contigo ahí, en el centro de la tormenta emocional; si puedes validarte, abrazarte y sostenerte sin juicio, estás dejando sitio para algo más profundo. Estás abriendo espacio para el amor en tu habitación interna. Estás ordenando tu mundo emocional como quien acomoda una estantería con cuidado: el miedo tiene su lugar (es humano), pero ya no dirige tu historia. El amor, la compasión y la amabilidad comienzan a impregnar cada rincón; no son imposiciones, son presencias suaves que te acompañan.

Y ahí, en ese orden nuevo, íntimo, amoroso, nace una revolución. Una que no grita, sino que transforma la manera que tienes de relacionarte contigo, con tu cuerpo, con tu historia y con el mundo.

Una revolución de ternura

El nuevo orden emocional no busca borrar el caos ni negar el dolor. Pretende integrarlos como parte de la vida sin dejarte a un lado durante el proceso. Es una revolución que empieza con un acto íntimo de suavidad: recordarte, en medio de lo que duele, que debes elegir que no te olvidarás mientras atraviesas lo incierto.

Este orden nace del cuerpo, no de la mente que corre ni del miedo que controla. Se manifiesta cuando decides habitarte con compasión, cuando te observas con presencia, cuando prestas atención a cómo te prestas atención. Porque solo cuando estás en ti puedes reconocer los momentos en que te desconectas y, desde la ternura, regresar. Volver a tu cuerpo, a tu verdad, a ese amor que nunca se ha ido.

Entonces puedes tomarte pausas, pero no como forma de escapar, sino de refugiarte. Espacios para mirar con cariño a las partes de ti que aprendieron a sobrevivir abandonándote. Y, desde ahí, contarles una nueva historia desde la expansión, no desde la carencia. Una más libre, más ligera, más tuya.

Cuando vives desconectada del cuerpo entras en la disociación: no procesas el dolor, solo lo acumulas. Te desbordas. Y en ese desborde te pierdes en el otro, intentas sostener lo externo sin antes tocar lo que te duele por dentro. Entonces la pregunta ya no es «¿Cómo me siento?», sino «¿Qué necesita el otro de mí?». La ternura comienza cuando cambias de dirección.

Esta revolución te invita a darte una mano a ti antes de ofrecer la otra al mundo. A sostenerte con dulzura, incluso en el caos. Porque solo cuando te haces espacio puedes sostener a los demás sin perderte, sin exigirte apagar tu propio fuego para encender el de otra persona.

Regresar a tu cuerpo con amabilidad es solo el principio. Al igual que Inanna descendió al Inframundo y eso le permitió recuperar sus objetos sagrados, tú también necesitas descender una y otra vez para rescatar tus partes olvidadas. ¿Desde dónde te miras? ¿Cómo te tratas? ¿Con cuánta tensión cargas, cuánta escucha te ofreces, cuánta amabilidad te permites?

Cuando habitas esta revolución de la ternura recuerdas que todo el mundo lidia con su propio caos, suelta lo viejo, se abre paso a lo nuevo. Y, desde esa presencia compasiva, eres capaz de acompañar sin olvidarte, ofreces sin agotarte.

Tu realidad emocional cambiará, pero no con fuerza o exigencias. Lo hará con ternura, con vulnerabilidad, con compasión. Es el verdadero despertar de tu energía femenina. Empieza caótico, sí, pero florece en un nuevo orden en el que el amor se convierte en hogar y tú, al fin, vuelves a ti.

EJERCICIO PARA DESPERTAR
La pausa sagrada (I)

A veces lo más revolucionario que puedes hacer es parar. En medio del ruido, la exigencia, la velocidad..., la pausa es un acto de resistencia y amor. Ahí, en esa quietud sencilla y valiente, empieza la ternura: no es un gesto frágil; es una fuerza suave que te devuelve a ti.

Busca un lugar donde puedas estar en calma: siéntate o recuéstate con el cuerpo sostenido, sin rigidez, acomódate como quien vuelve a casa. Cierra los ojos, si lo sientes, y coloca una mano sobre el pecho y la otra sobre el abdomen. Deja que te anclen, que te contengan y te recuerden que estás viva y que puedes estar contigo sin resolver nada.

Respira lento. Por la nariz entra el aire, por la boca lo liberas. No controles nada, solo deja que la respiración te encuentre. Quédate aquí durante algunas respiraciones, tal vez cinco, quizá veinte. No cuentes, si no quieres, solo escucha lo que aparece.

Siente si hay tensión, si hay suavidad, si hay un suspiro que quiere salir. Observa sin juicio. Si hay incomodidad, también está bien. Estás aprendiendo a quedarte contigo.

La ternura no necesita grandes gestos, basta con que pares y te escuches. Basta con que reconozcas que estás haciéndolo lo mejor que puedes, con los recursos que tienes hoy. Basta con que te digas mentalmente «Aquí estoy para mí» y permitas que esa presencia interna se convierta en el refugio que quizá nunca tuviste.

Antes de cerrar la práctica, quédate unos segundos más en silencio. Agradece este espacio. Este instante. Este gesto de ternura que, aunque parezca pequeño, es inmenso.

Desde aquí, desde esta sintonía con tu corazón, te invito a escribir o reflexionar sobre las preguntas que encontrarás a continuación. No pretendas encontrar respuestas definitivas, sino abrir nuevos caminos dentro de ti, portales hacia una revolución interna hecha a base de ternura.

- ¿Qué parte de mí necesitaba esta pausa hoy?
- ¿He podido ser amable conmigo durante estos minutos? ¿Cómo he sentido esa amabilidad?
- ¿Qué me impide a veces tratarme con ternura? ¿Qué me enseñaron sobre ser compasiva conmigo?
- ¿Qué pensamientos aparecen cuando me regalo descanso sin culpa?
- ¿Cómo sería mi día si cada acción estuviera guiada por la suavidad, no por la exigencia?
- ¿Qué significa para mí la revolución de la ternura? ¿Cómo podría llevarla a mis vínculos, a mi manera de habitar el mundo?
- Si pudiera mirar mi caos con compasión en vez de control, ¿qué cambiaría en mí?
- ¿Qué pequeños gestos puedo cultivar a diario para volver a mí sin violencia, sin juicio, sin prisa?

Cada vez que haces esta pausa, estás construyendo un nuevo orden emocional, uno que no se basa en el control ni en la perfección, sino en la amabilidad radical de sentirte y permitirte. Formas parte de una revolución silenciosa pero profunda: la revolución de la ternura.

Ojalá este capítulo sea una ofrenda a tu ternura y tu compasión, a esas que aprendes a estirar cada día y que, a veces, se recogen un poco, como el clima que cambia con las estaciones. También ellas tienen sus ciclos, pero deseo que, como la primavera florece y el verano trae calidez, permanezcan contigo constantes, presentes y disponibles para sostenerte y acompañarte. Porque son la base del despertar de tu energía femenina.

3

Reconcíliate con tu sagrado femenino y masculino

> Sostén tu lado masculino con tu lado femenino, sostén tu lado luminoso con tu lado sombrío, sostén tu lado superior con tu lado inferior. Entonces podrás sostener el mundo entero.
>
> Cuando las fuerzas opuestas se unen en el interior, obtienes un poder abundante e infalible.
>
> Lao Tzu

¿Y si te dijera que esa independencia extrema que tanto celebras puede ser, en el fondo, una desconexión profunda de tu vulnerabilidad y tu compasión? ¿Te has planteado alguna vez por qué eres tan fuerte, tan capaz, tan resuelta en tantas áreas de tu vida, pero te cuesta tanto soltar la armadura cuando se trata de las emociones?

Vivimos una epidemia silenciosa: mujeres que pueden con todo, que lo hacen todo, que sostienen a todos, pero que se sienten exhaustas. La figura de Wonder Woman ya no es solo un símbolo, es una realidad cotidiana. Aunque parezca un halago, muchas veces es el eco de una parte de ti que pide ayuda, que grita en silencio para que le den un respiro.

Pasamos de no tener permiso para abrir una cuenta bancaria a convertir la autosuficiencia en escudo. Pero esa mujer fuerte que no se detiene, esa que siempre se exige más, suele ser una niña que creció sin un entorno seguro, que aprendió a sobrevivir sin molestar, sin llorar, sin pedir. Hoy viste una armadura que le dio fuerza, sí, pero que le pesa. Una hecha de perfección, de exigencia, de silencios acumulados.

Y ahí va: sostiene a todo el mundo menos a sí misma, busca validación en sus vínculos, se olvida de escucharse, se sacrifica para que no la rechacen. Tal vez ha llegado el momento de que te preguntes si esa armadura todavía te protege o si ya es hora de empezar a quitártela con ternura, con calma, con compasión. Porque no se trata de dejar de ser fuerte, sino de recordar que tu fortaleza también puede venir de tu suavidad.

Todo esto no es más que el reflejo de una desconexión profunda con el cuerpo, las emociones y la intuición.

Cuando vives en modo supervivencia,
no hay espacio para preguntarte cómo estás.
No hay pausa para sentir. No hay tiempo
para escucharte. Tampoco compasión.

Porque, donde reina la supervivencia, no puede florecer la suavidad, la relajación ni la feminidad.

En medio de esta epidemia de hiperindependencia y autoexigencia, surge un llamado profundo: despertar tu energía femenina y reconciliarte con todo aquello de lo que alguna vez te desconectaste para ser amada y aceptada. Y lo primero que solemos abandonar es el cuerpo, esa conexión sagrada con lo que sientes y necesitas. Porque, cuando estás más pendiente de las emociones y necesidades o expectativas del otro que de lo que sucede dentro de ti, ahí ya hay desconexión. Ahí ya hay olvido.

Reconciliarte con tu energía femenina es volver a tu suavidad, a tu compasión, a tu vulnerabilidad, a tu descanso. Es quitarte la armadura y suspirar profundamente por haber soltado el peso de todas esas protecciones, exigencias y «tengo que» que sueles llevar a todas partes. Es recuperar la paciencia contigo, respetar tus tiempos, aceptar tu ritmo. Y sí, puede ser incómodo. Nos enseñaron a ir rápido, a rendir, a producir. A funcionar como si fuéramos lineales. Pero, al igual que la Luna y las estaciones, tú también cambias. Cuando fuerzas tu ritmo femenino y lo conviertes en uno masculino que no está alineado con tu naturaleza, el precio suele ser alto: cansancio, enfermedad, desánimo, autoabandono.

Despertar tu energía femenina no es solo un regreso a tu poder, es un regreso a ti. A tu intuición. A tu voz. A esa parte de ti que ya no quiere correr, sino habitarse con presencia.

La auténtica energía femenina
no se ve desde fuera.

La auténtica energía femenina se siente cuando estás segura dentro de ti, cuando tu cuerpo deja de ser una batalla y se convierte en hogar.

No sé si a ti también te pasa, pero vivimos en una época en que muchas mujeres estamos desconectadas de nosotras. Nos levantamos y lo primero que hacemos es atender al otro: «¿Cómo se ha despertado mi pareja?», «¿Cómo están mis hijos?», «¿Cómo siento el entorno?»... Rara vez nos preguntamos: «¿Cómo estoy?», «¿Cómo ha amanecido mi cuerpo hoy?», «¿Cómo siento la energía, el ánimo, el pecho, el útero, la voz...?».

Volver a ti puede comenzar con algo tan sencillo como dedicarte cinco minutos cada mañana para escucharte. Escribir cómo has dormido, qué has soñado, qué sientes. Esa pausa puede ser el inicio de una reeducación interna, un recordatorio diario de que tu mundo emocional merece tu atención. Que tu cuerpo no solo está ahí para funcionar, sino para ser sentido, respetado, habitado.

Y aquí empieza la verdadera reconciliación con tu energía femenina. No desde las populares ideas superficiales —«Sé más femenina para atraer a una pareja», «Activa tu energía femenina para tener éxito en los negocios»—, sino desde una raíz profunda, íntima. La energía femenina no tiene que ver con un rol o género. Es una forma de habitarte. De darte prioridad. De volver a sentir desde dentro. Es intuición, sensibilidad, expresión auténtica, placer, conexión y descanso. Y, sobre todo, es un estado de seguridad interna.

Gracias a los recientes estudios sobre el trauma, la neurobiología y el sistema nervioso, hoy sabemos que la energía femenina también se expresa fisiológicamente. Es más que un concepto espiritual o psicológico: es una experiencia somática. La energía femenina florece cuando tu sistema está regulado, cuando tu cuerpo se siente seguro, cuando puedes dejar de sobrevivir y empezar a habitarte.

En este capítulo vamos a recorrer la energía femenina desde tres perspectivas:

- **Psicológica**, inspirada en el psicoanálisis y el alma femenina.
- **Espiritual**, tomando referencias del taoísmo y de otras tradiciones.
- **Neurobiológica**, que conecta la energía femenina con los estados del sistema nervioso, el trauma y la regulación emocional.

Reconectar con tu energía femenina no es un lujo. Es un regreso a casa. Es liberar las tensiones acumuladas. Es recuperar la seguridad de estar contigo. Y es también el camino hacia tu versión más honesta, más viva y más tú.

No pretendo que te vuelvas una experta en el sistema nervioso ni que termines este libro y te saques un máster en Neurobiología. Se trata de que, al llegar a la última página, te lleves herramientas reales que te permitan habitarte desde el corazón, no solo desde la mente, para vivir en sintonía con tu cuerpo, prestarle atención y escucharte con ternura. Para saber detenerte en los días difíciles y, desde esa pausa, tejer nuevas redes internas que te sostengan. No desde la exigencia ni el perfeccionismo. No desde el abandono ni la obsesión con los demás. Sino con el foco en ti. En una presencia conectada y amorosa.

Desde ahí, desde ese lugar verdadero, podrás crear vínculos más seguros, guiados por una ternura profunda: la auténtica energía femenina en movimiento.

¿Qué son la energía femenina y la masculina? ¿Cómo pueden ayudarte a amar sin dejar de amarte?

Mucho de lo que has leído sobre estas energías está teñido por los clichés de las redes sociales, en que se confunde lo energético con estereotipos de género. Se dice que, para atraer a un hombre masculino, debes ser más femenina, como si ser mujer no bastara, como si ser hombre significara no sentir. Pero la verdad es más profunda: la energía femenina y la masculina no pertenecen a un género. Habitan en cada ser humano, sin importar su identidad. Son lenguajes del alma, ritmos internos que necesitamos integrar para vivir con madurez emocional, elegirnos con claridad, amarnos con compasión y relacionarnos con coherencia.

Vivimos en una era sin precedentes: el mundo nos invita —casi nos suplica— a que nos reconciliemos con el sagrado femenino, lo que no excluye al masculino, sino que lo abraza, lo contiene y lo invita a volver a casa. Lo vemos en el cuerpo, en las estadísticas, en la forma de enfermar. La epidemia silenciosa de dolencias autoinmunes que sufren tantas mujeres, los diagnósticos de depresión que afectan a miles de hombres, no son solo datos. Son gritos del alma, recordatorios de que vivir desde el desequilibrio tiene un coste.

Porque, cuando desconectamos del mundo interior y vivimos en modo piloto automático, en estado de alerta, algo se rompe dentro, algo empieza a doler. Y en ese dolor aparece una oportunidad: volver al corazón, al cuerpo, a la emoción sentida, a la presencia que abraza. Volver a escucharte con honestidad y suavidad, porque el despertar de tu energía femenina es una revolución hecha de ternura que nace al oír al corazón y soltar, por fin, la armadura. Y, desde ahí, invita al masculino a actuar no desde la exigencia, sino desde la presencia. No para hacer más, sino para sostener lo que verdaderamente importa: la integridad, la ternura, la capacidad de amar sin abandonarnos.

Pilares de la energía femenina madura y despierta

- Conexión profunda con el cuerpo y los sentidos.
- Escucha emocional sin juicio, fluidez entre los distintos estados internos.
- Alineación con el corazón: compasión, suavidad, confianza y aceptación.
- Sexualidad sagrada como espacio de reconexión y presencia.
- Presencia encarnada y apertura a la realidad, sin querer cambiarla.

Pilares de la energía masculina madura y despierta

- Conciencia y coherencia a la hora de actuar.
- Dirección clara: estructura, propósito y constancia.
- Responsabilidad emocional y compromiso con los valores.
- Presencia que valida, escucha y sostiene sin juicio.
- Amor en acción: sostener con firmeza y ternura lo que requiere el momento.

Durante la lectura de este libro no solo te encontrarás con el despertar de tu energía femenina, sino también, de forma simbólica y profunda, con el de tu energía masculina, que la acompaña en silencio. Siempre que el femenino se abre, el masculino te sostiene desde ahí, crea un espacio seguro en el que puedas ser. Aunque no se nombre en cada página, está presente en la estructura que guía estas palabras, en la coherencia que sostiene esta propuesta, en el propósito que nos une: ayudarte a regular el sistema nervioso y volver a tu esencia para crear vínculos en los que te sientas sostenida, vista y amada emocionalmente.

Solo cuando el masculino sostiene sin juicio, el femenino se atreve a explorar su profundidad, su autenticidad, su vulnerabilidad. Esta unión sagrada puedes sentirla en algo tan sencillo y poderoso como practicar la aceptación radical de lo que hay en ti. Si te das permiso para estar contigo sin prisa, sin querer corregir lo que sientes; si acompañas tu rabia, tu tristeza, tu presión o tu miedo con una mano suave y una presencia amorosa, se produce la danza. Ahí está la unión. El masculino no controla, sostiene. El femenino no huye, se abre. Juntas dentro de ti, estas energías empiezan a crear algo nuevo: seguridad, contención, verdad. Y una forma más amorosa de habitarte.

La energía femenina y la energía masculina no son solo conceptos espirituales: son biología, neurociencia y cuerpo.

A pesar de que estas energías provienen, como hemos visto, de tradiciones antiguas como el taoísmo o el hinduismo, fueron también exploradas por el psicoanálisis de Jung, que habla del *anima* y el *animus*: lo femenino y lo masculino que coexisten dentro de cada ser humano, más allá del género.

Lo femenino suele vincularse con el ser,
la emoción, el cuerpo, la intuición, la creatividad,
la suavidad y el descanso.

Lo masculino se relaciona con el hacer,
la estructura, el pensamiento lógico,
la dirección y la acción.

Ambos habitan en ti y son necesarios para vivir con coherencia entre lo que piensas, lo que sientes y lo que haces. Estas fuerzas complementarias te ayudan a alinear tus valores con tus elecciones, tu verdad con tus relaciones.

También distinguimos esta dualidad en el funcionamiento cerebral: el hemisferio derecho, más emocional, intuitivo y creativo, suele asociarse con la energía femenina; el izquierdo, más analítico, estructurado y lógico, con la masculina. Y lo más hermoso es que ambos se complementan y dialogan, al igual que estas dos energías lo hacen dentro de ti.

Gracias a los avances en la biología del trauma y el estudio del sistema nervioso, hoy podemos ir más allá del enfoque simbólico y comprender que estas energías también se viven a través del cuerpo. No son solo arquetipos, sino estados internos profundamente vinculados con cómo se regula o desregula el sistema nervioso.

Desde una mirada integrativa, sabemos que el nervio vago —el canal que conecta el cerebro con el corazón, los pulmones, el útero y la pelvis— cumple un papel central en la capacidad para sentirnos seguras, presentes y disponibles para la vida. Según el estado de tu sistema nervioso, habitarás tus vínculos, tomarás decisiones, te expresarás o te retraerás desde una energía u otra.

Cuando estás regulada, cuando te sientes en calma y conectada contigo, tienes un estado de energía femenina sana desde el que recibes, te sientes, te cuidas, gozas y descansas sin culpa. Si necesitas actuar, enfocarte, marcar límites o avanzar, activas la energía masculina sana, esa que te sostiene con dirección, claridad y decisión.

Ambas forman parte de ti. Se alternan según lo que necesitas. Y se desequilibran cuando vives un trauma, un abandono emocional, una exigencia o estrés crónico.

Y entonces aparecen las versiones heridas: el hacer sin pausa, el perfeccionismo, el control o, por el otro lado, la complacencia, la dependencia y el olvido de ti.

Pero también desde ahí, desde el cuerpo y esta comprensión profunda de ti, podrá empezar tu reconciliación. Con ambas energías. Y contigo.

Cuando el desequilibrio llega a tu vida

Como hemos visto, todas tenemos dentro una parte femenina y otra masculina, y ambas las necesitamos para vivir en coherencia con nuestra verdad, esencia y autenticidad. Solo si están equilibradas podemos relacionarnos sin autoabandonarnos ni autotraicionarnos.

Sin embargo, vivimos inmersas en una cultura que premia el exceso, la rapidez y la hiperproductividad. Un modelo patriarcal rígido y desconectado del cuerpo y el sentir. Una sociedad que nos empuja a exigirnos más, a hacer más, a demostrar más, y no nos deja descansar, sentir o ser. Cuando pasamos mucho tiempo actuando desde este modelo externo, es natural que al final caigamos en uno de los dos polos del desequilibrio: habitar una energía femenina o una energía masculina herida.

Y, como ya he dicho, el caos suele llegar antes del orden. El desequilibrio no es un error. Es una señal. Una llamada a mirar hacia dentro y empezar a convocar en tu interior esa parte que has dejado fuera. Esa que te pide volver, reconciliarse, equilibrarse.

¿Cómo se ve una energía femenina herida cuando vivimos desde la supervivencia?

- Sueles olvidarte de ti en tus relaciones, buscas amor o aceptación a cambio de desaparecer un poco.
- Te desconectas de tu intuición, de tus ciclos y de la sabiduría corporal que vive en ti.
- Tus emociones te sobrepasan con facilidad; reaccionas, no respondes, y te cuesta sostenerte cuando te arrastra una ola emocional.
- Sientes ansiedad con frecuencia, te irritas con facilidad o vives perdida, sin rumbo.
- Estás pendiente de cuidar de los demás, pero no sabes cuidar de ti.
- Vives desde el apego ansioso, buscas la validación constante para sentirte amada o segura.
- Fundes tu estado emocional con el de tu pareja: si el otro está mal, tú también.
- Te cuesta mantener una estructura en tu día a día, crear rutinas o sostener hábitos.
- Procrastinas actividades que te nutren o te ayudan a crecer a nivel personal o profesional.
- Eres creativa, tienes ideas hermosas, pero no sabes concretarlas o darles forma.
- Te cuesta marcar límites, en especial cuando se trata de cuidar de ti.
- Siempre intentas agradar; si no caes bien, piensas que no eres suficiente.
- No escuchas a tu cuerpo ni estás conectada con lo que este necesita.
- Sueles elegir parejas con rasgos controladores, narcisistas o posesivos.
- El miedo al abandono o a no ser elegida está presente, silencioso pero constante.

- Adoptas un rol sumiso, complaciente o pasivo en tus relaciones.
- Atraes a parejas con una energía masculina herida: te critican, te juzgan o no te permiten ser tú.
- Puedes caer en dinámicas de caos: sentirte desorganizada, saturada o sin rumbo.
- Tomas decisiones emocionales impulsivas que luego te generan arrepentimiento o culpa.
- Estás muy conectada con tu mundo emocional o espiritual, pero desconectada del hacer, la acción y la estructura (por ejemplo, tienes un proyecto lleno de alma, pero te cuesta ejecutarlo o sostenerlo en el tiempo).

¿Cómo se ve una energía masculina herida cuando vivimos desde la supervivencia?

- Vives en una competencia constante, como si tu valor solo dependiera de lo que logras o produces.
- Tienes una voz interna crítica, dura o perfeccionista que te impide tratarte con amabilidad.
- Te exiges al máximo, esperas lo mismo de los que te rodean y no te permites espacios para ser vulnerable.
- Te cuesta confiar en los demás, no sabes delegar y quieres tenerlo todo bajo control.
- Invalidas tus emociones, intentas resolverlo todo desde la lógica o la mente.
- Te desconectas del cuerpo y de tus necesidades emocionales o físicas.
- Te cuesta fluir con los cambios o soltar lo que ya no te sirve.
- Sientes que siempre debes demostrar tu capacidad, tu fuerza o tu inteligencia.
- Tu día se rige por «Tengo que» o «Debería» y dejas poco espacio al «Quiero» o «Necesito».

- Tomas decisiones frías o racionales y luego sientes que algo emocional se ha quedado fuera.
- Tu cuerpo está rígido, contraído, acumula tensión, y te sientes agotada físicamente.
- Vives desde la eficiencia extrema: necesitas orden, control y estructura.
- Sueles minimizar o menospreciar tus emociones y las de los demás, en especial las de tus vínculos cercanos.
- En lugar de escuchar, entras rápidamente en modo solución y dejas de lado la empatía.
- En tus relaciones, sueles adoptar un rol dominante, exigente o controlador.
- Tiendes a elegir parejas sensibles, emocionales o inseguras a las que les cuesta tomar decisiones.
- Adoptas el rol de salvadora: resuelves lo que no te corresponde por miedo a que todo se desmorone si no intervienes.
- Puedes sufrir dolores físicos, en especial musculares o articulares, por la tensión emocional que sostienes.
- Vives desconectada del placer, el disfrute, la sensualidad y los pequeños gozos cotidianos.
- Te cuesta dejar de hacer constantemente y descansar sin culpa.

En psicoterapia hablamos de la importancia de validar todas las partes internas que nos habitan. No somos una única versión de nosotras. Por ejemplo: es válido que, en el ámbito de la pareja, operes desde tu energía femenina herida, mientras que en el trabajo lo hagas desde tu energía masculina herida. O tal vez suceda al revés: puede que en lo laboral desconectes de tu cuerpo, tu intuición y tu creatividad, y que en tus relaciones adoptes una postura más rígida, controladora o exigente.

Así funcionamos los seres humanos: nos movemos por ciclos, por extremos, por momentos. El aprendizaje no está en encasillarnos bajo la etiqueta de «energía herida», sino en ser honestas y preguntarnos: «¿Qué parte de mí necesita atención?», «¿Qué intenta hacerse oír a través de este síntoma, este desequilibrio, esta incomodidad?».

Porque muchas veces eso que llamamos «desequilibrio» no es más que una necesidad no atendida. Y sí, quizá esté hablándote desde el cuerpo a través de molestias, dolencias o tensiones que llevan tiempo pidiéndote una pausa, una mirada y algo más de presencia.

A continuación quiero compartir contigo un ejercicio que suelo trabajar en mis programas grupales, una invitación lúdica y amorosa a observar, de forma proyectiva, cómo se manifiestan tu energía femenina y masculina en lo cotidiano. Tómatelo como un juego, un espacio íntimo para conectar contigo sin exigencias, sin juicio, sin expectativas. Solo así podrás abrirte a la claridad que quizá hoy necesitas y ver con comprensión que estás en el proceso de integrar ambas energías en tu danza interna.

EJERCICIO PARA DESPERTAR
La rosa

Este ejercicio proyectivo pretende ayudarte a identificar, de forma intuitiva y simbólica, en qué energía estás anclada en este momento: en la femenina o en la masculina. También te invita a ver cómo se expresa hoy tu mundo emocional para que, desde la conciencia, comiences a recuperar el equilibrio y reconectes con la mujer emocionalmente madura que vive dentro de ti.

¿Qué necesitas? El diario o el cuaderno que estés usando para anotar tus reflexiones, o bien un folio y un lápiz, un bolígrafo, colores, crayones o marcadores, lo que te resulte más cómodo.

Paso 1. Dibuja una rosa

No te preocupes por el resultado. Lo importante no es la estética, sino lo que esa flor representa para ti. No hay una forma correcta o incorrecta de dibujarla. Cuando termines, evita modificarla o corregirla.

Paso 2. Describe tu rosa

Coloca el folio como si lo pegases a tu pecho, con la imagen mirando hacia fuera. Esto te ayudará a diferenciar la derecha y la izquierda. Luego, escribe una breve descripción en primera persona y en presente, como si la flor estuviera hablando de ella. Describe lo que ves con objetividad, compárala con una flor real.

¿Cómo interpretar tu rosa?

Este ejercicio no tiene respuestas correctas, es solo una foto simbólica de tu mundo interno aquí y ahora. Estas pistas te ayudarán a reflexionar.

Ubicación de la rosa en el folio

Para identificar su posición, toma el dibujo y ponlo frente a tu pecho, con la imagen hacia fuera, como si la apoyaras en tu corazón. Así sabrás cuál es cada lado: mueve la mano derecha y coloca ese lado en el dibujo, y luego haz lo mismo con la izquierda. ¿Qué representa esa ubicación?

- **A la derecha:** refleja una inclinación hacia la energía masculina o el hemisferio cerebral izquierdo. Tenderás al control, a lo racional, estructurado o lógico.
- **A la izquierda:** sugiere mayor conexión con la energía femenina o el hemisferio cerebral derecho. Te enfocarás en lo emocional, intuitivo, creativo o sensible.
- **Centrada:** señala un estado de equilibrio interno entre lo que piensas y lo que sientes, entre lo que haces y lo que necesitas.

Elementos del dibujo

- **Raíces o tierra:** hablan de tu estabilidad. Si están, indican sensación de arraigo y conexión. Si faltan, puede haber inseguridad o desconexión con tu base y tu seguridad interna.
- **Tallo:** representa tu cuerpo y tus emociones. Un tallo recto y firme refleja fortaleza emocional. Si es débil o curvado puede hablar de cansancio, estrés o bloqueos emocionales.

- **Hojas:** muestran cómo das o recibes el afecto. Si están hacia la derecha se asocian a tu parte masculina; hacia la izquierda, a la femenina.
- **Corola/capullo:** representa tus pensamientos. Si es muy grande o enrevesado, refleja sobrepensamiento o dificultad para tomar decisiones.
- **Espinas:** simbolizan tus defensas. Si hay muchas, indican hipervigilancia o miedo a que te hagan daño; si no las hay, quizá tengas dificultades para marcar límites.
- **Sépalo (la parte que conecta el tallo y el capullo):** se asocia a la garganta y la expresión. Si no está, puede ser señal de que te cuesta expresar lo que sientes o que evitas el conflicto.
- **Elementos extra (animales, sombras...):** muestran la necesidad de agradar, de protección externa o la presión del entorno.
- **Rosa sin colorear:** quizá refleja una desconexión con la creatividad, con ese permiso interno para jugar, disfrutar y dejar salir a tu niña interior. También puede ser señal de que has hecho el dibujo con prisa, como si no merecieras regalarte unos minutos de presencia plena. La invitación aquí está clara: regálate tiempo para reconectar con el juego, el color, la calma y el placer de crear sin exigencias. A veces volver a lo simple es lo que más nos ayuda a reencontrarnos.

Cierre

Recuerda que es un ejercicio proyectivo, no un diagnóstico. Solo te ofrece una imagen simbólica de cómo está tu mundo emocional en este instante. No es para que te lo tomes a pecho, sino para que te mires con claridad y compasión. La pregunta fundamental no es «¿Qué he hecho mal?», sino «¿Qué necesito hoy para sentirme más segura dentro de mí?», «¿Qué gesto puedo tener conmigo para volver a mí y recuperar mi centro?».

Si eres una mujer adulta que lleva tiempo trabajando su interior, quizá encuentres en tu dibujo un equilibrio entre ambas energías. Y eso también es hermoso. Aun así, el camino continúa. La integración sigue. Vivir en equilibrio no es un destino fijo, es una práctica constante de amabilidad, escucha y reconexión con el cuerpo. Profundizaremos en todo esto en los próximos capítulos.

¿Cuál es la invitación cuando habitas tu energía femenina herida?

La energía femenina está muy conectada con las emociones, el placer, la creatividad, la intuición y la capacidad de habitar el cuerpo desde la escucha y la presencia. Pero implica aprender a sostenernos emocionalmente y atender nuestras necesidades. Relacionarte con tu energía femenina de forma sana requiere que hagas las paces con todas tus partes: tu cuerpo, tus ritmos, tu vulnerabilidad y, sobre todo, tu niña interior.

A veces, esa parte emocional, sensible y espontánea que habita en ti se encuentra sola o desbordada porque ha delegado la responsabilidad de sentirse segura y amada. Desde este lugar, puedes caer en relaciones de dependencia o de desconexión contigo: te cuesta nombrar lo que sientes, sostenerte, darte espacio para sentir y recuperar la dirección que te ancla.

Preguntas para despertar

- ¿Qué emociones te han acompañado en los últimos días?
- ¿Puedes nombrarlas y reconocer desde cuándo están contigo?
- ¿En qué parte del cuerpo sientes esas emociones?
- Cuando llegan, ¿cómo sueles reaccionar? ¿Las contienes o las eludes?
- ¿Cuáles son tus principales formas de escape emocional?
- En tus relaciones, ¿estás más pendiente de lo que sientes tú o de lo que siente el otro?
- ¿Sueles priorizar tus necesidades emocionales o las de tu pareja?
- ¿Escuchas las señales de tu cuerpo cuando algo te afecta a nivel emocional?
- ¿Qué cambiaría en tus relaciones si empezaras a hacerlo?
- ¿Cómo sería convertirte en una buena madre para ti misma?
- ¿Qué te hubiera gustado recibir más de tu madre durante la infancia?
- ¿Cómo puedes empezar a dártelo tú ahora?

- ¿Cómo te sentirías si fueras una buena amante para ti?
- ¿Qué te gustaría permitirte disfrutar sin culpa?
- ¿En qué consistiría ser una buena amiga para ti?
- ¿Qué palabras de validación, consuelo o ternura te ofrecerías a diario?

¿Cuál es la invitación cuando habitas tu energía masculina herida?

La energía masculina sana nos sostiene, nos estructura, nos protege y nos permite hacer lo que sentimos de forma coherente. No se trata de exigencia ni de hiperproductividad, sino de una acción alineada con el corazón y los valores. Sin embargo, cuando esta energía se polariza desde el trauma, puede convertirse en una fuerza que nos desconecta de nuestro sentir, nos exige cada vez más y no nos permite descansar.

Parte de sanar tu energía masculina pasa por reconciliarte con tu humanidad: no tienes que hacerlo todo sola ni demostrar tu valor a través del agotamiento. El descanso también es productivo. Y mereces sentirte segura no por lo que logras, sino por quien eres.

Para ayudarte a recuperar una energía masculina sana que pueda contener con firmeza tu energía femenina, te invito a responder a estas preguntas:

- ¿Cómo te hablas cuando no logras lo que esperas de ti?
- ¿Qué cambiaría si empezaras a hablarte con compasión?
- ¿Respetas tu necesidad de descanso y gozo al mismo nivel que tus tareas pendientes?
- ¿Dedicas al menos un par de horas a la semana a tu creatividad, tu placer o tu alegría?
- ¿Qué actividad te gustaría probar para reconectar con tu disfrute?

- ¿Qué no estás dispuesta a seguir tolerando en tus relaciones de pareja?
- ¿Qué no estás dispuesta a tolerar de ti en esas relaciones?
- ¿Cuáles son tus cinco valores esenciales? ¿Vives alineada con ellos?
- ¿Honras tus necesidades emocionales y corporales en tu relación de pareja?
- ¿Qué cambiaría si empezaras a hacerlo?
- ¿Qué pasaría si marcases límites desde el amor y los respetaras tú primero?
- ¿Qué te ayuda a sentirte viva, segura y con fuerza? ¿Lo haces con frecuencia?
- ¿Expresas tus desacuerdos con claridad? ¿Respetas tu verdad aunque el otro no esté de acuerdo?
- ¿Eres disciplinada con lo que sabes que te hace bien? ¿Qué te ayudaría a serlo más?
- ¿Qué frases necesita escuchar tu niña interior de parte de tu mujer adulta cada vez que se siente pequeña o que no es suficiente?

Este ejercicio no es una prueba para ver cómo lo estás haciendo. Es un instante de ternura contigo misma para mirarte de forma honesta, curiosa y, sobre todo, amable. Unas preguntas te resonarán más que otras. Está bien. Tómate tu tiempo para responder a las que te hablen hoy. Puedes volver a las demás en otro momento.

Este camino no busca la perfección, sino la presencia. Solo desde ahí, desde una mirada amorosa hacia ti, podrás empezar a despertar a esa mujer madura, consciente y segura que vive dentro de ti.

Mi reconciliación interior

Hace poco me tomé unas vacaciones con mi pareja, dos semanas y media desconectados de la rutina. Hacía mucho que no nos regalábamos un descanso así. Sin embargo, en medio de ese relax, me descubrí intentando controlarlo todo. Era apenas el segundo día y, entre el *jet lag* y la adaptación, me sentía agotada. Entonces él me preguntó: «¿Te visualizaste en este viaje estresada por todo o relajada y disfrutando?». Aquello me pilló por sorpresa. Aunque muy sutil, ahí estaba yo, una vez más, tirando de los hilos para controlar.

Al tercer día, tras cumplir con la parte logística del viaje, decidí soltar. Le di las reservas y los itinerarios, y me permití confiar, dejarme guiar. Al hacerlo, pude volverme hacia mí, recuperar esa energía que había estado invirtiendo en el control y transformarla en presencia, en escucha, en suavidad. Ese viaje no solo era en pareja, era también conmigo.

El reto de salir del estado de supervivencia y soltar el control te pide algo profundo: dejar de ser esa versión de ti que aprendió a vivir desde la herida. Y es válido estar a la defensiva cuando no creciste con modelos seguros, cuando nunca viste una relación tejida desde la confianza y el cuidado. Es difícil abrirse a la suavidad cuando la piel ha aprendido a escamarse para sobrevivir.

Pero, como dice esa frase que tantas veces hemos leído, «Tu nueva vida te costará la vieja». Si de verdad deseas que la feminidad y la suavidad florezcan, tendrás que abrir paso a lo nuevo, y eso implica reprogramar tus creencias, revisar tu historia con amabilidad, cambiar la forma en que miras al amor.

Lo repito con el alma: donde reina la supervivencia, no puede reinar la suavidad. No puedes estar en ambos sitios al mismo tiempo.

Puedes seguir siendo la mujer que lo hace todo sola, que controla sin querer, que carga con todo mientras se siente profundamente insegura..., o puedes mirarte de frente, recuperar la energía que has invertido en protegerte y traerla de vuelta para escribir otra historia. Una en la que no solo sobrevivas, sino en la que habites tu vida con apertura, con calma, con deseo de recibir amor y confiar.

Y aquí aparece una de las grandes claves de esa danza interna entre lo femenino y lo masculino: soltar el control. Estamos tan habituadas a operar desde el masculino resolutivo y exigente que se nos olvida bajar la guardia y rendirnos a la ternura y la entrega.

Cuando el femenino no puede confiar es porque en algún punto no se ha sentido sostenido, empezando quizá por mamá, por papá o por esas amistades y parejas que nos hicieron dudar de nuestra seguridad. Y si, como a mí, la vida te ha pedido empezar de cero —un país nuevo, una nueva etapa—, puede que soltar el control sea innegociable.

Pero ahí es donde es más necesaria la compasión para mirar con amor esos antiguos mecanismos que una vez te cuidaron y hoy te impiden avanzar. Solo así, con honestidad y ternura, podrás transformar esa vieja versión de ti y bailar contigo una nueva coreografía, hecha de confianza, amor y apertura. Así que te invito a preguntarte:

¿Cómo sería hoy tu relación contigo
si soltaras el control?

Recuerda: cuando la supervivencia está al mando, la feminidad y la suavidad no pueden florecer. Ser una mujer femenina no es sinónimo de fragilidad, es elegir confiar, es tener el valor de entregarte sin perderte, es reconocer que dentro de ti hay una sabiduría que no necesita tensarse para ser fuerte. Ser suave es una decisión consciente que nace de tu seguridad interna, esa que has cultivado con herramientas reales, trabajo profundo y presencia.

Una mujer suave no es la que se somete, es la que ha aprendido a liderar su mundo interno con amor y ha dejado de aferrarse al timón por miedo. Es la que sabe cuándo entregarlo a su pareja para que él también ocupe su lugar, para que el equilibrio sea posible, para que la relación se convierta en un espacio en el que ambas energías respiren.

El problema no está en tu capacidad de sostener, sino en cuánto olvidas sostenerte. Porque, donde pones tu atención, pones tu energía. Si tu atención está siempre fuera —vigilando, resolviendo, defendiéndote—, es imposible que esa energía te habite, te escuche, te nutra. Así, mientras intentas tener el control, en realidad te desconectas de lo más importante: de ti, de tu cuerpo, de tu sabiduría emocional.

Por más que logres organizar el mundo externo, si dentro hay ruido, presión, inseguridad o resentimiento, nada se aquieta. Lo femenino no puede despertar en un cuerpo en guerra ni en una mente que vive con miedo a que algo se desmorone si no lo sostiene.

Por eso hoy te recuerdo que tú eres el cambio que tus relaciones necesitan. No porque tengas que modificarlo todo de inmediato, sino porque, al mirarte con honestidad y ternura, empiezas a integrar lo que parecía separado: tu masculino y tu femenino, tu capacidad de actuar con dirección y tu habilidad para rendirte con confianza.

Tu espacio seguro empieza contigo cuando eliges presenciarte sin juicio, sostenerte sin exigencia, respirar sin miedo y quitarte, aunque sea por un momento, esa armadura con la que cargas desde hace tanto tiempo.

Bajo todas esas capas hay una mujer viva y vibrante lista para proyectar coherencia en sus relaciones, para amar sin desaparecer, para ser suave sin dejar de ser fuerte, para seguir presente incluso cuando está frente a alguien que también está recorriendo su propio viaje entre su masculino y su femenino sano.

Porque este es el verdadero acto de amor: volver a ti, una y otra vez.

La unión interior en tus relaciones

Cuando una mujer consigue integrar su energía femenina y masculina madura, despierta la coherencia entre mente, cuerpo y espíritu. Es entonces cuando la diosa que habita en ella deja de estar dormida. Ya no necesita complacer, sacrificarse, callar su voz o dar sin recibir. Desde ese despertar, puede sostener con compasión todas sus partes, incluso las más caóticas, inseguras o rabiosas.

La mujer emocionalmente madura vive desde la unión interior. Ha comprendido que su energía femenina no puede florecer si permanece en estado de supervivencia y que, para habitar su suavidad, su relajación y su compasión, también debe integrar una energía masculina sana, esa que marca límites firmes a su juez interior, traza fronteras claras y la acompaña en su escucha constante y en el sostén de lo incómodo.

> En el tao, esta integración se llama «matrimonio interior»: la unión sagrada de polaridades dentro de ti. Esta unión no exige perfección, sino presencia.

Reconoce que ambas energías habitan en ti, con sus luces y sombras. Habitar este equilibrio implica que te des cuenta de que las circunstancias de la vida pueden activar tu energía herida, ya sea femenina o masculina. Pero también de que, con las herramientas que estás adquiriendo, puedes despertar tu conciencia y elegir de nuevo.

No se trata de evitar los desafíos ni de aislarte para que no te hagan daño. El trabajo interior consiste en cultivar la presencia compasiva y amable contigo misma, para que puedas enfrentarte a los desafíos desde la madurez, sin abandonarte ni traicionarte. Porque el mundo no necesita mujeres perfectas, sino mujeres presentes.

Vivimos en una cultura que ha reforzado un masculino herido: la exigencia constante de hacer, demostrar y producir. Por eso el mayor acto de revolución interna es que te permitas ser. Y, dentro de ese ser, que des lugar a una energía femenina viva, segura, arraigada.

Ese masculino herido suele hablar con una voz crítica dentro de tu cabeza. Una que te dice que no puedes parar, que debes seguir demostrando tu valor, que relajarte es perder el tiempo. Parafraseando a Margaret Atwood, eres una mujer con un hombre dentro que observa a una mujer. Y ese observador interno, cuando está herido, puede convertirse en tu mayor juez.

En mi trabajo como terapeuta, suelo hablar de esta integración como el momento en que te conviertes en una buena madre y un buen padre para ti. Una madre que acoge, sostiene y valida. Un padre que protege, estructura y dirige. De ahí nace la mujer libre: la que no se encasilla, la que se entrega al juego, al placer y al gozo. La que no tiene que probar nada porque sabe que es valiosa.

Despertar tu energía femenina no es un destino, es una práctica. Es responder desde tu cuerpo, desde tu intuición, desde lo que te honra. Porque el amor, en tu sistema nervioso, solo se siente como seguridad.

Cada una de estas energías nos va modelando:

- **Energía femenina:** activa el sistema nervioso parasimpático o estado vagal ventral. Te lleva a la calma, la reparación y la presencia.
- **Energía masculina:** activa el sistema nervioso simpático. Te impulsa a la acción, al límite y a la concreción.
- **Energía femenina:** intuición, corazón y ser.
- **Energía masculina:** conciencia, pensamiento y hacer.
- **Energía femenina:** lo subconsciente, creencias, deseos y miedos.
- **Energía masculina:** lo consciente, decisiones, límites y acción.
- **Energía femenina:** recibe, acoge, se expande, siente y necesita.
- **Energía masculina:** da, estructura, materializa, valida y atiende.

- **Energía femenina:** lo caótico, la emoción cruda, lo instintivo y lo reactivo.
- **Energía masculina:** orden interno, emoción procesada y respuesta consciente.

Ambas te habitan. Ambas te dan forma. Desde su unión podrás sostenerte y sostener el mundo y los vínculos que eliges construir.

Preguntas para despertar

- ¿Qué parte de ti suele callarse o sentirse juzgada en pareja: la emocional o la lógica? ¿Qué cambiaría si ambas fueran válidas y pudieran expresarse sin miedo?
- ¿Cuándo fue la última vez que marcaste un límite en pareja desde el amor propio, no desde el miedo al conflicto o al rechazo?
- ¿Cada cuánto tiempo usas el control para protegerte? ¿Puedes recibir amor si siempre intentas controlarlo todo?
- ¿Qué te está diciendo el cuerpo cuando te vinculas desde la ansiedad, el silencio o la complacencia? ¿Qué cambiarías si empezaras a escucharlo más?
- ¿Qué sensaciones físicas aparecen cuando no te sientes vista, elegida o cuidada en pareja? ¿Qué te están pidiendo en realidad?
- En tus relaciones, ¿sueles tomar el rol de salvadora, complaciente o hipervigilante? ¿Qué te lleva a mantenerte en ese lugar?
- ¿Qué pasaría si te permitieras habitar una relación desde la seguridad, no desde el sacrificio?
- ¿Cuál de tus dos energías (femenina o masculina) tiende a tomar el control en tus vínculos? ¿Qué pasaría si pudieran coexistir de forma equilibrada?

Cuando estas dos fuerzas —ser y hacer— se alinean y se ponen al servicio del llamado de tu corazón, algo dentro de ti comienza a danzar. Se abre espacio para gestar y dar vida a una versión más plena, madura y libre de ti. Aparece una mujer que ya no necesita validarse a través del esfuerzo ni definirse por el pasado, sino que se honra en el presente y confía en su cuerpo, en su poder y en su capacidad de sostenerse en medio del cambio, el caos y la incertidumbre. Porque la unión de tu energía femenina y masculina no se da fuera, sino que se produce en el único lugar donde puedes habitarte: tu cuerpo. Y allí, descendiendo con presencia, puedes empezar a escucharte de verdad, traer orden y coherencia interna, y despertar esa fuerza amorosa, intuitiva y sabia que vive en ti.

Desde ese centro, podrás darte prioridad sin dejar de estar para los demás, sin dejar de ser una buena madre, pareja y amante para ti. Porque tu cuerpo es más que un vehículo: es el camino de regreso a ti.

La unión interior en ti

Para ayudarte a visualizar, sentir y reconocer con claridad cómo se manifiestan en ti la energía femenina y la masculina —tanto en su forma madura como en su expresión herida o inmadura—, a continuación voy a compartir un cuadro simbólico, pero no como etiqueta ni verdad rígida, sino como un espejo amable que te invita a observarte con curiosidad.

Recuerda que estas energías no son estados fijos; son movimientos internos que fluyen, se expanden y se repliegan, como las olas del mar. No se trata de que te juzgues si hoy estás en una versión más herida o reactiva, sino de aprender a verte con honestidad para moverte desde ahí hacia un equilibrio más amoroso contigo.

Porque lo que te da paz no es estar siempre bien, sino saber regresar a ti cuando te pierdes. Solo cuando la energía femenina se toma de la mano con la masculina, cuando la vulnerabilidad es sostenida por la conciencia y la compasión se encuentra con la dirección, puedes sentir la tan anhelada unión interior, esa raíz que te sujeta y ese cielo que te expande.

Te invito a mirar esta tabla como un mapa, no como una norma. Y, sobre todo, como una oportunidad para reconocerte con ternura en todos tus matices.

Despertar del masculino y el femenino
Del femenino herido e inmaduro
Evoluciona
Al femenino sagrado y maduro
Reprime la verdad.
Se siente indigna.
Se siente culpable y avergonzada.
No tiene límites, siempre complace.
Es codependiente.
Se disculpa constantemente.
Explica de más.
Está en su cabeza o en sus emociones, no en su cuerpo.
Desconecta de su sexualidad y su sensualidad.
Se autoabandona.
Se traiciona a sí misma.
Se victimiza y es reactiva emocionalmente.
Es expresiva.
Es intuitiva.
Está conectada con el amor.
Es compasiva.
Es creadora.
Fluye con libertad.
Brilla.
Conecta con su sexualidad y su sensualidad.
Habita su cuerpo.
Tiene autoridad emocional.
Se prioriza con respeto.
Asume su responsabilidad y responde de forma madura a sus emociones.
El femenino y el masculino forman parte de un todo. Mente, cuerpo y corazón en acción.
Del masculino herido e inmaduro
Evoluciona
Al masculino sagrado y maduro
Es impositiva.
Es dominante.
Es manipuladora.
Piensa en exceso.
Hace en exceso.
Es controladora.
Es exigente y perfeccionista en exceso.
Siente ansiedad e inquietud.
Vive perdida, sin dirección, o es muy rígida con sus objetivos.
Se marca límites rígidos.
Tiene desconexión emocional.
Está disociada del cuerpo.
Está presente.
Es estructurada.
Sostiene su espacio.
Tiene criterio.
Es decidida.
Tiene un propósito claro.
Es amable consigo y con los demás.
Es eficiente.
Conecta con sus emociones.
Tiene objetivos claros y al mismo tiempo fluye con la vida.
Marca límites asertivos y amorosos.
Muestra equilibrio y coherencia en mente, cuerpo y corazón.

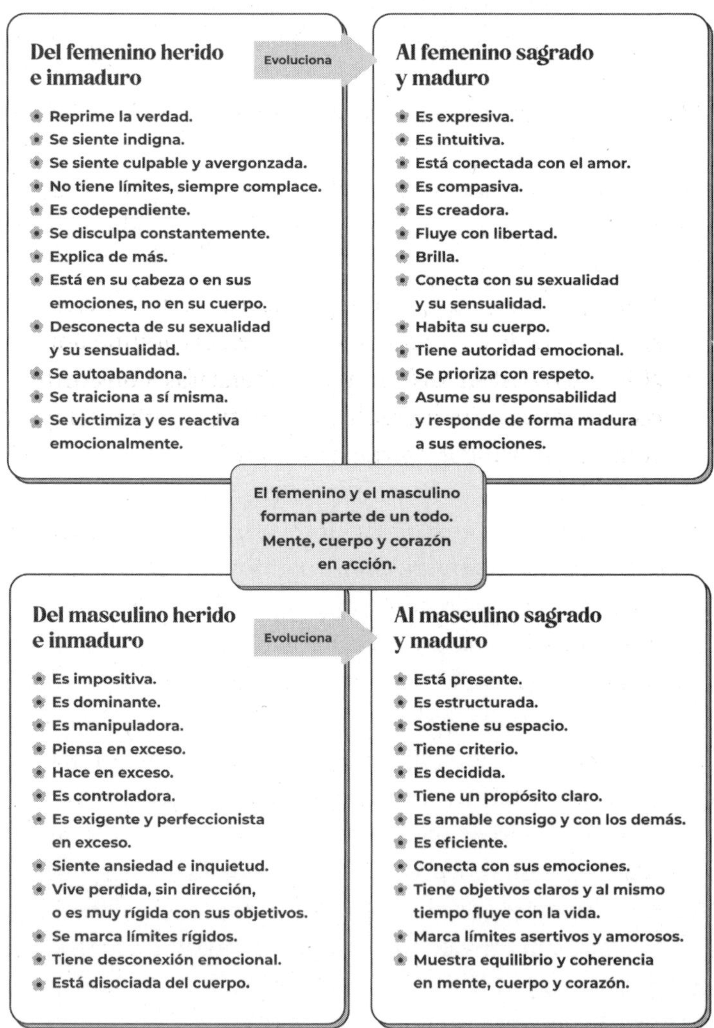

Ahora te invito a mirar la tabla con honestidad y ternura, no como el listado de todo lo que debes cambiar, sino como un espejo que te ayudará a ubicarte, a sentir desde dónde te relacionas contigo y con los demás.

Pregúntate con cariño:

- ¿En qué lugar sueles estar?
- ¿Qué energía domina tus días?
- ¿Qué estados se repiten en tu cuerpo?
- ¿Qué sensaciones te habitan cuando estás desconectada, rígida, autoexigente o en lucha?
- ¿Qué pasa dentro de ti cuando habitas una energía herida?
- ¿Qué cambiaría si, en vez de exigirte que tienes que salir de ahí, te limitases a abrazarte?
- ¿Qué pasaría si empezaras a integrar la revolución de la suavidad de la que hemos hablado en el capítulo anterior?
- ¿Qué se transformaría en ti si comenzaras a ofrecerte más compasión, más vulnerabilidad, permiso para sentir y estar como estás, sin corregirte al instante?

Esta tabla no es una fórmula, es un mapa para regresar a ti. Te recuerda que no estás atrapada en un estado, que tu naturaleza es mutable, que eres como la vida: movimiento puro, cambio constante, mujer hecha proceso.

Lo esencial no es la pareja que tienes, sino desde dónde te vinculas con ella. No son los retos a los que te enfrentas, sino cómo te habitas en medio de ellos. ¿Estás reaccionando desde la supervivencia o desde tu seguridad interior? ¿Desde la exigencia o desde la compasión?

Tú eliges desde dónde te miras, desde dónde te sostienes. Y esa elección, aunque pequeña, te acerca un paso más al despertar de la energía femenina de la mujer emocionalmente madura que habita en ti.

Querida mujer, has llegado al final de este capítulo que es, en sí mismo, un profundo acto de amor propio. Una pausa para volver a ti. Un recordatorio de que mereces escucharte, validarte y habitarte con presencia. Este viaje hacia la unión de tus energías femenina y masculina no es una meta, es una práctica viva. Ojalá cada una de las herramientas que has encontrado no se quede solo en estas páginas; deseo que se convierta en gesto, en mirada, en decisión diaria.

Cada vez que te eliges, cada vez que marcas un límite desde el amor, cada vez que descansas sin culpa o te regalas ternura, estás construyendo una relación más segura contigo. Estás volviendo a casa.

En el próximo capítulo bajaremos al cuerpo. Exploraremos, desde la neurociencia y una mirada integrativa del trauma, cómo tu organismo habla en tus relaciones. Porque solo cuando aprendes a escucharlo puedes dejar de abandonarte.

Volver al amor siempre empieza ahí:
regresando a ti.

4

Vuelve a tu cuerpo, vuelve al amor

La mejor esclava
no necesita que la golpeen,
pues se golpea a sí misma.
No con un látigo de cuero,
ni con palos o con ramas,
ni con porras o garrotes,
sino con el látigo fino
de su propia lengua
y los sutiles golpes de su mente.
Pues ¿quién puede odiar
tan bien a su mitad
como ella se odia a sí misma?
Años de entrenamiento
se requieren para ello…

Erica Jong

¿Te ha pasado alguna vez que estás tan desconectada del cuerpo que ni siquiera sabes qué sientes o qué necesitas? Aunque te esfuerces hasta el límite físico y emocional, ¿sientes que nunca es suficiente? ¿Piensas que solo puedes descansar o relajarte cuando ya has pagado una altísima cuota de sacrificio o productividad? ¿En alguna ocasión has dicho un claro sí mientras tu cuerpo gritaba un rotundo no? ¿Te cuesta conectar con el descanso, la relajación y el placer?

Quizá, al mirar a tu alrededor, veas a muchísimas mujeres apuradas que corren en una carrera contra el tiempo, sobrecargadas de responsabilidades, agotadas porque intentan llegar a todo. Tal vez lo notes al hablar con amigas, colegas o compañeras de piso: estamos rodeadas de culpa, estrés, agotamiento y sobreexigencia. Intentamos hacerlo todo bien y nos dejamos el alma en el intento. Queremos ser la pareja perfecta, la madre que no falla, la hija que no se equivoca, la trabajadora o emprendedora que lo puede todo, incluso ser perfecta con una misma. Pero por el camino dejamos atrás nuestra humanidad. Terminamos el día con una sensación de vacío, creyendo que no somos suficiente, que no nos reconocen, que no pertenecemos. Y ese peso termina por quemarnos y hacernos enfermar.

Por eso, hoy más que nunca, despertar la energía femenina, cultivar un sistema nervioso regulado y, sobre todo, permitirnos descansar, reconectar, habitar las emociones y tratarnos con compasión no es una opción, es una necesidad. Es imposible vivir conectada con lo femenino —una vida suave, vulnerable, auténtica y presente— si seguimos en guerra con nosotras. No puedes construir una relación sana con una pareja si no has aprendido a habitar tu cuerpo, a hacerte espacio, a bajar el ritmo.

Para iniciar el camino de regreso al cuerpo y al amor que siempre has sido y mereces, te invito a pensar en todas las mujeres que te rodearon mientras crecías. En especial, en las de tu familia: ¿tu madre, tu abuela, tus tías, tus hermanas o las mujeres de tu entorno vivían relajadas? ¿Descansaban? ¿Se daban permiso para seguir su intuición? ¿Tenían espacios semanales para ellas? ¿Vivían desde la ansiedad y la inseguridad o desde la autenticidad, sin preocuparse por el qué dirán? ¿Marcaban límites para sentirse seguras? ¿O se pasaban la vida intentando complacer a todo el mundo?

Preguntas para despertar

- ¿Qué aprendiste sobre el descanso, el autocuidado y el merecimiento al observar a esas mujeres?
- ¿Te das permiso hoy para vivir una vida distinta a la de ellas?
- ¿Qué te está pidiendo tu cuerpo que no te has detenido a escuchar?
- ¿Qué cambiaría en tu vida si dejaras de exigirte tanto y empezaras a tratarte con compasión?

Si piensas en las mujeres que te rodeaban, quizá las veas trabajadoras, cuidadoras, exitosas y profundamente comprometidas con todo lo que hacían. Pero también es muy probable que sufrieran ansiedad, se sintieran inseguras y estuviesen agotadas. Tal vez creciste sin el modelo de una mujer con la energía femenina despierta: una que viviera relajada, alineada con su verdad y honrando con firmeza los ritmos únicos de su cuerpo.

En un entorno marcado por mensajes patriarcales, aprendimos que hay que dar más, hacer más y probar más para sentirnos valiosas y merecedoras. Incluso puede que te hayan enseñado a rechazar o juzgar a la mujer que se escucha, que no responde a las expectativas ajenas, que se respeta y prioriza sin culpa. Nos enseñaron a odiar el descanso, como si fuera un lujo que debe ganarse. Nos confundieron: nos hicieron creer que el agotamiento era compromiso; la flojera, falta de valor. Nos desconectaron de nuestras necesidades más auténticas: el juego, el gozo, la creación y el placer.

Y, si estaban tan desconectadas de sí mismas, ¿cómo podían estar verdaderamente conectadas con su pareja? Quizá no lo estuvieran. Desde ahí, muchas aprendimos a vincularnos desde el miedo, la carencia o la inseguridad, porque ellas tampoco supieron relacionarse con ellas mismas desde el amor, el respeto y la calma.

Estas mujeres hicieron lo que pudieron con lo que sabían. Intentaron adaptarse a un ritmo masculino, cambiaron la intuición por la lógica, llevaron su cuerpo al límite, inundadas de cortisol, y sostuvieron un estado de supervivencia solo para sentirse válidas, aceptadas o queridas.

Cuando aprendemos desde pequeñas a juzgar, rechazar, criticar o intentar cambiar el cuerpo en vez de habitarlo como templo, desconectamos de nuestro primer hogar. Y, con eso, de nuestra intuición, de nuestra guía, de nuestro merecimiento.

Por eso llevamos muchos años hablando de la autoestima... Sin embargo, a muchas mujeres les cuesta integrar este concepto porque intentan hacerlo desde la mente. Y es imposible sentirte merecedora desde ahí. Hasta que no te reconcilies con el cuerpo, ese templo que habitas cada día, no podrás habitar plenamente tu poder. Porque allí viven el merecimiento y la autoestima.

El merecimiento no se piensa, se siente

Durante años estuve desconectada de mi intuición, mi saber interno, mis ciclos y mi cuerpo. Pasaba muchas horas trabajando, forzaba mi energía, alteraba mis hormonas, me alimentaba de forma emocional y, sobre todo, ignoraba no solo las señales, sino también los gritos del cuerpo: me pedía que frenara, que bajara el ritmo, que me escuchara.

Recuerdo épocas en las que le preguntaba a todo el mundo qué debía hacer. Qué decidir. Cómo avanzar. Pero solo tenía que preguntármelo a mí. Y escuchar a mi cuerpo: «¿Qué es seguro para mí aquí y ahora?». Al no establecer esa conexión, decidía desde el miedo. Desde la supervivencia. Y acababa eligiendo relaciones —de pareja, de amistad, laborales...— en las que tenía que esforzarme para ser vista, reconocida o aceptada.

Porque, cuando te divorcias del cuerpo, cuando desde pequeña aprendes a rechazar el instrumento más poderoso que tenemos como mujeres —un cuerpo capaz de crear y sostener vida humana o creativa—, es imposible tomar decisiones desde el merecimiento. No puedes sentirte segura mientras te habites como si el cuerpo fuera tu enemigo. Reconectar con él es consagrarlo, devolverle su lugar sagrado. Cada rincón de ti es digno de devoción. Y ahí recuerdas que nunca has sido el sacrificio. Siempre has sido el bendito altar.

Preguntas para despertar

- ¿Qué aprendiste de las mujeres que te rodearon sobre el descanso, el placer y el autocuidado?
- ¿En qué momentos te descubres rechazando tus necesidades?
- ¿Qué parte de ti has juzgado porque no es suficiente?
- ¿Cómo sería empezar a validar tus ritmos, tus emociones y tu cuerpo tal como son?
- ¿Qué cambiaría en tus relaciones si comenzaras a honrarte primero a ti, sin culpa?

El camino hacia la reconciliación con tu femenino interior

El reto de la mujer hoy en día es inmenso: nos han hecho creer que debemos tenerlo todo, hacerlo todo y, además, rápido. Sometemos el cuerpo a ritmos inhumanos, muchas veces ignoramos nuestros ciclos y nos forzamos a cumplir las expectativas irreales que nos impone la sociedad patriarcal. Vivimos alejadas de la compasión y la amabilidad hacia nosotras, y así contribuimos a esa disociación y ese divorcio del sentir corporal, emocional y espiritual.

Cuando nos quedamos atrapadas en ese estado de supervivencia, todo se ve afectado, no solo la relación con nosotras mismas, sino también la manera que tenemos de vincularnos con nuestra pareja, la capacidad de crear y la relación con el placer, el descanso, el cuerpo.

En ese ritmo acelerado, muchas veces dejamos de estar presentes, incluso en los actos más sencillos. Nos desconectamos sin notarlo, y lo primero que se apaga es la escucha interna, esa que sostiene la intuición, el deseo, la ternura.

Cuando me di cuenta de esto, descubrí algo que cambió mi forma de estar conmigo: la importancia de crear rituales propios, espacios íntimos a través de los cuales volver a mí sin prisas ni exigencia. Lo aprendí gracias a mi querida Gemma Fillol. En su libro *No es casual, es el poder de un ritual*, recuerda que no se trata tanto de lo que hacemos para nosotras, sino de cómo lo hacemos, con qué presencia, con qué intención, con qué amor.

En nuestro día a día, muchas veces nos dejamos para después, nos desconectamos sin darnos cuenta, porque el foco suele estar fuera, en lo urgente, en los otros, y de este modo, poco a poco, nos alejamos del cuerpo, del sentir, del alma.

Se nos olvida que esos pequeños rituales pueden ser faros, momentos de regreso, llaves sutiles que abren la puerta hacia nosotras mismas.

Recuerda: no es solo el café que te preparas por la mañana, es cómo lo preparas y cómo te lo tomas. No es solo la pausa sagrada que practicas, es cómo la habitas, cómo la sientes, cómo te entregas a ella. El cómo es esencial en lo femenino, porque, mientras el hacer pertenece al masculino —y también es necesario—, el femenino te pregunta: «¿Qué sientes mientras lo haces?».

En esta vida moderna hemos intercambiado tanto los roles que muchas veces nos instalamos en una versión muy masculina de nosotras, alejadas del cuerpo, pero sobre todo del corazón.

> El llamado a ritualizar tu vida, a volver el foco hacia ti, no es un lujo ni una moda, es un acto de compasión. Es una reeducación amorosa.

A veces esos rituales llegan como una pausa intencionada y en ocasiones hay que forzarlos un poco al principio, con la simple disciplina de decir: «Este es mi momento, para mí». Y es muy poderoso, porque, al hacerlo, empiezas a romper caminos neuronales antiguos y a crear nuevas rutas de presencia y amor propio.

Porque no se trata del lujo de tener cosas, sino del verdadero de vivir tu vida como si fuera tuya —porque lo es—, con presencia, con dulzura, sosteniendo lo que hay, sin escapar de ti.

Y, cuando habitas tu vida con el cuerpo y el corazón, no solo con la mente, ahí estás, de verdad, para ti.

En esa presencia nace la ternura, se abre el espacio para lo que eres y para recibir el amor de los demás. Así que te invito a preguntarte:

> ¿Qué momento de tu día podrías empezar a ritualizar para volver a ti? ¿Y si no se trata de sentirlo todo, sino de quedarte con lo que el cuerpo te susurra en ese instante?

Por eso el primer paso es recuperar la inteligencia corporal.

Volver a tu cuerpo.

Reconectar con tu sentir.

Cultivar la sensibilización somática: prestar atención a cómo te prestas atención.

Porque solo desde esa presencia amorosa podrás abrir de nuevo el oído interno y empezar a escuchar los susurros de tu intuición, los mensajes de tu cuerpo y la voz de la diosa que habita en ti.

Suelta el puto látigo

El año 2024 alcancé grandes logros profesionales, pero tuvo para mí un alto coste físico. Durante el primer trimestre, el cuerpo empezó a darme señales de agotamiento, inflamación, síntomas autoinmunes y, sobre todo, sensación de vacío, de que no llegaba a nada, de que, por más que hiciera, nunca era suficiente.

Por si fuera poco, decidí inscribirme en una formación de *embodiment* e inteligencia somática. Al principio lo hice a nivel profesional, por curiosidad. No imaginaba que sería el inicio de un viaje de sanación y reconexión profunda conmigo.

Fue inevitable mirar hacia atrás y ver cómo, durante los últimos cinco años, mi vida se había regido por una urgencia constante: cumplir metas, no quedarme atrás, sentirme productiva a cada minuto, creer que tenía que demostrar algo todo el tiempo. Aunque lograba resultados y alcanzaba mis metas, seguía sintiendo que podía haberlo hecho mejor, que debía haberme exigido más. El látigo interno no descansaba.

Durante esa formación, entendí algo clave: nos quemamos, nos agobiamos y nos vaciamos cuando dejamos de tener recursos internos para volver al cuerpo, a nosotras. Entonces, por primera vez en cinco años, tomé la incómoda pero amorosa decisión de cerrar la agenda y no recibir más pacientes hasta nuevo aviso. Entendí que descansar también es un recurso.

Ese mismo año publiqué mi primer libro. ¡Había tanto que celebrar! Pero no me permitía disfrutar de ello. Entonces me di cuenta de que el silencio también es un recurso. La pausa, la quietud, la soledad buscada.

Pero sobre todo comprendí que el recurso más profundo es el cuerpo. Habitarlo, sentirlo, volver a él. En uno de los retiros de la formación, tras días de prácticas somáticas, meditación y conciencia corporal, me di cuenta de lo tensa que estaba. Vivía en alerta. La vulva, el abdomen, la garganta, la mandíbula..., todas esas partes que llevaba tanto tiempo ignorando estaban completamente contraídas. Y lo entendí: no me sentía segura en mí.

Ahí comenzó algo. Un proceso de reclamación. De no exigirme ser perfecta. De soltar el látigo. De dejar de castigarme por no llegar a donde imaginaba, por no hacerlo todo bien, por no rendir más.

Y me di cuenta de que yo, a través de cómo me trataba, estaba sosteniendo el estado de supervivencia en el cuerpo. No eran solo las exigencias externas. Era yo, que me exigía sin compasión.

A través de las prácticas que has visto hasta ahora —y las que seguirás explorando en este capítulo y en los siguientes—, he podido volver a mi cuerpo y darme cuenta de algo esencial: el amor propio, la autoestima o como prefieras llamarlo no es un estado mental, es corporal. El problema no es que no tengas la mentalidad necesaria para amarte o elegirte. El verdadero obstáculo es que no cuentas con herramientas para habitar tu cuerpo y tomar decisiones que te lleven a honrarte. Porque solo podemos honrarnos cuando soltamos el látigo, dejamos de castigarnos y empezamos a escucharnos con amabilidad.

Preguntas para despertar

- ¿Cuál es tu forma favorita de exigirte? ¿Dónde aparece ese látigo interno en tu día a día?
- ¿Qué partes de tu cuerpo viven en tensión casi constante?
- ¿Qué pasaría si dejaras de intentar hacerlo todo perfecto?
- ¿Qué te está pidiendo el cuerpo desde hace tiempo que aún no te has permitido darle?

Así, dejé de preguntarme «¿He sido suficientemente productiva como para ganarme este descanso?» y lo cambié por «¿He descansado lo suficiente para hacer mi trabajo desde la presencia y la excelencia?».

Esto lo transformó todo: me ayudó a pasar de la exigencia a la excelencia. Porque la primera nos empuja a hacer desde el cansancio, el perfeccionismo y la desconexión. En cambio, la excelencia nace cuando estás presente, entera, y dejas de postergar tus necesidades físicas o emocionales. Es un camino de compasión hacia ti. Recuerda que no solo se trata de lo que haces, sino de desde dónde lo haces. Si trabajas, amas o actúas desde el autoabandono y la necesidad de demostrar tu valor, siempre tendrás sensación de vacío. Pero si lo haces desde tu autenticidad y escucha interna te sentirás satisfecha, en calma y coherencia contigo.

Quiero recordarte algo: la mujer sobreexigente, perfeccionista, que vive arreglándose y reinventándose porque nunca se siente suficiente, muchas veces elige parejas que necesitan ser salvadas. Porque, cuando no dirige esa exigencia sobre sí misma, la proyecta en su relación. Se vincula desde la idea de que debe arreglar o mejorar al otro, y convierte el vínculo en un proyecto eterno, uno que parece que no se acaba nunca.

Y ahí se pierde el foco. Porque tu mayor proyecto eres tú, no tu pareja. Y cuando diriges toda tu energía a arreglar, salvar o completar al otro es porque has dejado de ponerte en primer lugar.

Si crees que siempre exiges en tu relación, que esperas cambios que no llegan o sientes que tu pareja no da la talla, quizá haya un camino que esa persona necesita recorrer. Pero también es posible que estés proyectando tu agotamiento, tu sacrificio, y que, en el fondo, esperes que el otro se entregue tanto como tú, porque sabes que has dado demasiado.

Y entonces empieza el cambio: dejas de intentar llenarlo todo fuera y comienzas a ocuparte de ti. A escucharte. A volver a ti.

Preguntas para despertar

- ¿Desde qué lugar sostienes tu relación de pareja: desde la abundancia o desde el sacrificio?
- ¿Esperas que el otro te valore o te reconozca de una forma que tú aún no te das?
- ¿Te tratas como un proyecto que hay que corregir o como un templo que debes honrar?
- ¿Cuidas de tu pareja más de lo que cuidas de ti?
- ¿Qué necesidad estás postergando en nombre del amor?

- ¿Qué pasaría si dejaras de esforzarte por merecer amor y te permitieras recibirlo?
- ¿Hay algo de ti que tratas de arreglar en el otro?
- ¿Cómo cambiaría tu relación si te convirtieras en tu proyecto más importante?

Hay un proverbio africano que reza así: «Un gato que sueña con convertirse en león deberá perder el apetito por las ratas».

Alinearme con mi madurez emocional y despertar mi energía femenina implicó volver a mi seguridad interna, a mi esencia. Pero para eso tuve que renunciar, dejar atrás el modelo aprendido de autoexigencia, sacrificio y urgencia, ese que nos rodea y que la cultura ha normalizado. Crecer muchas veces implica soltar. Y, si realmente deseas una vida en la que tu cuerpo se sienta a salvo, en la que tus vínculos se construyan desde la calma, no desde la tensión, tendrás que renunciar a la búsqueda constante de aprobación. Deberás dejar de complacer, de exigirte, de intentar ganar amor a través del sacrificio.

Si de verdad anhelas convertirte en la mujer que se sabe digna, segura y sostenida, necesitas estar dispuesta a pagar el precio de esa seguridad. Y ese no es más que incomodarte con lo nuevo: dejar de mirar hacia fuera y volverte hacia dentro. Elegir tu cuerpo. Elegir tu verdad. Elegirte.

Soltar el látigo no es fácil. Es dejar la zona de guerra que durante tanto tiempo has llamado «comodidad». Es abandonar el ritmo acelerado en el que nada es sagrado y todo se vuelve vacío. Soltar el látigo es escoger otro camino, uno más lento, más íntimo, más tuyo.

Y no lo haces solo por ti. Lo haces también por todas las mujeres que te precedieron y no pudieron elegir otra cosa. Hoy tú puedes hacerlo. Puedes decidir que vas a dejar de exigirte tanto. Puedes darte lo que otras no supieron recibir. Porque elegirte es despertar. Y despertar es estar en tu energía femenina. Una que no siempre será suave o placentera, pero sí honesta.

Y que tiene un único propósito: crear un espacio de seguridad dentro de ti.

EJERCICIO PARA DESPERTAR
Sana a tu parte exigente

Este ejercicio te invita a mirar de frente a esa parte de ti que aprendió a protegerte a través de la autoexigencia. Esa que creyó que, solo si era perfecta, incansable o complaciente, podría ser amada, vista o validada. Vamos a darle un nuevo lugar más amoroso, más consciente y, sobre todo, le recordaremos que hoy estás a salvo, que has crecido y que puedes elegir una nueva forma de vivirte.

Busca un momento tranquilo y un lugar seguro en el que puedas moverte con libertad. Ten a mano dos folios en blanco y algo para escribir.

1. En una hoja anota: «Yo adulta».
2. En la otra anota: «Mi parte exigente».

Déjalas en el suelo, con espacio entre ellas. Respira hondo

Paso 1. Conecta con tu yo adulto
Ponte delante de la hoja «Yo adulta». Cierra los ojos, si quieres, y siente el cuerpo. Observa cómo estás aquí: ¿cómo es tu postura? ¿Qué emociones aparecen? ¿Qué sensaciones físicas notas? Permítete habitar esta parte sin forzar nada.

Paso 2. Habita tu parte exigente
Aléjate de esa hoja y ponte delante de la que representa a tu parte exigente. Siente el cambio en el cuerpo. ¿Cómo es tu respiración aquí? ¿Qué tensión aparece? ¿Qué pensamientos surgen? No juzgues. Solo observa y reconoce.

Paso 3. Diálogo amoroso y transformación simbólica
Vuelve a ponerte delante de la hoja «Yo adulta» y, desde este lugar de presencia, repite en voz alta o en tu mente, si lo prefieres:

Ahora te veo. Ahora me veo. Fuiste necesaria para mí. Gracias por protegerme. Todo formó parte de mi camino. Eso era lo que creía, pero ahora he crecido. Hoy puedo elegir hacer las cosas desde la amabilidad y la compasión. Me despido del pasado. Todo terminó.

Luego, vuelve a la hoja de tu parte exigente y recibe esas palabras como si vinieran de una parte sabia y amorosa de ti. Permite que lleguen a tu cuerpo.

Paso 4. Integración y cierre
Por última vez, vuelve a tu «Yo adulta» y repite:

Hoy elijo habitarme desde la compasión. Gracias por haber estado al servicio de mi supervivencia. Ya no necesito exigirme tanto para sentirme valiosa. Elijo sostenerme con ternura. Estoy aquí. Estoy a salvo. Me pertenezco.

Recupera la hoja «Mi parte exigente» y siente si algo ha cambiado en tu cuerpo. ¿Hay menos tensión? ¿Más suavidad? Si te nace, abrázate. Date las gracias. Y sal lentamente del ejercicio.

Este ejercicio simbólico permite desactivar creencias antiguas asociadas al perfeccionismo y la sobreexigencia. A través del movimiento y la palabra, generamos nuevas conexiones neuronales que, con repetición y presencia, ayudan al sistema nervioso a integrar una nueva forma de habitarte: con más calma, más autoescucha y menos guerra interna.

Preguntas para despertar

- ¿Qué emociones han aparecido al habitar tu parte exigente?
- ¿Cuándo empezó esta exigencia en tu vida? ¿A quién te recuerda?
- ¿Qué te impide descansar o soltar el control?

- ¿Qué eliges hacer de otro modo a partir de hoy para ser más amable y compasiva contigo?

Cincuenta formas de descansar sin tener que ganártelo

El descanso no es algo que se merezca. Es un derecho. Una necesidad. Y, sobre todo, es un profundo acto de amor propio.

Nos han hecho creer que descansar es sinónimo de flojera o poca ambición. Que primero hay que hacer, hacer, hacer…, y solo después, tal vez, permitirnos una pausa. Pero la verdad es que no viniste a este mundo para sostenerlo todo sin respirar. No viniste a esta vida a ganarte el descanso a costa de sacrificios. Viniste a vivirte entera.

En este camino de reconexión con tu energía femenina descubrirás que descansar también es un acto revolucionario. Porque ahí, en lo pequeño, se despierta lo sagrado: en una respiración profunda, en un gesto amable, en unos minutos de silencio, en ese instante en el que te atreves a bajar el ritmo y recuerdas que estás viva.

Descansar no siempre implica que te detengas del todo. A veces solo es que te des un respiro en medio del caos. Dejar el móvil un rato. Permitirte soltar la barriga. Decir «Hoy no puedo» sin culpa. Quedarte mirando la Luna sin pensar en nada. Y entender que eso también forma parte del cuidado.

Aquí he incluido cincuenta maneras simples de recordarte que no necesitas hacer nada para ser digna de una pausa. Puedes elegir una, dos o todas. Lo importante es que te des permiso para habitar tu descanso no como un premio, sino como un hogar al que siempre puedes volver.

50 formas de descanso para volver a tu cuerpo, para volver a ti

1. Respira profundamente y con calma.
2. Relaja los hombros.
3. Suelta la mandíbula.
4. Mira hacia el sol.
5. Mueve las caderas con suavidad.
6. Abraza a un ser querido.
7. Abrázate.
8. Exhala profundamente.
9. Bosteza.
10. Llora.
11. Cocina.
12. Teje.
13. Lee.
14. Gandulea.
15. Haz garabatos.
16. Sueña despierta.
17. Estírate.
18. Date un masajito en los pies.
19. Tómate una ducha caliente.
20. Disfruta del olor del jabón cuando te laves las manos.
21. Charla con un vecino.
22. Espera a que el semáforo esté en verde para cruzar.
23. Apaga el móvil.
24. Ponte tu jersey más cómodo.
25. Quítate el sujetador.
26. Usa pantalones con cintura holgada.
27. Mira un episodio de tu serie favorita.
28. Pasea lentamente por tu barrio.
29. Observa los árboles.
30. Observa las nubes.
31. Observa la Luna.
32. Pisa el césped descalza.
33. Haz una cosa cada la vez.
34. Cena sobras.
35. Acuéstate temprano.
36. Túmbate en el suelo.
37. Deja de buscar en Google.
38. Escucha los pájaros.
39. Escucha la lluvia.
40. Escucha el silencio.
41. Enciende una vela aromática.
42. Evita trabajar fuera del horario laboral.
43. Conecta con tus valores.
44. Comparte lo que hay en tu corazón.
45. Baja la intensidad de las luces.
46. No recojas las migas, no busques la perfección.
47. Acoge tus preocupaciones con cariño.
48. Acoge tus miedos con ternura.
49. Acoge tus pensamientos autocríticos con compasión.
50. Recuérdate una y otra vez:
    - «Está bien parar».
    - «No tengo que demostrar nada para merecer el descanso».
    - «Descansar es una manera de abrazarme con cariño, de honrar mi cuerpo y todo lo que ha sostenido hasta hoy».

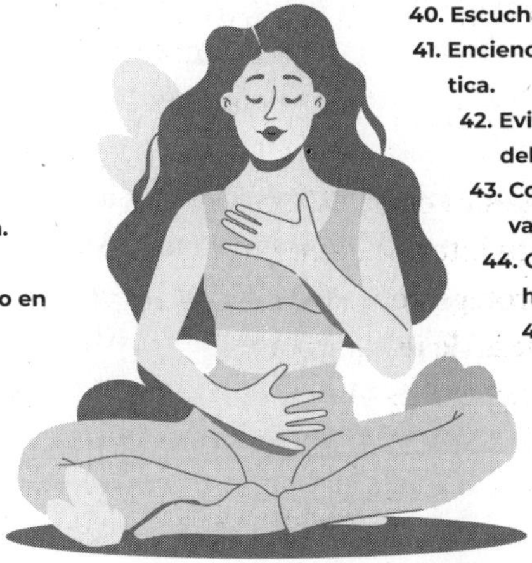

La mujer que calla es la mujer que enferma

Desde pequeñas nos han enseñado a ser discretas. A no incomodar. A sonreír, aunque algo duela. Aprendimos a tragarnos las palabras, a aguantar las lágrimas y a priorizar la armonía externa por encima de la verdad interior. Pero el cuerpo no olvida lo que la voz silencia. La represión constante de las emociones, en especial cuando se convierte en un hábito, comienza a dejar marcas físicas: dolor crónico, fatiga inexplicable, ansiedad, problemas digestivos... El cuerpo comienza a hablar cuando nosotras no nos atrevemos a hacerlo.

¿Cuántas veces has sentido un nudo en la garganta por no decir lo que sentías? ¿Cuántas veces has pensado «No me duele nada», pero no te encontrabas bien?

Las mujeres nos regulamos a través del lenguaje, ¿te has dado cuenta? Es como cuando has tenido un día difícil en el trabajo y, al llegar a casa, lo hablas con tu pareja, tu mejor amiga o tu compañera de piso y sientes alivio al instante. Ese momento de compartir lo que te ha atravesado en un espacio en el que te sientes vista, escuchada y validada permite que tu sistema emocional se regule. La emoción, que horas antes había quedado atrapada en tu cuerpo, al final es reconocida y sostenida. Y entonces puede procesarse, en vez de quedarse estancada en tu sistema nervioso.

Por eso, a la hora de elegir una pareja, es fundamental que consideres esto: necesitas a alguien que sepa escucharte. Que sea capaz de abrir su corazón y su mente a tus vivencias sin juzgarte ni minimizar lo que sientes. Porque en ese espacio de escucha segura nace la verdadera intimidad. Y, con ella, la seguridad emocional que mereces.

No hay mayor señal de inseguridad emocional en una relación que cuando, al expresar algo que te ha dolido o molestado, la respuesta de tu pareja es atacarte, señalarte o invalidarte. Si eso ocurre, algo dentro de ti empieza a cerrarse. Te vas haciendo pequeña. Dejas de compartir. Callas más. Dices «Estoy bien», aunque no lo sientas. Y poco a poco comienzas a dejar de mostrar lo que necesitas, lo que sientes, lo que eres.

Y, cuando dejas de expresarte, empiezas a guardarlo todo en el cuerpo. Lo que no dices se queda dentro. Se tensa en la mandíbula, se acumula en el pecho, se estanca en el estómago. Porque lo que no se dice, arde igual…, pero en el cuerpo.

No es casualidad que el 80 por ciento de los diagnósticos de enfermedades autoinmunes actuales recaigan en las mujeres. Tampoco lo es que seamos nosotras las que más a menudo padecemos dolor crónico: fibromialgia, migrañas, síndrome de intestino irritable, fatiga crónica… También somos más vulnerables a sufrir infartos, en especial después de años de estrés emocional sostenido.

Esto no solo sucede por factores genéticos u hormonales. Tiene una raíz mucho más profunda. Desde pequeñas, nos han educado para desconectarnos del cuerpo, para silenciar las señales de alerta que nos envían el dolor, la tensión o la tristeza, priorizando siempre el rol de la niña buena, de la mujer complaciente, de la que sostiene la paz del entorno, aunque eso signifique traicionarse a una misma.

El cuerpo, a lo largo del tiempo, empieza a expresar con enfermedades lo que la boca no ha podido decir.

La psicóloga Dana Jack, en sus investigaciones sobre el autosilenciamiento, demuestra que reprimir de forma crónica las emociones, la rabia y las necesidades para no incomodar a otros está asociado con un incremento significativo en la depresión, la ansiedad, los problemas digestivos crónicos como el síndrome del intestino irritable, las enfermedades cardiovasculares e incluso puede aumentar la mortalidad prematura. En definitiva: cuando callamos nuestras necesidades, el cuerpo comienza a gritar.

Como mujer, es importante que recuerdes esto:
nos regulamos a través del lenguaje.

Nos calmamos con la conexión. Sanamos cuando nos sentimos vistas. El sistema nervioso se alinea cuando tenemos espacio para expresar lo que sentimos emocional y verbalmente.

La neurobiología interpersonal lo confirma: la respuesta al estrés en las mujeres está muy vinculada a la corregulación, en especial a través de la expresión relacional. Cuando una mujer habla y se siente escuchada y comprendida, su cuerpo responde. La oxitocina (la hormona del vínculo y la calma) se eleva, el cortisol disminuye y la inflamación se reduce.

¿Y qué ocurre cuando se la silencia, se la ignora o se le dice que exagera? El cortisol se dispara. La presión arterial sube. El sistema inmunológico entra en estado de defensa, muchas veces contra ella misma.

Por eso no es casual que una conversación honesta con una amiga que te escuche con atención y sin juicio tenga un efecto terapéutico. Te regula. Te alivia. Te recuerda que no estás sola.

Por otra parte, hay que tener presentes las diferencias biológicas y sociales entre los hombres y las mujeres. A lo largo de la historia, a nosotras nos han enseñado a desconectarnos del cuerpo, a priorizar las necesidades del otro, a cuidar y complacer. Pero esta creencia no solo es el resultado de la educación: también tiene una base biológica. Contamos con más neuronas espejo en la corteza prefrontal, lo que nos hace naturalmente más sensibles y atentas al estado emocional del otro. Muchas veces podemos notar hasta el más mínimo cambio en el rostro o en el tono de voz de nuestra pareja.

Además, muchos hombres han crecido en entornos en los que se restringió la conexión emocional. Se les enseñó a resolver, no a sostener. A reaccionar, no a acompañar. Algunos, como crecieron rodeados de mujeres, pudieron desarrollar esa parte emocional, pero en la mayoría de los casos requerirá un reaprendizaje consciente.

Y ahí podemos encontrarnos con situaciones como estas: él no ha aprendido a quedarse cuando ella le abre el corazón. No sabe mantenerse presente si ella llora. No le enseñaron a ser un punto de apoyo cuando ella necesita sostén. Él reacciona. Ella se retrae. Él se pregunta por qué está tan callada, por qué parece tan cansada, por qué duerme en otra habitación, por qué se muestra tan distante, por qué se le apagan los ojos.

Y ella ya no se siente segura para compartir.

La buena noticia es que, gracias a la neuroplasticidad, el cerebro puede reeducarse. Y, si bien puede ser agotador emocionalmente para muchas mujeres tener que enseñar cómo se sostiene y se acompaña, es importante valorar algo más profundo: la disposición. El compromiso. La voluntad de aprender.

Una pareja que te ama no necesita saberlo todo, pero sí estar dispuesta. Porque no se trata del *performance* perfecto. Se trata del lugar desde el que te escucha, te sostiene y se queda.

EJERCICIO PARA DESPERTAR
Honra tu propia voz

Busca un lugar tranquilo y siéntate en una posición cómoda. Coloca tu mano dominante sobre la base de la garganta y la otra en el corazón. Cierra los ojos y respira hondo varias veces. Permite que tu respiración te lleve a ese lugar interno donde te sientas contigo.

Ahora, con suavidad y sin juicio, plantéate estas preguntas en voz baja o en silencio y deja que tu cuerpo y tus emociones respondan antes que tu mente:

- ¿Qué parte de mí he estado callando para no incomodar?
- ¿Qué me está diciendo el cuerpo que aún no me he permitido expresar?
- ¿Hay alguna parte del cuerpo que me duela o esté contraída? ¿Qué me quiere decir? ¿Qué necesita que escuche?
- ¿Qué estoy guardando en la garganta, el pecho o el vientre que necesita espacio para salir?
- ¿Qué no estoy diciendo en mi relación de pareja?

- ¿Qué necesidad importante he estado postergando por miedo a la reacción del otro?

Lleva la mano a la parte del cuerpo en que sientas tensión, dolor o carga emocional. Respira ahí. Visualiza ese síntoma o molestia con curiosidad y pregúntale: «¿Qué me quieres decir?». Ahora pregúntate: «¿Qué estoy callando? ¿Qué necesito decir?».

No tienes que responder al instante. Solo quédate ahí, siente y acompáñate con presencia. A veces lo más sanador es permitirte escuchar.

Si lo sientes en el corazón, repite en voz alta:

Estoy aquí para honrar mi voz. Estoy a salvo para sentir lo que siento y expresar lo que necesito.

Para cerrar, regálate un abrazo. Porque estar contigo, presente, es un acto de amor.

En el cuerpo hay una sabiduría profunda que hemos olvidado escuchar. Como dice un antiguo proverbio cheroqui, «Si escuchas los susurros de tu cuerpo, no tendrás que oírlo gritar».

Spoiler: en las siguientes páginas seguiremos explorando el poder de tu voz y su conexión con la rabia no expresada para despertar la energía femenina que te permite honrar tu seguridad interior.

Reconciliarte con tu femenino interior no es un acto romántico, sino de sanación profunda. Es volver a escuchar al cuerpo que has ignorado. Abrazar de nuevo la emoción que has reprimido. Volver a mirar la vida que has postergado para cumplir con las expectativas de los demás.

La rabia sagrada

¿Y si la rabia no fuera un problema, sino una brújula? ¿Y si en lugar de contenerla o explotarla empezáramos a honrarla?

Querida mujer, estoy segura de que tú también creciste rodeada de mandatos invisibles: las niñas buenas no gritan, no se enfadan, no reclaman. Las niñas buenas complacen, sonríen, asienten. Nos enseñaron a poner el foco fuera, a ser amables, a agradar. Y con eso aprendimos a reprimir lo que sentíamos para ser vistas, aceptadas y queridas. Nos dijeron que, si no hacíamos ruido, nos querrían más.

Desde esa programación emocional, lo primero que se envió a las sombras fue nuestra rabia, esa emoción protectora, sagrada, que tiene el propósito de cuidarnos, marcar límites y recordarnos nuestra dignidad. En el mundo animal, la rabia es natural: un gato que no se siente cómodo muerde o se aleja. Pero a nosotras nos enseñaron a negar esa respuesta interna. A callarnos. A desconectarnos del cuerpo e ignorar esa señal vital que nos avisa cuando algo no marcha bien.

La rabia no es lo mismo que la ira. La primera es silenciosa, reflexiva, íntima. Es la emoción que te dice: «Esto no me gusta, esto no me hace bien, esto no lo quiero más». La ira, en cambio, es una respuesta explosiva que aparece cuando llevamos mucho tiempo ignorando la rabia. Es lo que ocurre cuando has tolerado lo intolerable, cuando te has traicionado tantas veces que el cuerpo estalla para llamar tu atención.

Y sí, esa explosión ocurre muchas veces porque llevas demasiado tiempo cargando, cediendo, complaciendo. Porque das tanto que te abandonas. La rabia aparece para devolverte el foco. Para recordarte que algo tiene que cambiar.

Forma parte del arquetipo ancestral de la mujer salvaje que todas llevamos dentro. Esa parte instintiva, indomable, que no se deja callar ni controlar. Esa amazona interna que necesitamos aprender a habitar para proteger nuestra integridad emocional, física y espiritual. Cuando logras relacionarte con la rabia sin juzgarla, sin reprimirla ni querer cambiarla, despiertas tu fuerza interna. Esa que puede envolver y proteger a tu niña interior, a tu mujer vulnerable, a tu parte suave.

Pero vivimos en una cultura que nos ha enseñado a temer aquello que nos hace poderosas. Se nos ha educado para avergonzarnos del cuerpo, del placer, de las emociones intensas. Siempre nos han dicho que el enfado es peligroso, que el deseo es inmoral, que el poder femenino es una amenaza. Y así nos hemos ido desconectando de nosotras. Hemos perdido el acceso a la sabiduría corporal, al instinto, a la energía vital.

Honrar tu rabia sagrada desde la energía femenina no implica calmarte a toda costa. Significa aprender a regular tu sistema nervioso desde la conciencia y la presencia para que tu cuerpo no reaccione como antes: desde la autoexigencia, la complacencia, la traición a ti misma o el abandono.

El objetivo no es suprimir la emoción, sino darle espacio, significado y una salida segura. A través del *embodiment* —presencia plena y movimiento consciente— puedes empezar a procesar lo que te está pidiendo esa emoción. La rabia, cuando se ve y se sostiene con amor, se transforma en claridad y poder personal.

Recuerda que el lenguaje del sistema nervioso es la seguridad. Cuando aprendes a habitar tu cuerpo desde ese lugar seguro, ninguna emoción es una amenaza. Puedes dejar de reaccionar por impulso y empezar a responder desde tu sabiduría interna.

Este es el verdadero despertar de tu energía femenina: crear dentro de ti un espacio sagrado en el que mente, cuerpo y espíritu vivan en coherencia. Un altar donde cada parte de ti, incluida tu rabia, se sienta vista, válida y digna de ser escuchada sin juicio.

Es permitir que tu cuerpo te lleve de regreso a casa: no para reaccionar de forma impulsiva, sino para elegir desde tu verdad. Desde tu centro.

Preguntas para despertar

- ¿Qué te está diciendo el cuerpo cuando reprimes la rabia?
- ¿Qué situaciones te generan tensión en la mandíbula, el pecho o el estómago?
- ¿Qué cambios te pediría tu rabia si la escucharas sin miedo?
- ¿Qué has estado tolerando en tus relaciones que ya no quieres permitir más?
- ¿Qué pasaría si dejases de temer a tu rabia y la usaras como motor de tu transformación?

EJERCICIO SOMÁTICO
Honra la rabia sagrada y regula el sistema nervioso

La rabia, cuando se reprime o se juzga, se convierte en una carga. Pero puede llegar a ser una guía si se honra. Esta práctica pretende ayudarte a habitar esa rabia en tu cuerpo con presencia, sentirla sin miedo, procesarla y transformarla en una respuesta consciente.

A continuación encontrarás una secuencia de prácticas somáticas que trabajan sobre el sistema nervioso para recordarle que sentir es seguro. Elige hacerlas todas juntas o una cada vez, según lo que tu cuerpo necesite. Escúchate con honestidad y acompáñate con compasión.

I. Empuja: activa el límite, despierta la fuerza

Objetivo: Interrumpir la respuesta automática de bloqueo o congelamiento para recordar al cuerpo que tiene fuerza, dirección y capacidad de elección.

Pasos:

1. Busca una pared firme y ponte de pie, erguida, delante de ella.
2. Presiona con las manos contra la pared y permite que el peso de tu cuerpo se dirija hacia ella. Dobla los codos hasta donde te resulte cómodo.

3. Mantén la presión durante diez segundos. Descansa. Repite el ejercicio tres veces.
4. Luego añade movimiento: al presionar, levanta una rodilla hacia el ombligo, siente cómo se activa el abdomen. Alterna las piernas. Hazlo cinco veces por lado.

Si no puedes usar una pared, presiona las palmas entre sí durante treinta segundos. Mientras realizas la práctica, responde a estas preguntas:

- ¿Qué emoción aparece? ¿Dónde la sientes?
- ¿Qué parte de ti quiere gritar, moverse o defenderse?
- ¿Qué cambia en ti cuando haces fuerza sin violencia?

II. Sacude y gira: libera la energía acumulada
Objetivo: Soltar la energía atrapada y activar una respuesta de movimiento natural que devuelva la fluidez al sistema nervioso.

Pasos:

1. Colócate de pie en un espacio seguro.
2. Para empezar, sacude las manos como si las tuvieras mojadas. Luego los brazos, los hombros, las piernas y al final todo el cuerpo.
3. Hazlo de dos a tres minutos sin ritmo fijo, siguiendo tu impulso corporal.
4. Luego abre las piernas más allá de la anchura de tus hombros. Vuelve el torso hacia un lado y permite que los brazos se muevan con libertad alrededor del cuerpo, como si abrazaras el aire.
5. Cambia de lado, girando suavemente de uno a otro, de tres a cinco minutos.
6. Observa al acabar:
    - ¿Dónde sientes más espacio?
    - ¿Qué te decía esa tensión?
    - ¿Qué cambia en ti después de moverla?

III. Golpea con presencia: canaliza y libera la rabia
Objetivo: Dar una salida segura a la rabia contenida, validándola como una emoción que puede sentirse sin miedo ni juicio.

Pasos:

1. Siéntate en una postura cómoda. Coloca un cojín o una almohada delante de ti.
2. Junta las manos como formando un puño o una especie de hacha. Cronometra dos minutos.
3. Comienza a levantar las manos por encima de la cabeza y golpea con fuerza el cojín al tiempo que dices: «Ahh». No se trata de gritar ni de golpear con violencia, sino de acompañar el movimiento con presencia y sonido.
4. Repite el gesto todo el tiempo, manteniendo la conciencia corporal y emocional.
5. Al acabar, coloca una mano en el pecho y la otra en el abdomen. Realiza tres respiraciones profundas y permite que el cuerpo se relaje y reciba la liberación.
6. Reflexiona:

   - ¿Qué ha cambiado en tu cuerpo después de expresarte así?
   - ¿Qué percepción tienes ahora de tu rabia?
   - ¿Qué te está pidiendo el cuerpo en este momento?

IV. Abrazo de autocontención: sostente con ternura
Objetivo: Recordarte que puedes ser tu propio refugio, habitar la rabia sin abandonarte.

Pasos:

1. Siéntate en un lugar tranquilo.
2. Coloca una mano sobre el hombro opuesto y la otra bajo la axila, como si te abrazaras.
3. Respira hondo y largo. Haz tres respiraciones completas.
4. Cambia la posición de los brazos y quédate ahí unos minutos.

5. Cierra los ojos y responde a estas preguntas en silencio:

    - ¿Qué parte de ti necesitaba que la vieran hoy?
    - ¿Qué te estás diciendo cuando te sostienes así?
    - ¿Qué cambia en ti cuando dejas de exigirte y empiezas a acompañarte?

Al acabar la práctica, lleva las manos a la parte del cuerpo en la que hayas sentido mayor intensidad. Cierra los ojos un momento y plantéate estas preguntas:

- ¿Qué te quiere decir?
- ¿Qué estás callando que necesita expresarse?
- ¿Qué te pide hoy tu rabia? ¿Qué no estás dispuesta a seguir tolerando?
- ¿Qué cambiaría si, en lugar de temerla, la vieras como una aliada?

Es importante que recuerdes que cada sistema nervioso es único, como tú. Estas prácticas no son recetas infalibles, sino invitaciones a explorarte con curiosidad y amabilidad. Unas te servirán más que otras, y eso está bien.

Permítete probarlas sin juicio, sentir el cuerpo y elegir lo que te hace bien. Realízalas en un espacio seguro y ritualizado: puedes encender una vela, poner música suave y recordarte que estás a salvo. Cuando acabes, ponte una mano en el pecho y la otra en el abdomen. Respira hondo diez veces. Date un momento para integrar lo vivido y, si lo deseas, escribe en tu diario lo que has descubierto de ti. Y, sobre todo, pregúntate:

¿Cómo me estoy prestando atención hoy?

Esta práctica no pretende calmarte o reprimir lo que sientes. Te enseña que puedes sentirlo todo sin abandonarte. Que tu rabia no es el problema. El problema es haberte pasado tanto tiempo ignorando lo que te quería mostrar.

Cuando te permites habitar tu rabia sagrada, puedes reclamar tu espacio, tu voz, tu poder. Y ese, querida mujer, es el inicio de la verdadera transformación emocional y somática.

La historia de Sati: el fuego de la dignidad

Dicen que Sati se arrojó al fuego. Que lo hizo por amor. Que fue un acto trágico. Pero, si miramos este mito más de cerca, con ojos de mujer despierta, entenderemos que su fuego no fue destrucción. Fue renacimiento.

Sati era mujer. Mujer valiente. Mujer libre. Se casó con Shiva por amor, en contra de los deseos de su padre, Daksha. Ella lo eligió desde el corazón, aunque él no encajara en los moldes de lo aceptable. Daksha no solo lo rechazaba, lo humillaba cada vez que podía. No soportaba su libertad, su autenticidad, su conexión con lo sagrado. Como muchas figuras de autoridad que hemos conocido, no toleraba lo que no podía controlar.

Un día Daksha organizó una gran ceremonia y, de forma deliberada, no invitó a Shiva. Lo excluyó con la clara intención de herir a Sati. Aun así, ella decidió asistir. Quería tender un puente. Quería sentirse escuchada, reconocida, vista. Pero lo que encontró fue burla, desprecio y silencio. Nadie la defendió. Nadie sostuvo su voz. Ese día, Sati eligió entrar en el fuego. No por debilidad. No por drama. Lo hizo porque sabía que callar lo que duele es una forma más lenta de morir.

El fuego de Sati no fue el final. Fue el límite, la muerte simbólica del autoabandono. Fue un «Hasta aquí».

Hoy muchas mujeres vivimos nuestra propia versión de esta historia. A veces el fuego se enciende:

- Cuando aceptas una falta de respeto para no generar un conflicto.
- Cuando sacrificas tu verdad para no incomodar.
- Cuando reprimes tu rabia o incomodidad para sostener una aparente armonía.
- Cuando te traicionas en nombre de una relación.

Pero ese fuego también puede ser medicina. Cuando lo usas para despertar. Para decir que no. Para elegirte.

Como mujeres, en el cuerpo, el sistema nervioso y la programación emocional llevamos las historias de nuestras antepasadas. Las que no pudieron salir de ahí. Las que no supieron hacerlo. Las que fueron silenciadas. Las que se conformaron por miedo. Cada vez que te prestas atención, cada vez que eliges escucharte en lugar de juzgarte, cada vez que sostienes tu rabia sin callarla, estás haciendo alquimia. Le recuerdas a tu cuerpo que sentir está bien. Que estar presente no es un peligro. Que puedes habitarte en plena seguridad y, desde ahí, transformar la historia.

Despertar tu energía femenina no es un ideal abstracto: es un proceso vivo que se produce en tu sistema nervioso. Y empieza por algo tan simple y profundo como notar que te prestas atención. Porque, cuando eliges habitar tu cuerpo con compasión y presencia, detonas una transformación que no es solo tuya, sino también ancestral.

Sati no murió. Sati despertó. Se convirtió en Parvati: más fuerte, más consciente, más conectada con su esencia. Y Shiva, el Universo, esperó su renacimiento.

Esa es la fuerza de la mujer que se elige. Esa es la rabia sagrada: no es caos sin dirección. Es fuego que transforma. Es instinto que cuida. Aniquila lo que ya no debe continuar.

Esa es también la inteligencia somática: tu cuerpo hablándote cuando algo no está bien, cuando no puedes seguir sosteniendo ese guion, ese rol, ese silencio.

Y así como Sati escogió el fuego para renacer, tú puedes elegir la conciencia para responder. Puedes poner la mano en el pecho, en ese lugar que duele, y preguntarte:

- ¿Qué estoy tolerando que ya no quiero seguir sosteniendo?
- ¿Qué me dice el cuerpo cuando ignoro lo que siento?

- Si mi rabia hablase, ¿qué me pediría cambiar en mi vida, en mi relación, en mí?
- ¿Qué pasaría si, en lugar de temer a mi rabia, la escuchara como una guía sagrada?

No debes lealtad a nadie que no respete tu verdad. Tampoco a una pareja que confunde tu sensibilidad con debilidad o tu deseo de comunicarte con drama.

Tu cuerpo lo sabe. Si lo escuchas con presencia, si lo habitas con amor, sabrás que toda emoción, incluso la rabia, es tu aliada. No estás rota. Recuerdas.

La historia de Sati no trata sobre morir por amor. Trata sobre no volver a traicionarte. Sobre elegirte. Sobre encender tu fuego interior. Y ese, querida mujer, es el verdadero fuego de tu dignidad.

Mereces una pareja que no detone tu supervivencia, sino tu suavidad

Tu sistema nervioso no busca la perfección ni grandes promesas. Solo quiere sentirse seguro. Desea saber que puedes habitar tu cuerpo sin tensión, sin estar alerta, sin sentir que tienes que protegerte todo el tiempo.

Por eso mereces una pareja con la que puedas bajar la guardia. Alguien que no te lleve a vivir en modo defensa. Una con la que no tengas que estar siempre anticipando, resolviendo o sobreexplicando para que no te malinterprete.

Mereces una relación en la que puedas respirar hondo. En la que tu cuerpo no tenga que endurecerse. En la que no te veas obligada a esconder tus emociones. En la que te sientas sostenida sin dejar de ser tú.

Porque, cuando una relación detona tu supervivencia, el cuerpo lo sabe. Empiezas a dormir menos, a comer con ansiedad, a tener un nudo constante en el estómago. Te preguntas: «¿Estaré exagerando?», «¿Es mi herida la que habla por mí, o soy yo?». Al final del día, las preguntas más importantes son estas:

¿Cómo estoy con esta persona?
¿Me siento segura en este vínculo?

La energía femenina no florece en las prisas ni en el miedo, sino cuando se siente mirada, comprendida, sostenida. No necesita que la salven, pero sí que la escuchen. No necesita que le resuelvan la vida, pero sí que le ofrezcan presencia.

Por eso, parte del trabajo no está en elegir mejor, sino en empezar a preguntarte de otra manera:

- ¿Qué necesito para sentirme segura en esta relación?
- ¿Qué parte de mi seguridad emocional depende de mí?
- ¿Qué puedo expresar, pedir o acordar para no seguir callando lo que me importa?
- ¿Qué límites necesito marcar para sentirme sostenida y amada sin traicionarme?

Una relación madura no es aquella en la que ninguno de los dos se equivoca. Es aquella en la que puedes volver al cuerpo y sentir que, a pesar de las diferencias, estás a salvo. En la que tus emociones no son demasiado. En la que tu sensibilidad no se vive como una carga. En la que puedes ser tú sin tener que disfrazarte de salvadora ni llevar armadura.

Estas relaciones no se atraen ni se eligen al azar. Se construyen desde la raíz, llevando el despertar de tu energía femenina al centro del vínculo, recordándote una y otra vez que no estás aquí para mendigar amor ni comprensión. Se trata de crear espacios donde puedas comunicar tu verdad, tus necesidades, y de sostener con firmeza tus no negociables, esos que te recuerdan que ya no tienes que ganarte el descanso, ni la ternura, ni el apoyo, ni la estabilidad.

Nada de eso es un lujo, son necesidades emocionales básicas. Tu sensibilidad no es debilidad, tu ternura no es demasiado. Ambas merecen ser compartidas con alguien que no las apague, sino que las honre, como se honra lo sagrado.

El cuerpo siempre recuerda el camino al amor

Volver a tu cuerpo es retornar al amor, pero no como una idea abstracta, sino como una experiencia viva que enciende una verdad profunda dentro de ti. Es regresar a tu centro, a esa raíz silenciosa en la que habita tu seguridad interna, en la que tu existencia es válida sin esfuerzo ni justificación.

Cuando eliges habitarte, activas un fuego sagrado que no arrasa, transforma. Uno que aniquila las viejas estructuras, que libera las lealtades invisibles y las memorias emocionales que alguna vez te protegieron, pero que hoy ya no sostienen tu bienestar. En esas cenizas nace algo nuevo: una forma de estar contigo desde el merecimiento, la presencia y la compasión.

Cuando tu cuerpo se siente a salvo contigo, el amor propio deja de ser una promesa lejana y se convierte en una práctica encarnada. Una forma cotidiana de mirarte con ternura, de crear vínculos en los que no necesitas esconderte, ni defenderte, ni disminuirte para encajar. Relaciones en las que puedes ser tal como eres, sin pedir permiso.

Este viaje de regreso a ti es una revolución silenciosa, la revolución de la suavidad, esa que no necesita imponerse para transformar, que florece en el gesto pequeño, en el susurro, en el descanso elegido. Que el retorno a tu cuerpo sea ese manantial que nutre tu vida desde dentro y que, al hacerlo, transforme la manera en que amas, te amas y te dejas amar.

5

Las diosas que habitan en ti: los siete rostros del amor femenino

> El viaje de la heroína no es conquistar el mundo externo, sino reconciliarse con las partes de sí misma que fueron rechazadas para sobrevivir.
>
> MAUREEN MURDOCK

¿Has vivido alguna relación en la que apagaste tu sensualidad o creatividad por miedo a ser juzgada o no encajar en el rol de la pareja correcta? ¿Te sentiste más madre que mujer mientras cuidabas y sostenías al otro al tiempo que te alejabas de ti? ¿Sientes que, para que te amen, debes ser fuerte, autosuficiente y perfecta, sin espacio para mostrar ternura o necesidad de cuidado? ¿Piensas que cambias mucho, que tus emociones se mueven en ciclos, y a veces apenas te reconoces?

Lo que sientes no es un error, es una verdad que busca espacio. Dentro de ti viven varias mujeres. Son tus diosas internas, distintas partes que guardan diversas formas de amar, vivir y mirar el mundo. Y, aunque no siempre seas consciente de ellas, están ahí, vivas, esperando el momento para ser vistas y escuchadas.

Estas partes internas solo piden atención y validación. Si no las escuchas, empiezan a expresarse a través de emociones contradictorias, dudas sobre tu vida o sensación de vacío o desconexión que no sabes de dónde vienen. Quizá te sorprenden pensamientos o reacciones que no reconoces como tuyos. Es señal de que hay algo en tu interior que pide espacio, que quiere salir a la luz, partes de ti que necesitan ser vistas con suavidad, ternura y compasión.

Cuanto más compleja te sientas, más probable será que varias diosas estén activas dentro de ti. Muchas de ellas entran en conflicto: lo que para una es prioridad para otra quizá sea irrelevante.

Este capítulo te invita a conocerlas, a dialogar con ellas y a dejar de pelear con lo que sientes. No para encajar, sino para habitarte con comprensión, vulnerabilidad y libertad.

¿Qué son los arquetipos femeninos y por qué es importante integrarlos?

Los arquetipos son mapas internos, energías profundas que habitan en todas nosotras. Influyen en cómo sentimos, amamos, reaccionamos y nos vinculamos con la vida. Aparecen en momentos clave: cuando nos enamoramos, cuidamos, nos frustramos o cambiamos. Cada uno guarda un poder, una herida y una puerta única hacia la reclamación de tu vida.

Carl Jung fue el primero en darles nombre, pero mujeres como Jean Shinoda Bolen y Marion Woodman los llevaron al cuerpo femenino. Ellas comprendieron que estas diosas internas no solo viven en la mente, sino que se encarnan en la voz, el peso, los ciclos, la forma en que cambia el cuerpo para expresar lo que el alma no sabe decir.

Reconocer a estas diosas implica validar nuestras múltiples formas de ser, más allá de los moldes que nos enseñaron. Porque en nosotras no habita una sola mujer, sino muchas, con deseos, ritmos y necesidades distintas. Este capítulo te invita a escuchar esas voces, a habitarlas sin miedo, a darles espacio sin exigencias.

No es una guía rígida, es un mapa vivo. No se trata de elegir una única diosa, sino de preguntarte con honestidad: «¿Qué parte de mí necesita hoy más presencia?», «¿Desde qué energía puedo nutrir mis relaciones, mi trabajo, mi creatividad…?».

Las diosas son una puerta a tu verdad. Al integrarlas, iluminas partes de ti que quizá habías silenciado porque no encajaban. Vienen a recordarte que no necesitas encogerte para pertenecer, que tu poder está en habitar cada emoción, cada contradicción, de forma compasiva.

Explorar estos arquetipos también te ayudará a ver a otras personas con más amor y ternura: reconocerás en tu madre, tus amigas o tu pareja a esas mismas diosas en acción. Porque no estamos hechas para encajar en un único molde. Estamos llenas de matices, y aprender a sostenerlos es un acto de profunda libertad.

Los siete rostros del amor femenino

Conocer los siete rostros del amor femenino e integrar los arquetipos que los representan es clave para volver a tu vulnerabilidad y suavidad. Cuando permaneces demasiado tiempo anclada en uno, te quemas, te agotas y dejas de atender a otras partes esenciales de ti. Pierdes el equilibrio, dejas de escucharte y olvidas prestarte atención como realmente necesitas.

Cuando un arquetipo interno ha sido ignorado, herido, invalidado o silenciado, empiezas a amar de forma distorsionada, desde el agotamiento o el desborde. Te vinculas desde un lugar poco coherente contigo, porque no te permites amar desde todas tus posibilidades. Te quedas en un único rol y te desconectas de tu sabiduría interior.

Veamos algunos ejemplos de cómo se muestra este desequilibrio cuando un arquetipo herido toma el control:

- Cargas con todo tú sola, no pides ayuda ni te permites ser vulnerable: **Guerrera herida**.
- Te encoges, silencias tu intuición y tu voz se apaga: **Sabia herida**.
- Desconectas del mundo, te aíslas o te refugias en lo espiritual: **Sacerdotisa herida**.
- Das demasiado, cuidas de todos y te olvidas de ti: **Madre herida**.
- Buscas aprobación constante para sentirte segura: **Doncella herida**.
- El control y el perfeccionismo te alejan de tu centro, y surgen los celos o la envidia: **Reina herida**.
- Quieres que te elijan a toda costa y te pierdes buscando la validación externa: **Amante herida**.

Cuando uno de estos arquetipos se queda mucho tiempo en el trono, pasa de su luz a su sombra. De la seguridad a la supervivencia.

Desde ahí, empiezas a amar desde la carencia, desde una energía femenina desregulada, con un sistema nervioso contraído y agotado. Muchas veces esto ocurre porque, en algún punto del camino, dejaste de escucharte y de hacer espacio a las diosas que habitan en ti.

Mantener el equilibrio no significa que todos los arquetipos estén activos a la vez, sino que aprendes a moverte entre ellos con conciencia, sabiendo cuándo necesitas que uno esté más presente y cuándo otro tiene que descansar. Sostener esta contradicción también forma parte del camino: darte a ti antes que a los demás, aprobarte tú antes de buscar la validación externa, cuidar de tu soledad sin dejar de ser luminosa y abierta al mundo.

Habitar los arquetipos femeninos desde la conciencia es recordar que puedes ser muchas mujeres en una. Que puedes contener tus matices, ciclos y deseos, y que todas las versiones de ti son dignas de amor. Cuando te escuchas, te validas y te sostienes, tu energía femenina madura de forma suave, vulnerable y amable. Y, en esa vulnerabilidad de habitar todas tus partes, vuelves a ti.

El viaje hacia tus diosas interiores

Estás a punto de conocer los siete rostros del amor femenino, los siete arquetipos que, desde la mitología y la psicología, te invitan a expandir tu energía femenina y a profundizar en la conexión contigo.

No eres solo una de ellas. Eres todas… y aún más. Por eso te invito a explorarlas con el corazón abierto. Algunas te resonarán de inmediato, otras te incomodarán, y está bien. Cada una llega en su momento, cuando estás lista para mirarla.

No dejes que te bloqueen las etiquetas. Observa qué partes de ti están activas hoy, en especial en tus relaciones. ¿Desde qué energía amas? ¿Qué aspectos necesitan volver a su lugar?

Este camino no pretende limitarte, sino integrarte para que puedas amar desde un lugar más consciente, sin traicionarte ni perderte.

Disfruta de este viaje hacia ti. Espero que sea un reencuentro, no una búsqueda.

El arquetipo de la Guerrera

> La loba, la vieja, la Que Sabe, está dentro de nosotras. Florece con nosotras y a través de nosotras. Vive en la garganta, en la voz, en el alma y en la tierra.
>
> CLARISSA PINKOLA ESTÉS

¿Sientes una conexión salvaje con la naturaleza? ¿Un deseo profundo de libertad y de ir a tu ritmo? ¿Te reconoces como una mujer independiente, con fuerza interna para defender lo que amas, con pasión por los retos y hambre de superarte?

Si algo de esto vibra en ti, probablemente estés encarnando a la Guerrera, esa parte indomable que vive en tu interior, la que ve en cada obstáculo una oportunidad, la que protege con determinación, no desde la ternura, sino desde la firmeza de una hermana mayor que cuida y defiende. Su fuerza no busca agradar, pretende sostener y avanzar. Como Wonder Woman, Katniss en *Los juegos del hambre* o incluso Samantha en *Sexo en Nueva York*, su energía está en la acción, en la dirección clara, en el poder de elegir.

La Guerrera ha sido motor de cambio, voz de lucha, fuego de justicia. Defiende la dignidad, protege la libertad interior y no duda en alzar la voz cuando algo le duele o la amenaza.

Artemisa, diosa de la caza y la Luna, es su rostro mitológico. Independiente, intuitiva y fiel a su esencia, caminaba rodeada de mujeres a las que lideraba con compasión y firmeza. No rechazaba el amor por frialdad, sino porque elegía el vínculo consigo misma por encima de cualquier otra atadura.

Ella vive en ti cada vez que eliges tu verdad, cada vez que luchas por lo que amas.

Características de la Guerrera

El arquetipo de la Guerrera representa la base de una energía femenina libre, salvaje, cíclica, intuitiva, poderosa y profundamente conectada con la naturaleza y la hermandad entre las mujeres. Esta parte de ti no necesita validación externa; se guía por su propósito y por lo que cree que es justo.

Cuando la Guerrera se encuentra herida, puede reprimir su rabia, su sexualidad o su voz. Se desconecta del cuerpo, se vuelve rígida, tensa, contenida. Esta desconexión muchas veces se manifiesta con dolores musculares, tensión en la mandíbula o en las manos, sensación de vacío o falta de dirección. También puede aparecer como una tristeza inexplicable o como la sensación de que has perdido tu impulso vital.

Volver es recordar que tu independencia, tu instinto y tu fuego interno no son un problema, sino una guía.

Fortalezas del arquetipo de la Guerrera

- Escucha su voz interior y vive de forma coherente.
- Valora la honestidad y la transparencia.
- Persigue sus metas con naturalidad y determinación.
- Se mantiene fiel a sí misma, sin moldearse según expectativas ajenas.
- Disfruta del cuerpo en movimiento y de la naturaleza.
- Se atreve a salir de su zona de confort por lo que ama.
- Defiende sus valores con firmeza.
- Sigue su intuición, incluso aunque implique riesgos.
- Su fortaleza nace de los retos que ha superado.
- Protege lo que ama con convicción.
- Cuando sabe lo que quiere, va a por ello sin frenos.

Sombras y desafíos del arquetipo de la Guerrera

- Le cuesta mostrarse vulnerable y abrirse emocionalmente.
- Suele estar desconectada de su sensualidad y receptividad.
- Hablar de lo que siente puede parecerle incómodo o innecesario.
- Le cuesta pedir ayuda, carga con todo ella sola.
- Su defensa ante el dolor es la hiperindependencia.
- La empatía se le escapa cuando otros no muestran su misma fuerza.
- Puede caer en una postura de autosuficiencia radical y alejarse del vínculo.
- Reacciona con rabia cuando se siente amenazada.
- A veces teme abrazar su propio poder y sostenerlo desde el amor.

¿Cómo vive el amor la Guerrera?

Artemisa no pretende que la rescaten ni completar a nadie. Busca un compañero de vida, no un hijo emocional. Necesita una pareja que respete su libertad, autonomía y esencia salvaje. No es fácil conquistar su corazón: suele tener la guardia alta y su instinto protector siempre alerta.

En el amor, prefiere sentirse libre que atada. Puede elegir la soledad por encima de vínculos que perciba como restrictivos. Le atraen personas con las que compartir proyectos, aventuras, movimiento o ideales. Busca relaciones más horizontales, de hermandad, en las que se valoren el respeto y la lealtad más que el romanticismo clásico.

En sus relaciones amorosas pueden aparecer —o sentirse atraídos por ella— dos tipos de pareja:

1. **El espejo.** Otro Guerrero o Guerrera, independiente, fuerte, competitivo. Con él o ella se sentirá siempre en una lucha de poder. Aunque se admiren, la conexión emocional profunda puede verse obstaculizada por la necesidad de controlar. Son relaciones que muchas veces quedan en lo ambiguo o poco definidas, en las que ambos mantienen su libertad y evitan los vínculos demasiado íntimos.
2. **El contraste.** Una pareja emocional creativa y sensible. Este vínculo es todo un desafío para Artemisa: le pide que baje la guardia, que se abra emocionalmente y que entre en una relación de construcción mutua. Si logra sostener este tipo de vínculo, puede ser muy sanador, porque la ayudará a integrar su polaridad opuesta: la ternura, la empatía y la cooperación.

La Guerrera puede aprender que, en el amor, no todo es lucha o defensa, que también se puede construir desde la calma, la presencia y la colaboración. Que dejarse cuidar no es debilidad ni soltar el control es traición. Y que la verdadera fuerza no está en no necesitar a nadie, sino en permitirte ser tú con todo tu poder…, y con toda tu vulnerabilidad.

Estas preguntas no buscan respuestas urgentes, pretenden abrirte un espacio honesto contigo. Escríbelas, siéntelas, escúchalas más allá de la armadura.

Profundiza en tu Guerrera interior

1. ¿En qué áreas siento que tengo que poder con todo?
2. ¿Me permito pedir ayuda o creo que es signo de debilidad?
3. ¿Qué parte de mi historia provocó que me pusiera esta armadura? ¿A quién o qué he tenido que proteger?
4. ¿Cómo se siente mi cuerpo si siempre estoy en modo hacer, resolver, sostener?
5. ¿Cuál es la consecuencia de vivir en alerta o lucha constante?

6. ¿Qué emociones me cuesta más expresar: tristeza, ternura, miedo...? ¿Por qué?
7. ¿Cómo reacciono cuando alguien no comparte mi nivel de fuerza o resiliencia?
8. ¿Me siento incómoda cuando me toca ser vulnerable o alguien me cuida?
9. ¿Qué parte de mí desea bajar la guardia o descansar?
10. ¿Qué cambiaría en mis vínculos si pudiera ser fuerte y suave al mismo tiempo?

Prácticas de una Guerrera iluminada

- **Abraza su rabia sagrada.** Ha aprendido a sentir enojo sin reprimirlo ni actuar desde la reacción, y usa herramientas somáticas para transformarlo en claridad y poder. Escucha su dolor sin culpar, elige desde la presencia.
- **Se mueve sin estructuras.** Baila sin espejos, sin pasos, sin pretensiones. Se permite ser espontánea, libre. Usa sonidos de la tierra, de los tambores o del agua para recuperar su ritmo interno, para volver al cuerpo como canal de liberación.
- **Se permite sentir.** En vez de exigirse ser fuerte siempre, se pregunta: «¿Cómo me siento hoy? ¿Qué necesito?». Practica el toque sagrado, respira hondo, se escucha y se abraza, y sabe que la verdadera fuerza está en sostenerse con amor.
- **Respeta sus pausas.** Descansa sin culpa, pide ayuda sin vergüenza. Recuerda que no está sola y que no tiene que probar su valor para merecer apoyo.

Soltar la armadura también es valentía; regálate espacios donde tu vulnerabilidad se sienta a salvo y libre.

Permítete soltar la carga y abrir espacio a la ternura. Porque hasta las más fuertes merecen suavidad.

El arquetipo de la Sabia

> Una mujer sabia no corre tras la perfección. Corre tras la verdad.
>
> GLENNON DOYLE

¿Te sientes profundamente conectada con el conocimiento? ¿Te apasiona aprender, descubrir, superarte…? ¿Tomas decisiones desde la lógica más que desde la emoción y, aunque logras mucho, a veces sientes que no es suficiente? ¿Habitas más tu mente que tu cuerpo y priorizas el crecimiento intelectual por encima de lo emocional?

Si estas preguntas resuenan contigo, es probable que el arquetipo de la Sabia esté muy activo en tu vida.

Piensa en Miranda de *Sexo en Nueva York*, Rory Gilmore o Cristina Yang, de *Anatomía de Grey*: brillantes, ambiciosas, guiadas por ideales, cuyo corazón muchas veces va detrás de su mente. Esta figura vive en nosotras, en especial en un mundo que ha celebrado la razón por encima del sentir y que nos enseñó a canalizar nuestro fuego hacia la productividad y el logro.

Gracias a esa fuerza, hemos abierto caminos, roto barreras, demostrado lo que somos capaces de hacer. Pero muchas veces esa misma fuerza nos desconecta del cuerpo, del placer, del descanso.

Atenea, diosa de la sabiduría y la estrategia, representa esta energía. Nacida de la cabeza de Zeus ya armada y lista para la batalla, simboliza el poder de la mente clara, del pensamiento lógico y de la estrategia que crea y protege.

Ella te recuerda que tu intelecto es un don, pero que no estás hecha solo de mente. Hay sabiduría también en el cuerpo, en el sentir, en el descanso. Y puedes aprender a habitar los dos mundos.

Características de la Sabia

Este arquetipo representa una energía femenina profunda orientada a la claridad y la coherencia. La Sabia guía desde la intuición, vive alineada con sus valores y se convierte en ejemplo e inspiración para otras mujeres.

Sin embargo, cuando este arquetipo está herido, aparece la mujer hiperexigente, esa que ha interiorizado el deber de demostrar su valor a través del hacer. Puede vivir desde la exigencia constante, buscar la validación externa y desconectarse de su verdad interior. En ese estado, la mente racional domina tanto que aparece la parálisis por análisis, el vacío emocional, la desconexión con el cuerpo y una sensación constante de que nada es suficiente.

Volver a la Sabia que habita en ti es dejar de vivir desde el deber para comenzar a hacerlo desde el sentido.

Fortalezas del arquetipo de la Sabia

- Cultiva una profunda coherencia interior, alinea su vida con sus valores y su verdad.
- Toma decisiones con claridad, da espacio a su mente lógica e intuitiva.
- Es disciplinada y comprometida con sus metas.
- Suele alcanzar grandes logros académicos o profesionales gracias a dedicarse a sus talentos.
- Conoce sus fortalezas y trabaja con conciencia en sus sombras.
- Está en una búsqueda constante de crecimiento y desarrollo personal.
- Tiene una capacidad natural para orientar y guiar a los demás, los ayuda a vivir con autenticidad y propósito.

Sombras y desafíos del arquetipo de la Sabia

- Tiende a vivir demasiado en la mente, piensa demasiado y puede sufrir parálisis por análisis.
- Se desconecta de su verdad y hace suya la verdad de otros.
- Su desconexión con el cuerpo le impide reconocer lo que siente o necesita física o emocionalmente.
- Intelectualiza las emociones, lo que la desconecta de su mundo emocional.
- Tiene dificultades para validar o empatizar con las emociones de los demás.
- Puede manifestar una fuerte crítica interior, exigencia constante y perfeccionismo.
- Se olvida de su foco interno: intenta alcanzar demasiadas metas al mismo tiempo o estudia muchas cosas a la vez.

¿Cómo vive el amor la Sabia?

¿Tus expectativas en pareja suelen ser difíciles de cumplir? ¿Te han dicho que eres «demasiado intensa» en tus relaciones? ¿Te inquieta que tu pareja no comparta tu ambición o visión? ¿Algunas veces te atrae más el éxito que la conexión emocional? ¿Valoras mucho que tu pareja tenga una carrera sólida o logros académicos/profesionales?

Si estas preguntas resuenan contigo, es muy probable que tengas presente el arquetipo de Atenea. Como mujer orientada hacia el logro, el conocimiento y la autosuficiencia, sueles valorar en exceso la inteligencia, la capacidad de resolver y la ambición. Esperas una pareja que sea tu igual o incluso que te rete, alguien con quien formar una alianza sólida, estratégica y duradera.

En el amor, la Sabia no suele dejarse conquistar por lo romántico o emocional. Se mueve por lo profundo, lo intelectual y lo útil. Por eso muchas veces elige a su pareja desde un análisis racional: observa si comparten valores, metas e ideales antes de implicarse emocionalmente.

Cuando se compromete, suele construir relaciones estables y exitosas a largo plazo. No es raro que sea la mente estratégica que está detrás del crecimiento y el éxito de su pareja: lo acompaña con consejos, visión y dirección. Sin embargo, al estar tan centrada en la lógica y la mente, quizá le cueste conectar con la ternura, la compasión y la intimidad emocional.

En lo sexual, no siempre da prioridad al placer o a la sensualidad. Puede cubrir sus necesidades cuando lo considera necesario, pero no es una mujer que viva su cuerpo desde el deseo o la búsqueda del disfrute, a menos que otro arquetipo —como Afrodita— esté activo junto a su Sabia interior.

Tiene un gran poder, pero necesita espacio para sentir y recordar que no todo en la vida, ni en el amor, se puede planear. A veces hay que soltar el control y volver al cuerpo. Porque el amor, más que una estrategia, es una experiencia que también se habita.

Profundiza en tu Sabia interior

Tómate unos minutos para conectar contigo y responder a estas preguntas desde la honestidad, sin juicio. Puedes hacerlo en tu diario o dejar que resuenen en tu interior.

1. ¿Siento que mi valor depende de lo que logro o produzco?
2. ¿Hace cuánto que no me permito equivocarme sin castigarme por ello?
3. ¿Qué parte de mí se está exigiendo más de lo que puede sostener?
4. ¿Cuánto tiempo paso en mi cabeza? ¿Y en mi cuerpo?
5. ¿Me doy cuenta de que mi perfeccionismo está tomando el control?

6. ¿Me cuesta pedir ayuda o mostrar vulnerabilidad? ¿Por qué?
7. ¿Qué parte de mi infancia me hizo creer que debía hacerlo todo bien para que me amasen?
8. De un tiempo a esta parte, ¿qué me está diciendo el cuerpo que mi mente no quiere escuchar?
9. ¿Cuánto me permito disfrutar, descansar y sentir sin tener que justificarlo?
10. ¿Qué cambiaría en mi vida si confiara más en mi intuición que en mi lógica?

Prácticas de una Sabia iluminada

- **Reconoce su perfeccionismo y autoexigencia.** En vez de presionarse más, comienza a hablarse con suavidad.
- **Entiende que no necesita hacerlo todo perfecto.** Solo tiene que avanzar desde lo posible. Crea pequeños rituales que transforman la exigencia en cuidado y honra sus límites y su humanidad.
- **Reconecta con su niña interior.** Muchas mujeres Atenea fueron niñas que asumieron responsabilidades demasiado pronto y que trataron de ser fuertes para sobrevivir. Hoy se dan permiso para sentir, descansar y abrazar con amor a esa niña que aún espera que la sostengan.

Si te identificas con este arquetipo, recuerda que Atenea suele estar ligada a la herida del padre, lo que puede manifestarse en roles dominantes o altas expectativas en pareja. Si quieres profundizar en este tema, te invito a que leas mi primer libro, *Sana tus heridas emocionales*, donde hablo de ello con detalle.

Parte del camino de la Sabia es soltar la exigencia y abrazarse con compasión.

El arquetipo de la Sacerdotisa

> El cuerpo lo sabe todo. Nosotros no lo escuchamos. El cuerpo lleva la verdad, pero, para escucharla, uno tiene que aquietarse.
>
> Marion Woodman

¿Sientes afinidad con lo espiritual, lo sutil, lo invisible? ¿Te abruman los espacios ruidosos y buscas el silencio para volver a ti? ¿Percibes emociones ajenas con facilidad y conectas con prácticas como la meditación o el yoga? ¿Te cuesta abrirte a nuevas relaciones porque tiendes a aislarte o a mantener la distancia emocional? Si es así, la Sacerdotisa habita en ti.

Es introspectiva, profunda, y habita su mundo interior con una sensibilidad única. Encuentra sentido en lo ritual, lo simple, lo esencial. La Sacerdotisa encarna la energía femenina más sutil e intuitiva. Sostiene espacios desde la presencia, no desde la acción, y busca vínculos con alma, no solo con piel. No le interesa la validación externa, sino el sentido profundo. A veces su gran sensibilidad puede llevarla a idealizar o a aislarse si se siente herida, y olvida que todos, también ella, somos humanos, con nuestras luces y sombras.

Este arquetipo se inspira en Hestia, diosa del fuego sagrado, guardiana del templo y el hogar. Según la leyenda, representa lo invisible, lo interior, la quietud. Es la mujer que vive con integridad, que busca el significado más allá de lo tangible, que elige alimentar su mundo interno por encima del reconocimiento externo. Su guía es la intuición, y su propósito es llevar una vida alineada con sus valores y su verdad.

La energía de la Sacerdotisa es fundamental para toda mujer que quiera reconectar con su esencia femenina. Es la que nos ayuda a mantener el foco en nosotras, dejar de vivir hacia fuera y volver al centro. Porque, cuando habitas tu fuego interno, todo a tu alrededor empieza a ordenarse.

Características de la Sacerdotisa

La Sacerdotisa suele ser tranquila, introspectiva y profunda. Transmite calma y presencia. Es la mujer que disfruta de la soledad y de su propia compañía. Cuando piensas en este arquetipo, quizá te venga a la cabeza la imagen de una mujer que vive sola en una cabaña llena de libros, palo santo, cristales y una chimenea encendida, el tipo de hogar que se convierte en santuario.

Está en constante búsqueda de crecimiento emocional y espiritual. Se atreve a explorar nuevas prácticas terapéuticas o filosóficas, pero no por moda, sino por el auténtico deseo de conocerse más. Es la amiga a la que muchas recurren cuando necesitan una palabra sabia, porque, sin esforzarse, encarna al oráculo: esa mujer que suele tener la frase justa en el momento preciso.

Cuando la Sacerdotisa está herida, puede caer en el *bypass* espiritual: se desconecta del mundo físico y de las emociones humanas, y se refugia en lo espiritual. Puede usar frases como «Nadie está alineado con mi energía» para evitar la intimidad emocional y el contacto real. A veces se aísla tanto que se olvida de que la vida también se vive en el cuerpo, el presente y los vínculos cotidianos.

Puede proyectar su poder personal en mentores, guías o terapeutas: los idealiza y se olvida de su sabiduría intuitiva. Pero ninguna respuesta externa es más poderosa que la que vive dentro de ti.

Volver a tu Sacerdotisa interior es reconectar con tu alma, crear un hogar en tu interior y confiar en que el verdadero poder no necesita ser ruidoso, solo auténtico.

Fortalezas del arquetipo de la Sacerdotisa

- Abraza lo desconocido y los misterios de la vida.
- Su intuición es guía; confía más en su sabiduría interna que en las opiniones externas.
- Encuentra sentido en lo simple y espiritualiza lo cotidiano.
- Escucha su voz interior en el silencio.
- Practica la meditación, el yoga o rituales que calman su sistema nervioso.
- Cultiva la autocompasión y es capaz de mantener la calma en momentos difíciles.
- Honra la soledad elegida como refugio nutritivo.
- Su presencia es sutil pero profunda, vive con conciencia más allá del mundanal ruido.
- Sabe mantener el equilibrio en esta vida moderna, rápida y exigente gracias al cultivo de la autocompasión y la conexión interior.

Sombras y desafíos del arquetipo de la Sacerdotisa

- Puede usar la espiritualidad para desconectarse del mundo terrenal.
- Tiende a aislarse y usa su sensibilidad como excusa para no vincularse.
- Se siente poco comprendida o invisible en su entorno.
- Busca respuestas fuera y se desconecta de su guía interna.
- Proyecta la necesidad de hogar en lugar de construirlo dentro de sí misma.
- Le cuesta expresar lo que siente y necesita.
- La velocidad del mundo la abruma, la hace sentir fuera de lugar.

Este arquetipo te recuerda que regresar a ti es una forma de volver al mundo. Y que la espiritualidad verdadera no te aleja de la vida, te enseña a habitarla.

¿Cómo vive el amor la Sacerdotisa?

El arquetipo de la Sacerdotisa se manifiesta en mujeres que, en el amor, buscan algo más que una relación emocional: desean una conexión profunda, espiritual y auténtica. Necesitan una pareja que esté alineada con sus valores, que respete su autonomía y que entienda su necesidad de soledad, silencio y espacios propios para recargarse.

La Sacerdotisa elige vínculos que le permiten crecer, no solo compartir. Para ella, una relación debe sentirse como una alianza del alma, un espacio donde pueda ser ella sin filtros. Si se siente herida, puede pasar largos periodos aislada, pues cree que así protege su paz, aunque en realidad evita la intimidad y el aprendizaje que nace del encuentro con el otro.

En temas de sexualidad, muchas veces desconecta de su deseo. Suele elegir parejas que la colocan en el arquetipo de la mujer buena o pura, y dejan el placer como algo reservado para la unión romántica. Por eso es importante que se permita explorar su sexualidad desde una mirada sagrada, íntima y libre, y reconocer su cuerpo como un templo que también merece gozo.

En pareja, suele ser hogareña. Le encanta crear espacios que ambos sientan como sagrados, donde puedan descansar y ser. Es la mujer que convierte su casa en un santuario lleno de rituales, velas, libros y cuidados. Sus relaciones suelen girar en torno a lo íntimo y lo seguro, y prioriza el tiempo en casa, las conversaciones profundas y los pequeños rituales compartidos.

Sin embargo, ese deseo de calma puede convertirse en rutina si el fuego no se aviva. Por eso la Sacerdotisa iluminada necesita conectar con su arquetipo de la Amante: abrirse al juego, al deseo, a la espontaneidad. Porque lo sagrado no está reñido con el placer, y el amor necesita tanto profundidad como chispa para mantenerse vivo.

Profundiza en tu Sacerdotisa interior

1. ¿Qué siento al estar en silencio? ¿Lo busco o lo evito?
2. ¿Qué prácticas me ayudan a volver a mí cuando el mundo me abruma?
3. ¿Cuándo fue la última vez que escuché a mi intuición sin cuestionarla?
4. ¿Estoy habitando mi mundo interior o desconectando de lo que siento?
5. ¿Qué nivel de presencia tiene la espiritualidad en mi día a día? ¿La estoy habitando o idealizando?
6. ¿Tengo un espacio físico o emocional en el que me sienta en paz y segura?
7. ¿Me doy permiso para estar sola sin sentirme vacía?
8. ¿Qué relación mantengo con el ritmo de la vida moderna? ¿Lo acompaño, lo resisto o me pierdo en él?
9. ¿Me permito mostrarme tal como soy, sin miedo a que me malinterpreten o me invisibilicen?
10. ¿Qué parte de mi esencia necesita ser rescatada hoy para que me sienta más conectada conmigo?

Prácticas de una Sacerdotisa iluminada

- **Sabe que no hay camino externo que le diga quién es.** Por eso busca en su interior y explora prácticas espirituales con autenticidad.
- **Valora la soledad como un refugio sagrado** que la recarga por dentro.

- **Confía en su intuición** y la sigue como guía silenciosa.
- **A veces se manifiesta como bruja sabia o anciana interna,** una voz profunda que supera la edad.
- **Su espiritualidad no la aleja de la vida, la invita a habitarla:** caer, sentir y volver a sí misma.
- **Sabe que crecer no es lineal** y que la verdad no siempre es cómoda, pero sí liberadora. Por eso vuelve al cuerpo, al silencio y a los rituales que la sostienen.

Muchas veces este arquetipo se expresa a través del rol de mentora, terapeuta, guía o facilitadora espiritual. Es la mujer que acompaña a otras a reconectar con su intuición y a confiar en su voz interior.

Si te identificas con la Sacerdotisa, no necesitas seguir un modelo externo. Crea tu camino, honra tu verdad y permite que tu luz ilumine la vida de otras.

Porque ser Sacerdotisa es vivir desde el alma
y acompañar a otras a volver a la suya.

El arquetipo de la Madre

> Construye una vida para agradarte a ti, en la que tu niña interna se sienta amada y nutrida por la madre que puedes ser para ella.
>
> Ana Clavell

¿Sueles ser la mujer que cuida de todos a su alrededor? ¿No dejas de preocuparte por tus familiares o conocidos? ¿Eres la amiga que siempre está dispuesta a escuchar, aconsejar o resolver los problemas de los demás? ¿Alguna vez has sentido que caes en el rol de salvadora? ¿Te pasa que, aunque estás pendiente de todos, nadie parece cuidar de ti de la misma forma? ¿Sientes que das mucho, pero que pocas veces recibes con la misma intensidad?

Si te identificas con estas preguntas, es muy probable que el arquetipo de la Madre esté muy activo en tu vida. Es uno de los más arraigados en la psique femenina, ya que, desde pequeñas, muchas fuimos educadas para cuidar, sostener y hacernos cargo del bienestar de otros.

El arquetipo de la Madre no solo tiene que ver con la maternidad biológica. Está relacionado con ser maternal en tu energía: nutrir, proteger, acompañar emocionalmente, dar sin medida. Aunque es una fuerza muy amorosa, necesita equilibrio para no convertirse en autoabandono.

La Madre habita en todas nosotras. Es esa parte interna que cuida, nutre y escucha. Es la que pregunta «¿Cómo estás?» con verdadera intención. Vive en la mujer que abraza, que contiene, que está pendiente de que todos a su alrededor estén bien. Pero también es la que necesita maternar(se), estar presente para sí misma, reconocer sus necesidades y atenderlas.

Deméter, diosa de la cosecha, refleja el amor incondicional de una madre que, al perder a su hija Perséfone, paralizó la Tierra con su duelo. Solo su regreso devolvió la fertilidad al mundo. Este mito revela la fuerza del amor que nutre, cuida y transforma. La mujer que encarna este arquetipo sustenta, sostiene y guía. Puede ser madre biológica, mentora, cuidadora o una mujer con vocación de acompañar a otros desde el cuerpo, la mente y el alma.

Características de la Madre

Este arquetipo no se limita a la maternidad biológica. Se refiere a tu capacidad de dar vida a proyectos, ideas y vínculos significativos. La madre interior es esa parte de ti que cuida, sostiene y acompaña, pero también corre el riesgo de medirse solo por cuánto da. Cuando olvida sus necesidades, vacía su energía intentando sostener a todo el mundo menos a sí misma.

Cuando esta energía está herida, aparece la Madre resentida o controladora. Al igual que Deméter —que dejó de nutrir la Tierra como protesta por la pérdida de su hija—, puedes sentir que has dado demasiado sin recibir lo mismo a cambio. Esto quizá te lleve al agotamiento, al resentimiento, a culparte por necesitar descanso y a ocupar el rol de madre en tus relaciones de pareja, confundiendo el amor con el sacrificio y el control.

¿En qué momentos te has puesto en último lugar por cuidar a otros? ¿Cómo puedes empezar a nutrirte con la misma devoción con la que nutres a los demás?

El cuidado que das también te lo mereces tú. Ser una buena madre para ti es el primer paso para amar sin vaciarte.

Fortalezas del arquetipo de la Madre

- Se guía por el amor y el cuidado.
- Crea ambientes cálidos, seguros y acogedores.
- Está disponible para su pareja, familiares y amistades.

- Fomenta la compasión, el perdón y el agradecimiento en su entorno.
- Reconoce y valida los dones y esfuerzos de los demás.
- Acompaña con ternura y presencia a quienes más lo necesitan.
- Es el abrazo seguro que siempre está ahí cuando alguien lo requiere.
- Ha trabajado el vínculo con su madre y ha aprendido a maternarse.

Sombras y desafíos del arquetipo de la Madre

- Tiende a dejarse a un lado por cuidar de los demás.
- Puede volverse controladora por miedo a que otros sufran.
- Le cuesta marcar límites y respetar los de los demás.
- Se pierde en sus vínculos y olvida sus sueños o necesidades.
- Suele sentirse culpable por descansar o darse prioridad.
- Vive en un dar constante que puede llevarla al agotamiento y al autoabandono.
- Puede mostrar actitudes pasivo-agresivas si no se siente valorada.
- Tiende a caer en estados de tristeza o vacío emocional si no cultiva una vida que también la nutra a ella.

¿Cómo vive el amor la Madre?

La mujer que encarna a Deméter suele amar desde la entrega incondicional. Es empática, sensible y protectora. Sin embargo, su forma de amar a veces la lleva a crear vínculos desequilibrados en los que ella cuida, sostiene y da, pero no siempre recibe lo mismo.

Suele relacionarse con parejas que encajan en el modelo tradicional: ella asume el rol de cuidadora principal. En otros casos, se vincula con hombres inmaduros a nivel emocional y entra en la dinámica «madre-hijo» o en el clásico patrón de Wendy y Peter Pan: lo cuida, lo contiene, lo guía, y él evita responsabilizarse emocionalmente.

Esta forma de vincularse puede llevarla a la dependencia y a sentirse valiosa solo cuando da. En casos más extremos, su sensibilidad y su necesidad de sentirse útil pueden hacerla vulnerable a relaciones con personas narcisistas o poco empáticas, en las que su energía es absorbida sin reciprocidad.

A menudo, la Madre está desconectada de su cuerpo, su placer y su sensualidad. Vive en función del deber y el sacrificio, y siente que tiene que ganarse el descanso o el goce. Aunque puede ser cálida, amorosa y afectuosa, le cuesta habitar su erotismo o expresarse de forma provocativa, porque su energía está orientada a cuidar, no a sentir.

¿Qué tanto de lo que das es desde el amor y cuánto desde la necesidad de sentirte valiosa? ¿Qué podrías empezar a darte hoy, eso que llevas tiempo esperando recibir de los demás?

Ser Madre para otros es una bendición,
pero ser Madre para ti es poder.

Profundiza en tu Madre interior

1. ¿Qué parte de mí cuido con facilidad y cuál suelo descuidar?
2. ¿A quién estoy nutriendo constantemente? ¿Cuándo dejé de nutrirme?
3. ¿Qué me cuesta más: pedir ayuda o recibirla sin sentirme culpable?
4. ¿Qué tipo de vínculos me desgastan? ¿Por qué sigo sosteniéndolos?
5. ¿Cuándo fue la última vez que me pregunté qué necesito?

6. ¿Estoy dando desde el amor o desde el miedo a que no me valoren?
7. ¿Qué parte de mí necesita más contención y ternura en este momento?
8. ¿Qué límites necesito marcar para no seguir apagándome?
9. ¿Qué creencias heredadas sobre el cuidado o el sacrificio aún me pesan?
10. ¿Qué pasaría si empezase a darme el mismo amor incondicional que ofrezco a los demás?

Prácticas de una Madre iluminada

- **Ha aprendido a maternar** no solo a los demás, sino también a sí misma.
- **Cuida sin abandonarse,** elige estar bien para sostener con autenticidad.
- **Ha entendido que cuidarse no es egoísmo,** sino un acto sagrado, y por eso honra sus límites.
- **Suelta cargas que no le pertenecen** y protege su energía con amor.
- **Escucha su cuerpo y su ciclicidad**, se nutre antes de darse al mundo y ya no espera hasta agotarse.
- **Aprende a soltar lo que no puede controlar** y enfoca su energía en lo que es capaz de transformar.
- **Celebra su gozo como una forma de poder.** Conecta con su cuerpo, su útero y su placer como fuente de vida.

Porque conectar con tu energía femenina
es recordarte que mereces ser sostenida
por el mismo amor que entregas.

El arquetipo de la Doncella

> Mantente principiante, jugando, explorando y siendo más alma que ego.
>
> Elizabeth Gilbert

¿Te sientes en una búsqueda constante de quién eres y qué deseas? ¿Tiendes a tomar decisiones pensando más en agradar que en lo que realmente quieres? ¿Te cuesta marcar límites y darte prioridad sin sentirte culpable? ¿Te ha pasado que aún te sientes atrapada en el rol de hija, sin saber quién eres más allá de lo que tu madre o tu entorno esperaban de ti? En tus relaciones amorosas, ¿te cuesta mantener tu independencia emocional? ¿Te sientes conectada con la creatividad y te pasas la vida soñando despierta?

Si estas preguntas te tocan, es muy probable que la Doncella habite en ti. Representa el paso entre la inocencia y la madurez, el momento en que empiezas a preguntarte quién eres, más allá de lo que otros esperan de ti.

La Doncella vive en todas nosotras. Es esa parte que ha sido educada para ser buena, obediente, callada y servicial. Nos apegamos a este molde porque aprendimos que, si lo rompíamos, corríamos el riesgo de dejar de ser queridas. Por eso muchas veces ponemos el foco en los demás y dejamos de habitar nuestra energía. En ocasiones, la Doncella se siente como una niña de quince años en el cuerpo de una mujer de cuarenta, y desea habitar con fuerza esa versión madura, poderosa e inquebrantable que intuye dentro de sí misma.

La historia de Perséfone, hija de Deméter y futura reina del Inframundo, nos cuenta que Hades, el dios del mundo de los muertos, la raptó, pero también nos habla de una transformación: con el tiempo, la niña inocente se convirtió en la soberana del Inframundo. Su mito simboliza el tránsito a la vida adulta, el encuentro con el inconsciente y el poder que surge cuando una mujer acepta sus ciclos, sus sombras y su capacidad para renacer.

Algunas versiones afirman que Perséfone no solo fue víctima: descendió al Inframundo por voluntad propia para dejar de ser la reina de las flores y convertirse en la reina de las profundidades. Este arquetipo representa una iniciación, un viaje hacia dentro para descubrir quién eres más allá de lo que esperaban de ti.

Características de la Doncella

La Doncella simboliza los comienzos, la inocencia, la curiosidad y el deseo profundo de descubrir quién eres. Puede activarse al iniciar una relación, un proyecto o una nueva etapa; te invita a soñar y a creer que todo es posible.

Este arquetipo es clave en todo proceso de despertar. Inspirado en Perséfone, simboliza el paso de niña a mujer, del rol de hija al de soberana. Este viaje representa el descenso que muchas mujeres atraviesan cuando dejan de vivir según lo que se espera de ellas y eligen, al fin, lo que las hace sentir vivas. Pero la Doncella te recuerda que crecer lleva tiempo y que no tienes que correr para llegar a ti.

Cuando este arquetipo está herido, puede manifestarse en dificultad para tomar decisiones, necesidad constante de aprobación, miedo al rechazo, culpa por darte prioridad o deseo de que alguien resuelva tu vida. Es la mujer que se siente impostora, que se compara y que todavía no cree del todo en su valor.

Pero la Doncella sana sabe que no hay debilidad en empezar de nuevo, que ser mansa no es lo mismo que frágil y que crecer no es traicionar tu inocencia, sino aprender a sostenerla con amor. Pregúntate: «¿En qué áreas de mi vida sigo esperando que alguien decida por mí?», «¿Quién podría ser si me atreviera a sostener mi verdad, aunque eso significase incomodar a otros?».

Fortalezas del arquetipo de la Doncella

- Abraza el cambio con curiosidad y apertura.
- Es resiliente por naturaleza, explora los retos como si fueran aprendizajes.
- Se reinventa con libertad y descubre nuevos talentos e intereses.
- Conserva su juego interno, su creatividad y su espontaneidad.
- Cuida con ternura de su niña interior y de su mundo emocional.
- Se abre a la experiencia sin miedo al error, confía en el camino que ha elegido.
- Sabe recibir con gratitud, sin culpa ni necesidad de complacer.
- Escucha su cuerpo, explora el placer y el bienestar con libertad.

Sombras y desafíos del arquetipo de la Doncella

- Puede quedarse atrapada en el rol de la niña buena y priorizar la aprobación ajena por encima de su autenticidad.
- Vive inseguridades que la hacen dudar de su poder y sus capacidades.
- Su síndrome de impostora apaga sus logros y méritos.
- La autoexigencia interna puede llevarla al perfeccionismo o al autosabotaje.
- A veces evita asumir su responsabilidad emocional y espera ser rescatada.
- Teme tomar decisiones por miedo a equivocarse o ser rechazada.
- Le cuesta marcar límites firmes, sobre todo en vínculos donde siente que pierde su voz.

¿Cómo vive el amor la Doncella?

La Doncella se acerca al amor con una mezcla de inocencia, deseo de conexión y curiosidad genuina. Es uno de los arquetipos más vulnerables al dolor relacional, ya que su energía abierta y confiada puede atraer vínculos en los que se aprovechen de su bondad o falta de madurez emocional. Por eso necesita aprender a elegir desde la seguridad, no desde la necesidad de ser elegida.

Cuando la Doncella domina sin equilibrio, suele enamorarse de quien la elige sin preguntarse si esa persona es coherente con lo que desea o necesita. Tiende a idealizar, a entregarse demasiado pronto y a quedarse en relaciones en las que no se siente vista ni cuidada, lo que la hace repetir dinámicas en las que su poder queda diluido.

Hay tres patrones de pareja que suelen repetirse en su camino:

1. **El hombre-niño.** Inmaduro, inestable y emocionalmente ausente. Divertido al inicio, pero sin sostén real. Si la Doncella no madura, la relación se estanca en lo adolescente, sin evolución ni profundidad.
2. **El chico malo o su Hades interno.** La confronta con su sombra, su deseo, su rabia y su poder sexual. Es una relación intensa que la obliga a salir del rol de niña buena, y que puede empoderarla si pone límites y se sostiene. Si no, se vuelve tóxica y adictiva, y la atrapa en la dependencia emocional.
3. **El hombre mayor o dominante.** Ella busca contención; él se nutre de su frescura. Pero la relación puede volverse desigual: ella cede su voz, él gana control. Muchas veces este patrón repite heridas de la infancia, sobre todo si ha tenido una madre autoritaria.

En el amor, la Doncella puede verse desconectada del cuerpo y de la sensualidad. Cuando aún está sumida en el rol de niña buena, evita o teme habitar su sexualidad como fuente de poder. Pero, cuando despierta, se convierte en una mujer magnética capaz de sostener tanto su inocencia como su profundidad. Puede transitar de Perséfone hija a Perséfone reina.

Sobre todo, debe recordar que su energía femenina madura no se desarrolla desde el control o la necesidad de agradar, sino desde la decisión de ponerse en el centro de su vida y darse prioridad.

Profundiza en tu Doncella interior

1. ¿Siento que sigo buscando quién soy, más allá de lo que otros esperan de mí?
2. ¿Tomo decisiones desde lo que quiero o desde el miedo a decepcionar?
3. ¿Qué parte de mí sigue esperando que alguien venga a rescatarme o a decirme qué hacer?
4. ¿Confío en mi capacidad para sostenerme emocionalmente?
5. ¿Siento culpa cuando me doy prioridad o marco límites que incomodan a los demás?
6. ¿Me adapto a lo que otros quieren y dejo de lado lo que yo deseo?
7. ¿Estoy cultivando espacios de soledad para descubrir quién soy fuera de mis roles?
8. ¿Me permito explorar, jugar, equivocarme y volver a empezar sin juicio?
9. ¿Hay alguna parte de mi historia que necesito sanar para dejar de buscar la validación externa?
10. ¿Qué necesito hoy para convertirme en la mujer en la que deseo transformarme?

Prácticas de una Doncella iluminada

- **Se convierte en una madre amorosa para su niña interior.** Honra su inocencia y le ofrece un refugio seguro.
- **Entrega su corazón con conciencia.** Protege su sensibilidad marcando límites claros.
- **Abraza la soledad como un acto de amor propio.** Recuerda quién es cuando se escucha en silencio.
- **Reconecta con su cuerpo como templo.** Explora el placer sin culpa y a su ritmo.
- **Toma decisiones desde su verdad.** Confía más en su voz que en la dirección externa.
- **Deja atrás la necesidad de agradar.** Elige una energía femenina madura, auténtica y libre de sacrificios.

No está aquí para ser la ofrenda: ella es el altar. Cuando pone el foco en sí misma y se presta atención, se convierte en la mujer segura, sabia y libre que siempre ha llevado dentro.

El arquetipo de la Reina

> Siempre habrá alguien que no pueda ver tu valor.
> No dejes que ese alguien seas tú.
>
> Mel Robbins

¿Te consideras una mujer leal en tus relaciones, capaz de enfrentarte a cualquier desafío junto a tu pareja? ¿Sientes que tienes un liderazgo natural? ¿Confías en ti y en tu capacidad para lograr lo que te propones? ¿Te reconoces como competitiva y, a veces, sientes celos o te comparas con otras mujeres? ¿Te cuesta confiar por completo en tu pareja o permitirte recibir?

Si has respondido que sí a varias de estas preguntas, es probable que este arquetipo viva intensamente en ti.

La Reina simboliza poder, seguridad y presencia. Es esa mujer que irradia firmeza, claridad y determinación. A veces su seguridad puede malinterpretarse como arrogancia, pero en el fondo solo es una mujer que se conoce. Su liderazgo es natural: conecta desde la empatía, pero no se desdibuja para complacer. Sabe marcar límites y se mantiene firme en sus valores.

La personifica Hera, la reina del Olimpo, diosa del compromiso y el matrimonio, sabia, fuerte y estratega. Sin embargo, su relación con Zeus estuvo marcada por infidelidades y humillaciones, lo que encendió en ella la sombra de los celos, la envidia y el resentimiento. Aun así, nunca dejó de creer en el valor del compromiso y la lealtad. Hera nos recuerda que el poder no está solo en reinar, sino en sostenerse con dignidad incluso en el dolor.

Suele destacar en lo que hace: brilla en su profesión, inspira a quienes la rodean y, aun siendo autosuficiente, anhela compartir su vida con alguien que esté a su altura. Para la Reina, tener una pareja que la valore, que comparta su visión y construya a su lado no es una necesidad, es el deseo profundo de construir un reino compartido.

Características de la Reina

Este arquetipo representa a una mujer leal, firme y resiliente. Sabe sostener procesos difíciles con tal de honrar sus metas y relaciones. La Reina sana sabe que no tiene que elegir entre el amor y el poder. Puede tener una vida en la que se sienta plena, segura y exitosa, y estar acompañada por alguien que sume, que nutra, que no le reste fuerza al mismo tiempo.

Pero para eso necesita tener claros sus límites innegociables y no permitir que su poder interior se diluya por miedo a quedarse sola.

Cuando la Reina está herida, puede volverse controladora, celosa o compararse con otras mujeres desde la carencia. Puede exigirse tanto a sí misma que el miedo al éxito la sabotee, y sentir que no puede sostener todo lo que ha construido. En ocasiones se encierra en su castillo interior y usa la autosuficiencia como un escudo que la aísla del mundo. Y ahí es donde necesita recordar que ser Reina no significa cargar sola, sino saber delegar, pedir apoyo y mostrarse vulnerable sin perder su dignidad.

Fortalezas del arquetipo de la Reina

- Es leal a sus valores y se compromete con su propósito.
- Construye vínculos duraderos desde la colaboración y el trabajo en equipo.
- Su liderazgo empático genera conexiones profundas.
- Se comunica con claridad.
- Cuida de su bienestar y del de las personas a las que ama.
- Fomenta la admiración mutua y celebra los logros del otro.

- Inspira con su visión y motiva a otros a crecer.
- Tiene vocación de liderar y crear comunidad.
- Sabe equilibrar lo personal y lo profesional, y aprende a soltar lo que escapa a su control.

Sombras y desafíos del arquetipo de la Reina

- Si quiere sostenerlo todo sola, puede sobrecargarse.
- Le cuesta soltar el control y confiar plenamente.
- Usa el control como defensa para sentirse segura.
- Sus inseguridades pueden traducirse en celos o comparación con las demás.
- Se pierde en sus roles y se olvida de su identidad personal.
- Si se siente vulnerable, puede volverse manipuladora o exigente.
- A veces cree que amar es sacrificarse y se olvida de su prioridad: ella.

¿Cómo vive el amor la Reina?

Este arquetipo ama con devoción, intensidad y entrega. Cuando está en pareja, espera que acompañe su fuerza sin sentirse intimidado por ella. Es una mujer clara con lo que desea, y valora la honestidad, la lealtad y la admiración. Su anhelo más profundo es sentirse tratada como lo que es: una reina. Quiere que su pareja reconozca su poder, sus logros y su entrega.

Para la Reina, una relación es sagrada. Sueña con el compromiso y valora los rituales de unión —por ejemplo, una boda— como símbolo de crecimiento y lealtad compartida. Sin embargo, si no se siente elegida o valorada, puede desconectarse de su poder, vincularse desde la carencia y entregarse a quien no sabe sostenerla.

Suele sentirse atraída por hombres exitosos, decididos, que reconozcan su liderazgo y respeten su fuerza. Hombres que no intenten apagar su brillo, sino que lo celebren. Florece cuando se siente parte de un equipo donde ambos se impulsan y se reconocen. Sin embargo, si se queda en el rol dominante, puede terminar tratando a su pareja como un súbdito en lugar de como un igual. En esos casos, las relaciones se desequilibran y aparece el control, el resentimiento o el autoabandono.

Como Hera, la reina del Olimpo, puede terminar vinculada a hombres narcisistas, manipuladores o infieles si olvida su valor. Por eso siempre ha de ser consciente de que lleva puesta la corona. Su autoestima no se suplica ni se negocia.

Una Reina iluminada aprende a soltar el control y a confiar. Reconoce que el amor no es una lucha de poder, sino una creación mutua. Se abre a recibir, a descansar, a mirar a su pareja como a un rey: alguien capaz de sostenerse por sí mismo, liderar y ser compañero, no carga.

Profundiza en tu Reina interior

1. ¿Qué representa para mí ser una mujer que se sostiene sin perder la ternura?
2. ¿Estoy construyendo mi vida desde mi poder interior o desde lo que otros esperan de mí?
3. ¿Cuáles son mis valores innegociables en una relación? ¿Vivo en coherencia con ellos?
4. ¿Qué tipo de liderazgo ejerzo en mi vida, desde el control o desde la confianza?
5. ¿He confundido lealtad con sacrificio en algún vínculo? ¿En qué momento me he traicionado por mantener una relación?
6. ¿Me permito recibir o sigo creyendo que debo demostrar mi valor para merecer que me amen?

7. ¿Qué parte de mí sigue buscando la validación externa para sentirse segura?
8. ¿Qué me cuesta más: marcar límites a los demás o respetar los míos?
9. ¿En qué áreas de mi vida intento tener el control absoluto por miedo a soltar?
10. ¿Qué me está pidiendo mi Reina interior para sentirme en paz, sostenida y respetada?

Prácticas de una Reina iluminada

- **Sabe qué es esencial para ella.** Busca una relación que comparta sus valores y propósitos, no solo afinidades externas. Se guía por su verdad, no por la aprobación ajena.
- **Honra sus límites con claridad y compasión.** Sabe que proteger su bienestar la acerca a relaciones más sanas y genuinas.
- **Ha transformado su rabia en brújula.** Ya no explota ni se calla: escucha lo que le duele y actúa con presencia y conciencia.
- **Ha aprendido a soltar el control.** Ya no necesita hacerlo todo. Pide ayuda, confía, descansa. Lidera desde su humanidad, no desde la carga.

La energía femenina florece cuando dejamos de hacernos las fuertes todo el tiempo y empezamos a habitarnos desde la vulnerabilidad, la suavidad, la seguridad interior y la confianza. Por eso el arquetipo de la Reina es esencial: representa la fuerza interna que sostiene con firmeza sin desconectarse del corazón.

Una Reina iluminada no necesita demostrar
su valor, solo debe recordarse que ya lo tiene.
Su presencia es su trono. Su autenticidad,
su corona. Su compasión, su legado.

El arquetipo de la Amante

> El gozo y la dicha llegan en esos momentos en los que vivimos nuestra verdad más profunda, cuando lo que hacemos está alineado con nuestra esencia arquetípica. Es entonces cuando somos más auténticas y seguras de nosotras mismas, y sentimos que lo que hacemos —aunque parezca algo muy cotidiano— es sagrado.
>
> JEAN SHINODA BOLEN

¿Amas la belleza, lo estético y todo aquello que despierta los sentidos? ¿Te han dicho alguna vez que eres impulsiva? ¿Te encanta romantizar tu vida y mantener viva la pasión en tus vínculos? ¿Te cuesta marcar límites porque te importa agradar? ¿La sensualidad y el juego de la seducción forman parte de tu manera de habitar el mundo? ¿Sientes que tu creatividad fluye?

Si te identificas con estas preguntas, es muy probable que el arquetipo de la Amante esté muy presente en ti, avivando no solo tu energía creativa, sino también el deseo de conexión auténtica.

Para visualizar este arquetipo, puedes pensar en Carrie Bradshaw, de *Sexo en Nueva York*, movida por su amor por el romance y su pasión por escribir sobre él. O en su amiga Samantha, que encarna la libertad, la sensualidad y el poder de seducción. La Amante es mucho más que la atracción física: es una fuerza vital que transforma lo cotidiano en una experiencia sensorial, que invita al gozo, a la intimidad, al presente y al vínculo profundo.

La personifica Afrodita, la diosa del amor, de la belleza y la creatividad. Según la mitología, nació ya adulta de la espuma del mar, escena que Botticelli inmortalizó en *El nacimiento de Venus*. Aunque estuvo casada con Hefesto, su verdadera pasión fue Ares, el dios de la guerra. Sentía por él un amor intenso, caótico y lleno de fuego.

Afrodita vive en cada una de nosotras cuando nos abrimos al deseo, al placer, al amor propio y a la creación. No solo aparece cuando nos enamoramos de alguien, sino también cuando nos apasionan la vida, el arte y nosotras mismas.

Características de la Amante

Este arquetipo representa la belleza, la sensualidad, la creatividad, la pasión y la conexión profunda con el corazón. Ver el mundo a través de los ojos de Afrodita es aprender a romantizar la vida, a disfrutar de cada instante, a encontrar placer en lo simple y cotidiano. Es vivir en el presente con los sentidos despiertos, sabiendo que estar viva ya es una celebración. Pero esta presencia puede volverse impulsiva cuando no hay dirección o conciencia.

De todos los arquetipos, la Amante es la más conectada con su cuerpo y energía sexual. Aunque muchas mujeres han sido avergonzadas o juzgadas por ello, nos invita a reconciliarnos con el cuerpo y el sentir.

Cuando la Amante está herida, olvida su valor. Se siente poco elegida, se desconecta de su sensualidad y se mira con dureza. Se castiga por no ser suficiente y deja de reconocer sus logros, esperando que alguien la valide. Pero el verdadero reconocimiento empieza en una misma.

Volver a la Amante es recordarte que no necesitas que te den permiso para brillar ni que te aprueben para sentirte valiosa. Estás aquí para amarte con presencia, celebrar cada parte de ti y elegirte una y otra vez.

Fortalezas del arquetipo de la Amante

- Tiene un magnetismo natural que atrae.
- Está profundamente conectada con su cuerpo y su sensualidad.
- Vive desde el gozo, el placer y la belleza, incluso en los pequeños detalles.
- Es su propia musa: creativa, libre y apasionada.
- Se da permiso para explorar, jugar y vivir nuevas experiencias.
- Atraviesa sus emociones con aceptación y ternura.
- Se vincula desde una intimidad emocional auténtica.
- Sabe poner límites con sensibilidad y firmeza.
- Erotiza su vida, honrando tanto la conexión emocional como la sexual.

Sombras y desafíos del arquetipo de la Amante

- Puede depender de la validación externa para sentirse valiosa.
- Su autoestima fluctúa según si se siente elegida.
- Le cuesta comprometerse o mantener lo que inicia.
- La impulsividad puede llevarla a tomar decisiones poco alineadas con sus valores.
- Busca el placer inmediato, lo que dificulta la constancia en las relaciones o en los proyectos.
- Tiende a idealizar y confundir deseo con conexión real.
- Usa la seducción como mecanismo de control.
- Puede caer en patrones adictivos o relaciones dependientes.
- Se desconecta de su sexualidad sagrada y la utiliza para regular su estado emocional sin cuidar del vínculo.

¿Cómo vive el amor la Amante?

El arquetipo de la Amante ama el amor. Para la mujer que lo encarna con fuerza, es natural atraer y generar conexiones románticas con facilidad. Sin embargo, no solo se trata de pasión o diversión: busca una experiencia auténtica en la que haya intimidad, entrega emocional y conexión profunda.

Las mujeres influenciadas por Afrodita tienden a elegir parejas que no siempre las valoran del todo. A menudo se sienten atraídas por hombres que solo buscan intimidad sexual o que, como ellas, son enamorados del amor, pero no están dispuestos a comprometerse ni a construir un vínculo maduro y duradero.

La Amante se enamora rápido. Suele idealizar al otro y pasar por alto señales claras de inmadurez emocional, falta de compromiso o desinterés por su mundo interno. Como Afrodita, es capaz de vivir relaciones intensas, pasionales e incluso tormentosas. A veces estas elecciones la llevan a un patrón repetido de amor-desilusión.

Afrodita puede quedarse atrapada en relaciones adictivas, confundir intensidad con conexión genuina y terminar dependiendo de parejas frías o emocionalmente inestables.

Las relaciones duraderas pueden ser un reto para ella, pero no porque no quiera amar con toda su alma, sino porque anhela sentirse viva. Así que, para sostener una relación más allá del enamoramiento inicial, deberá integrar otros arquetipos, como la Reina o la Madre, y cultivar la estabilidad, el compromiso y la profundidad emocional.

Su pareja ideal es alguien con madurez emocional a quien no le asuste su intensidad, que sepa sostener su fuego y acompañarla en su creatividad y sensibilidad.

Profundiza en tu Amante interior

1. ¿Cuánto espacio le estoy dando al placer en mi vida cotidiana?
2. ¿Cómo me relaciono con mi cuerpo cuando nadie me mira?
3. ¿Siento que tengo que merecer el disfrute o me permito gozar sin culpa?
4. ¿Qué creencias heredé sobre la sensualidad, el deseo o el erotismo?
5. ¿He usado alguna vez mi sensualidad para complacer a otros sin atender a mi verdadero deseo?
6. ¿En qué momentos me siento más viva, libre y conectada con mi energía femenina?
7. ¿Qué emociones despierta en mí la palabra «seducción»?
8. ¿Vivo mi vida con pasión o solo la administro?
9. ¿Qué heridas emocionales necesito sanar para volver a confiar en la intimidad emocional y física?
10. ¿Qué tipo de amante quiero ser, primero para mí y luego para los demás?

Prácticas de una Amante iluminada

- **Ha hecho del placer una práctica sagrada.** Honra su cuerpo a través del ritual del toque sagrado que has aprendido en los primeros capítulos.
- **Romantiza lo cotidiano.** Cocina con velas, se viste para sí misma, pone música que la eleva. Más que lo que hace, importa el cómo. Habita el presente, transforma lo simple en belleza y conecta con su energía femenina a través del gozo y la emoción.
- **Una de sus prácticas favoritas es el trabajo del espejo,** inspirado por Louise Hay. Se mira a los ojos, en especial

cuando está desnuda, y se acaricia con suavidad mientras repite afirmaciones que nutren su amor propio: «Mi cuerpo es sagrado. No es para todo el mundo», «Mi vulva es un templo. Solo entra la persona que honra mi alma».

- **Sabe que no puede pedir a otros lo que primero no se da a sí misma.** Por eso se convierte en su mejor amante: cultiva espacios de disfrute, placer e intimidad emocional. Se regala flores, se lleva a sus citas favoritas, baila para ella.

El placer no es una recompensa por haber hecho mucho: es una forma de honrar la vida y recordarte que estás viva.

Reclama tu conciencia femenina

> La adicción a la perfección está en la raíz de la herida femenina. Se convierte en una muerte espiritual. Pierdes tu alma intentando ser lo que otros quieren que seas.
>
> MARION WOODMAN

Dentro de ti viven muchos rostros femeninos. Estos siete arquetipos —la Guerrera, la Sabia, la Sacerdotisa, la Madre, la Doncella, la Reina y la Amante— son solo una parte esencial de tu universo interior. Cuando los integras, dejas de fragmentarte. Cada uno te trae un mensaje, una fuerza, una necesidad. Están esperando que los reconozcas, los valides y los integres en tu vida, aunque sea durante unos momentos. Son la brújula que te permitirá reconectar con tu sabiduría femenina auténtica.

¿Cuál de estas partes de mí tuve que abandonar para encajar, sobrevivir o ser querida?

En nuestra cultura, a las mujeres nos han hecho creer muchas veces que ser «demasiado» —intensa, emocional, sexual, libre, ambiciosa...— es un problema. Por eso, para sentirnos aceptadas, dejamos en la sombra partes valiosas de nosotras. Pero ha llegado el momento de reclamarlas.

Toma papel y lápiz, y pregúntate, con cada uno de los arquetipos:

- ¿Qué parte de mí abandoné para sobrevivir?
- ¿Qué me está pidiendo que vuelva a integrar?
- ¿Qué necesita de mí esta versión para sentirse escuchada y valorada?

1. **Guerrera:** ¿Me dijeron que era demasiado intensa, fuerte o confrontativa? ¿Tuve que callar mi voz para no incomodar?
2. **Sabia:** ¿Censuré mis ideas o saberes por miedo a parecer soberbia o inadecuada? ¿Me desconecté de mi verdad para complacer a otros?
3. **Sacerdotisa:** ¿Dejé de escuchar a mi intuición por miedo a que pensaran que era rara o poco lógica? ¿Rechacé mis espacios de soledad y contemplación por la presión externa?
4. **Madre:** ¿Me abandoné mientras cuidaba de todos los demás? ¿Creo que mi valor está en lo que doy, no en lo que soy?
5. **Doncella:** ¿Tuve que dejar de ser dulce, soñadora o sensible para sobrevivir en un entorno hostil? ¿Sentí que tenía que crecer antes de tiempo y perdí mi inocencia?
6. **Reina:** ¿Minimicé mi liderazgo o poder para no parecer arrogante o mandona? ¿Desconecté de mi ambición por miedo a no ser querida?
7. **Amante:** ¿Reprimí mi sensualidad y mi placer porque me hicieron sentir culpable o avergonzada? ¿He dejado de erotizar mi vida por miedo a que me juzguen?

Inspira hondo y repite en voz alta: «Estoy lista para abrir mi altar interior y habitar todas mis versiones. Esta es una reclamación amorosa de todo lo que alguna vez rechacé. Me recibo, me acepto y me reconozco tal como soy. En todas mis formas. Esta es mi fuerza. Esta soy yo».

Pide ayuda a tus diosas interiores. Viven en ti, siempre están dispuestas a asistirte. Forman parte de tu energía vital, son fuente de tu sabiduría femenina y tu madurez emocional.

Cuando necesites su presencia, ponte una mano en el corazón y la otra en el vientre. Luego, pronuncia en voz alta: «Diosa interior, te invoco. Necesito tu asistencia con…». Para acabar, da las gracias.

Elige la diosa que quieras fortalecer en tu vida. Cuanto más la traigas a tu conciencia, más se reforzarán sus caminos en tu cerebro: nuevas sinapsis que conectan tu mente y tu cuerpo que moldean tu forma de pensar, sentir, decidir, amar…

Tal vez ella te inspire a crear, marcar límites, sostenerte o encender tu fuego interior. Recuerda: no estás hecha para encajar de una sola forma. No eres una. Eres todas.

Integrarlas es tu poder. Tu despertar empieza
cuando te dices con sinceridad:
«Yo también soy ella».

Aquí tienes un ejercicio para reconectar con ellas cuando lo necesites.

EJERCICIO PARA DESPERTAR
Conecta con tus diosas interiores

Busca un lugar cómodo y tranquilo. Siéntate o recuéstate con la espalda recta y cierra los ojos.

Respira hondo tres veces. Con cada exhalación, suelta el peso del día y lleva la atención a tu cuerpo. Relaja la mandíbula, los hombros, el pecho, el abdomen. Siente cómo tu cuerpo se entrega al descanso.

Estás en ti. Te sientes segura.

Ahora visualiza que desciendes por unas escaleras suaves y antiguas. Escalón a escalón, te sientes más enraizada, más presente, más conectada contigo. Al llegar al final, te encuentras un lugar sagrado. Es tu altar interior.

Tal vez está rodeado de flores, velas, árboles. Quizá es un espacio ancestral o una sala llena de luz. Mira a tu alrededor. Respira. Siente que este lugar es solo tuyo.

Frente a ti, en un círculo, aparecen siete figuras luminosas: tu Guerrera, tu Sabia, tu Sacerdotisa, tu Madre, tu Doncella, tu Reina y tu Amante. Tus siete diosas interiores.

Coloca una mano en el corazón y la otra en el útero. Respira con ellas. Obsérvalas.

Míralas con honestidad: ¿cuál ha estado demasiado tiempo sentada en el trono? ¿A cuál has dejado de lado, silenciado o rechazado? ¿A cuál de ellas necesitas hoy?

Acércate a esa diosa. Mírala a los ojos y dile, desde lo más profundo de ti: «Estoy lista para recibirte. Necesito tu fuerza, tu luz, tu guía».

Visualiza que todas se convierten en pequeños puntos de luz y que entran suavemente en tu corazón. Siente cómo se enciende algo en tu interior. Sabes que ellas viven en ti, que puedes llamarlas cuando las necesites. Están aquí para ayudarte a mantener el foco en ti, amarte, sostenerte. Desde este lugar de conexión, puedes crear relaciones en las que todas tus versiones tengan su espacio.

Mantente unos momentos en este altar. Respira. Cuando estés lista, vuelve a tu cuerpo poco a poco. Mueve muy despacio los dedos de las manos, de los pies... Abre los ojos. Bienvenida a casa.

Querida mujer, has llegado al final de este capítulo, en el que has abierto la puerta a tus diosas internas, esos rostros que te habitan, te susurran y esperan ser escuchados sin juicio. Hoy ya no necesitas silenciar ninguna de tus voces. Has aprendido a reconocerlas, a darles espacio, a sostenerlas con ternura. Has recordado que no hay partes «demasiado» intensas, sensibles o fuertes en ti, solo partes que piden presencia.

Ahora sabes que puedes ser muchas sin dejar de ser tú. Que tu autenticidad no se fragmenta cuando abrazas tus distintos matices; al contrario, se expande. Y, desde esa expansión amorosa, puedes empezar a crear vínculos en los que haya lugar para todas tus versiones, relaciones en las que tu energía no se reduce, sino que florece.

En el próximo capítulo bajaremos aún más al cuerpo y hablaremos del placer. Porque el placer también es tu lenguaje, tu herencia, tu brújula. Exploraremos cómo el gozo y la presencia no son lujos ni premios, sino recursos vitales para reconectar con tu energía femenina. Descubrirás cómo los centros sagrados de tu cuerpo pueden ser portales de poder, de voz, de libertad.

Este viaje no es solo una búsqueda externa, es una reclamación profunda, una que muchas mujeres antes que tú soñaron que alguna vez fuera posible. Ha llegado tu momento: abre ese camino.

¿Estás lista para despertar a la diosa
que habita en tu cuerpo?
Cuando una mujer despierta su placer,
despierta su verdad.
Y, cuando despierta su verdad,
ilumina el mundo.

6

El placer es tu herencia

> El placer es la fuente de nuestro poder.
>
> REGENA THOMASHAUER

¿Te has dado cuenta de que llevas toda la vida demostrando que eres suficiente, lo bastante inteligente, guapa, capaz, buena hija, amiga, pareja…, como si siempre hubiera algo que probar, como si tu valor estuviera fuera, esperando a ser validado?

Y sí, es muy fácil caer en esa obsesión silenciosa por la mirada ajena, por lo que otros piensan de ti, y, al mismo tiempo, muy difícil darle verdadero peso a tu propia voz, a lo que tú crees, sientes y necesitas de ti para ti.

Pero quizá lo más importante no sea responder a todo eso, sino atreverte a plantearte dos preguntas que pueden incomodarte un poco, pero también abrirte: ¿dónde ha quedado tu placer entre tanta exigencia? y ¿en qué momento te negaste el gozo, simplemente por existir?

Tal vez no tengas la respuesta, y está bien. A veces basta con dejar espacio, empezar a mirarte con más ternura y menos juicio, para recordar que no necesitas demostrar nada, que tú también mereces habitar el gozo, el descanso, el deseo…, solo por ser tú.

Quizá, como yo, te criaste en una cultura que celebra a las mujeres sacrificadas, esforzadas, siempre disponibles para los demás. Ese fue el modelo que repetí casi toda mi vida. Sin embargo, a finales de 2022, tras muchos años viviendo en modo supervivencia, perfeccionismo y autoexigencia, entendí que no podía seguir postergando el gozo. Y tuve que reconciliarme con el placer y la compasión.

Si mi vida durante esos años hubiera sido un libro, el placer apenas habría ocupado un par de páginas sueltas entre capítulos repletos de exigencia, perfección y deber. Una comida rica, una salida con amigas, una clase de yoga, un toque íntimo, una compra especial… Aun así, después de cada momentito de disfrute, aparecía la culpa.

¿De verdad me lo gané? ¿Hice lo suficiente para merecer esto?

El problema es que hemos deserotizado nuestra vida

Nos enseñaron a desconectarnos de nuestro poder, descansar con culpa, vivir el placer con castigo. Aprendimos a rechazar lo que nos hace mujeres: el parto debe ser doloroso, la vulva es sucia, el deseo es peligroso.

Pero lo que no nos dijeron es que en la tierra es donde florecen las flores.

Hicieron que olvidásemos el camino de regreso a nuestro jardín interior. Ese que solo florece cuando nos damos permiso para sentir, tocarnos, complacernos y, sobre todo, ser vulnerables.

Y el cuerpo lo recuerda. Nos habla cuando nos alejamos de nuestra verdad: tensión, insomnio, voz apagada, baja lubricación, deseo ausente, dolor durante la penetración, cistitis, bruxismo… Todas ellas son señales de que la exigencia ha tomado el control.

Y entonces entendí que quería que el placer y el gozo dejaran de ser una excepción en mi vida. Quería que me acompañaran, que fueran mi guía, mi impulso creativo, esa energía vital que sostiene el cuerpo y el alma en medio de una existencia que, de forma natural, incluye dolor, crisis y desafíos.

Porque, donde reinan la supervivencia y la autoexigencia, el placer y el erotismo no pueden quedarse. Y sin Eros no hay creatividad, no hay apertura, no hay sensualidad.

En el capítulo anterior hemos hablado del arquetipo de la Amante: nos recuerda cómo habitar el presente, cómo tener un romance con la vida, incluso en medio del caos. Nos enseña a desearnos, admirarnos, vivirnos como el amor de nuestra propia vida.

Y, si falta el deseo, el femenino aún no ha despertado. Sigue gobernando el masculino herido: el que exige, el que acelera, el que controla. Y tú no estás rota ni exageras, solo eres un guepardo enjaulado.

La llave de tu liberación está en tu cuerpo, en tu placer, en tu *pussy*. Sí, lo has leído bien. En tu vulva, en tu coño, también habita tu poder.

Puedes vivir desde el placer, la intuición, el merecimiento…, y no es egoísmo. Es sabiduría femenina.

Así que dime, amor: ¿le das permiso al placer para que se quede contigo? ¿O sigues exigiéndote tanto que solo te das un ratito de gozo y luego te culpas por sentir?

Tu cuerpo no necesita más castigos, lo que precisa es tu permiso para volver a sentir, habitarse sin culpa, abrirse al placer. Porque aquí comienza el verdadero viaje: reclamar tu herencia. Todo lo que has leído antes solo han sido los preliminares. Ahora empieza lo bueno.

El momento en que reclamas tu herencia perdida, en que dejas de mirar hacia fuera y enciendes la luz en tu interior, en que el cuerpo deja de ser territorio ajeno y vuelve a transformarse en tu hogar.

Este no es un capítulo más, es un portal hacia una vida despierta, uno que se abre con la llave más poderosa del universo: tu placer compasivo.

¿Eres buena amante para ti?

No sé tú, pero yo siento un cosquilleo en el cuerpo al escribir estas palabras. Este, sin duda, es uno de mis capítulos favoritos.

¿Te has dado cuenta de cuánto anhelamos tener un buen amante o una pareja que nos haga sentir plenas? Muchas veces volcamos deseos, anhelos y necesidades en otra persona, o nos pasamos la vida —de forma inconsciente, quizá desde una herida— esperando que venga alguien a completarnos.

Eso forma parte del femenino inmaduro, aquel al que lo deslumbran los fuegos artificiales y se engancha con los detalles del masculino inmaduro. Pero lo que pocos te dicen es que esos gestos no se sostienen en el tiempo si tú no te muestras y te tratas como mereces que te traten.

Porque tú, a diario, estás dando una clase magistral de cómo deseas ser amada. Entonces, pregúntate:

- ¿Cuánto te deseas?
- ¿Cuánto placer experimentas solo por y para ti?
- ¿Cuántos momentos de presencia plena te regalas?

Cuando eres el centro de tu vida, no necesitas pedir que te den. Das desde tu plenitud, y lo que llega a ti lo hace en sintonía con ese amor propio que ya has cultivado.

¿Te imaginas que esa persona que tanto has idealizado —incluso la pareja que tienes hoy— despertara mañana convertida en la versión que deseas? ¿Cómo te trataría? ¿Qué detalles tendría contigo? ¿Qué aventuras te invitaría a vivir? ¿Cómo te tocaría, te desearía, te provocaría para hacerte anhelar más del placer, del presente, de la vida?

Voy a confesarte algo: soy amante de la fantasía romántica. Mientras leo sobre estos personajes escritos por y para mujeres, me maravilla cómo estimulan justo esas zonas del cerebro donde nace el anhelo. Y me pregunto: ¿por qué no usar toda esa información a nuestro favor? ¿Por qué no convertirnos en nuestras mejores amantes?

Muchas mujeres sabias, sin importar la edad que tengan, ya lo han hecho. Como Liz Gilbert en *Come, reza, ama*, que se volvió su mejor amante a través del gozo y el placer. Aprendió a regular su sistema nervioso y salió del estado de supervivencia y obsesión por ser suficiente. A través del placer... Desde allí, se convirtió en el centro de su vida.

Y no es coincidencia que justo en ese momento apareciera alguien que resonaba con esa nueva seguridad. Porque, cuando te alineas con el placer, te alineas con la vida.

El placer no es indulgencia. Es un regalo que te recuerda que estás viva. Y de esos momentos sensibles, íntimos, reales, nacen la fuerza, el coraje y el arraigo para abrazar la vida tal como es.

Ahora te invito a reflexionar: ¿qué es para ti un buen amante? Y no hablo solo del que está en la cama, sino de una pareja que te admire, te desee, te seduzca con presencia y te vea con devoción. Un amante de la vida.

Si lo piensas, la primera cualidad de un buen amante es esa: la devoción. Un buen amante está enfocado. Cuando alguien capta su atención, se convierte en el centro de sus anhelos. No busca la perfección; aprende a admirar lo que hay tal como es.

Un buen amante también está presente. No solo a nivel físico, sino con atención plena. Te ancla al aquí y ahora, pero también enciende el deseo por lo que podría ser si te permitieras ceder a eso que anhelas.

Este es uno de los motivos por los que muchas personas ceden ante aventuras pasajeras o caen en la infidelidad: ese estado de romanticismo y erotización de la vida no solo es placentero, sino que también regula el sistema nervioso, activa la dopamina y la serotonina, y cambia por completo la perspectiva desde la que se habita la vida.

No te estoy diciendo que tengas una aventura ni tampoco justifico esas decisiones. Intento recordarte que, si no eres buena amante contigo, terminarás traicionándote, abandonándote y posponiéndote.

Ser el centro de tu vida requiere que despiertes a tu amante interior, que te vuelvas el altar y el objeto de tu propia devoción. Porque, mientras sigas centrada en probar tu valor frente a los demás, continuarás alejándote de ti.

Preguntas para despertar

- ¿Las cualidades de un buen amante están presentes en la relación que mantienes contigo?
- ¿Y en tu relación de pareja?
- ¿Cómo vas a conocer a un buen amante si no lo encarnas tú primero?
- Si estás en pareja, ¿le muestras, desde tu forma de habitarte, cómo puede ser un buen amante para ti?

Tu sistema nervioso necesita registrar cómo se siente el placer verdadero, el gozo de tu niña interior y la sensualidad de tu cuerpo habitado. Ese es el verdadero romance, el que nace contigo.

Aquí comienza tu camino para reconciliarte con el placer. El viaje hacia una nueva narrativa entre tú y el gozo. La oportunidad para redescubrir el deleite como algo íntimo, sagrado y cotidiano. Para que el placer deje de ser una excepción y se convierta en un amante constante. Uno que te haga sonreír en silencio al recordar los momentos compartidos. Uno que te recuerde que la vida puede ser liviana, sorprendente y generosa contigo.

Solo cuando te das permiso para ser espontánea, cuando te regalas aventuras contigo, te abres de verdad a lo inesperado. Como dice Julia Cameron: «Ten citas con tu artista interior». En el fondo, ella habla de lo mismo que exploramos aquí: de tu amante interior, de tu eros, de ese espacio sutil en el que tú, tu cuerpo y tus ideas fluis en libertad, sin presión ni exigencia. No empujas la vida. Te dejas llevar por ella.

Somos tan buenas amantes…, pero para otros. Lo damos todo por una pareja, por un «casi algo», por nuestros hijos, por un trabajo e incluso por nuestra mascota. Admiramos a nuestras amigas, colegas o figuras públicas. Las llenamos de flores.

Ha llegado el momento de volver ese foco hacia ti, de convertirte en el centro de tu vida y, sobre todo, de dejar que el placer sea tu guía.

Si hoy, con el tanque apenas lleno, eres capaz de dar tanto a las personas que amas, imagina todo lo que podrías compartir si estuvieras llena de ti, habitándote desde la plenitud de tu placer.

El placer no es una recompensa, es un recurso

Piensa en grandes artistas —Van Gogh, Warhol, Klimt…— o en músicos contemporáneos como Taylor Swift o Pablo Alborán. Todos ellos han sido guiados por la inspiración, esa musa que también conocemos como Eros.

Eros es deseo. Es impulso creativo. Es la energía que nos mueve a expresar, crear, compartir. Es placer en movimiento. Antes de cada obra, canción o pintura, siempre hubo una chispa: el deseo de sentir y hacer sentir.

Sin embargo, nos han enseñado a desconfiar de esa energía. A creer que el placer es peligroso, egoísta o inmerecido. A pensar que debe ganarse, como si fuera una recompensa. Pero no es así, también es medicina. Es poder. Y, adivina: ¡está disponible para ti!

Aquí comienza tu camino para reconciliarte con el placer, el viaje hacia una nueva narrativa entre tú y el gozo, la oportunidad para redescubrir el deleite como algo íntimo, sagrado y cotidiano, para que deje de ser una excepción y se convierta en un amante decidido. Uno que te haga sonreír en silencio al recordar los momentos compartidos. Que te recuerde que la vida puede ser liviana, sorprendente y generosa contigo.

Se nos ha dicho que el placer es peligroso, egoísta, que nos desconecta de lo importante, que nos aleja de la espiritualidad porque nos hace terrenales. Que es indulgente, que debe ganarse, como si fueran unas merecidas vacaciones; que está hecho para ofrecerse a otros o que es solo para el disfrute ajeno. Y así, sin darnos cuenta, hemos silenciado nuestro Eros, hemos apagado ese deseo interno que nos conecta con la vida. Lo hemos cubierto con exigencias, agendas llenas, la necesidad de estar ocupadas, ser productivas, eficientes, buenas y cumplir con todo, y hemos intentado sostener una rutina que no deja espacio al gozo ni al cuerpo que habitamos.

Si pasas horas pegada al teléfono, comes sin hambre o trabajas sin descanso, tu cuerpo te habla y te pide un gesto, un mimo, algo que lo nutra no solo en lo físico, sino también en lo emocional, lo profundo, lo que transforma y despierta.

Porque sí, hemos dejado de tocarnos, de escucharnos, de sentir. Hemos adormecido nuestra energía vital con rutinas que nos desconectan, que solo promueven la supervivencia, porque no hay presencia, y que nos impiden crear rituales que nos devuelvan al cuerpo, a lo que somos.

Por eso hoy quiero decirte algo que quizá nunca te han dicho: el placer es un recurso, medicina, una vía para regular el sistema nervioso, la puerta de regreso a ti.

Cuando comienzas a vivirlo como una práctica diaria, no como una excepción, te das cuenta de que tu cuerpo siempre supo sostenerse, aunque muchas veces lo usaste para escapar. Pero hoy puedes habitarlo como un puente, un regreso, la forma más simple y profunda de convertirte en el centro de tu propia vida.

Resignificar tu relación con el placer es comenzar a reeducar el sistema nervioso y la red neuronal por defecto. Es enseñarle a tu cuerpo que no necesita estar en modo supervivencia todo el tiempo, que el aquí y ahora puede ser un lugar seguro para habitarte, que eres capaz de sostener emociones incómodas sin abandonarte y, sobre todo, que puedes validarte en el proceso sin juicio ni vergüenza, simplemente por tu humanidad.

Se trata de crear una atmósfera de seguridad emocional en tu cuerpo, una que te rodee y que puedas extender a tus vínculos, tu hogar y tu vida.

Mi trabajo se ha centrado en el trauma relacional, también conocido como «heridas emocionales». Una de las claves más profundas y transformadoras en las mujeres a las que he acompañado ha sido guiarlas a reconectar con el cuerpo a través del placer. Eso que alguna vez sintieron y les fue negado, que solo se daban como recompensa después del esfuerzo, empieza a transformarse en una práctica de amor propio. Desde este lugar, muchas descubren que no tienen que seguir demostrando nada, que el papel de mujer perfecta puede terminar y que los estados de supervivencia ya no tienen por qué dirigir su presente, aunque el cuerpo siga registrándolos como reales.

Esta es la verdadera fuerza del placer íntegro, consciente y guiado: la herramienta que ayuda a aligerar las memorias del trauma vincular y la inseguridad emocional. Es un trabajo que se hace paso a paso, con paciencia y compasión. Recuperar el gozo, esa herencia que muchas mujeres antes de ti no pudieron reclamar, es también una forma de activar tu poder interior, convertirte en tu refugio, aprender a acompañarte y sostenerte sin tener que esperar que lo haga otra persona.

Hoy con mis clientas trabajamos el placer como un portal hacia la seguridad emocional y corporal. A través de las técnicas de *embodiment* o trabajo somático que has ido descubriendo en el libro, activarás tu inteligencia somática y emocional, y aprenderás a estar para ti desde la autocompasión y la presencia amable.

Porque el placer reescribe las historias que te has contado sobre lo que mereces. Es una vía hacia nuevas creencias, más expansivas, más vivas, un puente directo hacia una versión de ti más presente, más enfocada, más atenta para saber lo que necesitas y menos perdida en los demás.

Cuando estás alineada con el placer no necesitas disociarte, adormecerte o vivir en constante distracción. No huyes del presente, has aprendido a sostenerte en él. El placer compasivo se convierte en tu ancla: te abraza cuando las emociones son intensas, te recuerda que aquí y ahora estás a salvo, y que puedes habitar tu cuerpo sin miedo. Y comienzas a reprogramar tu sistema emocional, pero no desde el sacrificio, sino desde el gozo.

El orgasmo y su poder para regularte

Con todo esto quiero invitarte a pensar en el momento en que te permites usar el orgasmo como una herramienta de regulación emocional. No se trata de convertir el sexo en una vía de escape, sino en un espacio para encontrarte, para volver a ti.

Diversos estudios en neurociencia han demostrado que los orgasmos conscientes y presentes tienen la capacidad de reducir los niveles de cortisol en el cuerpo y, al mismo tiempo, de activar químicos como la dopamina, la oxitocina y la serotonina, que favorecen la calma y el equilibrio interno. Pero, más allá de lo fisiológico, se trata de recordar que la conexión y la intimidad, ya sea contigo o con tu pareja, son unas de las herramientas más antiguas que tenemos para regular el sistema nervioso.

Así como un abrazo de veinte segundos tiene el poder de activar la oxitocina y brindarte seguridad, puedes comenzar a usar el placer —a través de un orgasmo o de un momento íntimo contigo— como una forma de cuidado, de presencia, de reconciliación. Porque, en un mundo que te empuja a ir siempre más rápido, puedes elegir que quieres ir más despacio, más suave, con mayor profundidad.

Quizá por eso tu cuerpo guarda un diseño tan claro: tienes un órgano, el clítoris, con más de ocho mil terminaciones nerviosas (el doble que el pene), cuya única función es el placer. A diferencia de otros órganos, no cumple ninguna otra función biológica. Y eso es una invitación de la vida, una pista de tu sabiduría corporal.

Tu placer no es un lujo ni un premio, es una vía de regreso a ti. Es tu herencia, pero también tu esencia.

A continuación encontrarás unas preguntas que te ayudarán a explorar qué significa el placer para ti. Son una invitación a abrir nuevas rutas neuronales, apagar patrones que ya no te sirven y activar otros que te devuelvan al centro de tu vida, a tu cuerpo y a tu poder.

Preguntas para despertar

- ¿Qué cambiaría en tu vida si el placer fuera un recurso diario, no una recompensa lejana?
- Si el placer fuera una persona, ¿cómo te gustaría empezar a relacionarte con él a partir de hoy?
- ¿Cuánto espacio tiene el placer o el gozo en tu día a día? ¿Qué momentos te estás regalando hoy para reconectar con tu cuerpo y tu creatividad?
- ¿Qué creencias o hábitos heredaste que te hacen sentir que debes ganarte el placer o justificarlo con esfuerzo?
- ¿Qué te da placer más allá del sexo? Haz una lista e identifica qué puedes incorporar de forma realista esta semana.
- ¿Qué podrías dejar de hacer hoy que bloquea tu conexión con el gozo o te lleva a evadirlo?

- ¿Qué microacción puedes implementar esta semana para reconciliarte con el placer, por pequeña que sea?
- ¿Cómo te gustaría seducirte, sorprenderte o invitarte al juego en los próximos días?
- Si tu placer tuviera cuerpo y voz, ¿qué te diría hoy? ¿Qué necesita de ti?
- ¿Qué se transforma en ti —en tu cuerpo y en tu vida— cuando eliges priorizar el placer desde la conciencia, el merecimiento y la ternura?

Cuando eliges el placer como práctica cotidiana, empiezas a suavizar la necesidad de ser suficiente para los demás y te alías contigo. Aprendes a convertirte en tu mejor amante y tu propia pareja, y cambias el diálogo interno por uno más lleno de admiración y deseo. Ahí es donde la relación contigo se transforma en alquimia y pasas de la vergüenza y la exigencia a la calma, la seguridad y la compasión.

Vuelve a tu vulva, vuelve a tu vida

¿Alguna vez te has preguntado por qué los hombres parecen estar más conectados con su órgano sexual que nosotras con el nuestro? Tal vez tenga que ver con el entorno en el que crecimos. Desde pequeñas, nos han rodeado de jabones especiales, perfumes, cremas y hasta blanqueadores para la vulva. El mensaje es claro y sutil: «Algo en ti está mal y necesita corregirse, suavizarse o esconderse».

Poco a poco, estos mensajes —sumados a tantos otros sobre el cuerpo femenino, la feminidad y, especialmente, la sexualidad— van formando una idea silenciosa que tiene mucho poder: debes temer o rechazar la parte más sagrada de ti. Y esto provoca que, de forma inconsciente, mantengas una relación ambigua con tu sexo, una que no invoca admiración ni devoción por la parte del cuerpo a través de la cual se crea y sale vida. Y, mientras te mantengan desconectada de tu vulva, seguirás alejada de tu poder.

Estoy segura de que alguna vez te has sentido incómoda con un tanga apretado, pero te lo has pensado mil veces antes de meter la mano dentro del pantalón y ponértelo bien. En cambio, ellos no se lo piensan tanto: se tocan sin culpa, sin vergüenza, porque pueden. Nosotras hemos aprendido a callar la incomodidad, a ignorar la voz del cuerpo y a silenciar la conexión con la vulva.

Y, cuando dejas de escuchar a tu vulva —coño, *pussy* o como la llames—, dejas de escucharte. Esa desconexión te corta el vínculo con la vida, con tu intuición, con tu placer. Pero, antes de que el cuerpo se ponga a gritar, te va enviando señales suaves, pequeñas, mensajes que a veces ignoras porque no te enseñaron a prestarles atención.

Así que te pregunto: ¿cuándo fue la última vez que la miraste? ¿Cuándo fue la última vez que la saludaste? No me refiero a hacerlo por higiene o salud, sino igual que te miras el rostro por las mañanas para saber cómo estás. A veces, quien más contacto tiene con tu vulva es tu pareja de turno, no tú.

Hablar con tu vulva —sí, «hablar»— puede ser una de las herramientas más poderosas y terapéuticas para reconectar con tu placer, tu presencia y tu seguridad emocional, pero sobre todo es autoconocimiento, la forma de desarrollar una auténtica conexión contigo. Cuando te das permiso para hacerlo, comienzas a crear nuevas redes neuronales. Tu cerebro empieza a prestarle atención, la reconoce, y poco a poco refuerzas esa conexión corporal, emocional y sexual contigo.

Puede que para muchas mujeres leer esto resulte incómodo, incluso escandaloso. Lo fue también para cientos de mis clientas a las que les sugerí un ejercicio muy simple y poderoso: mirarse con un espejo, observar su vulva con curiosidad y sin juicio. Muchas me confesaron que llevaban años sin hacerlo, e incluso algunas me dijeron que no lo habían hecho nunca. Y eso, más que sorprenderme, me alarma.

Vivimos en una sociedad que nos ha enseñado a mirar nuestro cuerpo para criticarlo, compararlo, corregirlo…, pero no para habitarlo, escucharlo ni honrarlo. Se nos dio una lupa para juzgarnos, pero no un espejo para conocernos.

Conectar con tu vulnerabilidad y reclamar tu esencia femenina no siempre es cómodo. A veces te pedirá que hagas cosas que retan lo que te enseñaron, que despiertan viejas creencias o incluso que te avergüenzan. Pero créeme: practicar el autoconocimiento —o, como lo llaman algunas sexólogas, «autocoñocimiento»— es una forma poderosa de regresar a ti, de recordar que tu cuerpo es sabio, digno y sagrado.

Este camino no es solo para erotizar tu vida o vivir una sexualidad más plena, sino para recuperar tu poder, tu seguridad, y para hacer de ti tu propio lugar seguro. Porque solo cuando te escuchas de verdad puedes empezar a habitarte con amor y sin miedo.

Si comienzas a conectar con tu vulva de forma consciente, a tocarte con presencia y curiosidad, no solo abrirás un canal íntimo contigo, sino que activarás zonas concretas del cerebro, como la corteza prefrontal, relacionadas con la autopercepción, la autoestima y la regulación emocional. El contacto creará nuevas conexiones neuronales que reforzarán tu seguridad interna y mejorarán tu manera de habitar el cuerpo y relacionarte con tu sexualidad.

Abre tu pussy*, abre tu corazón*

El cuerpo femenino tiene dos centros energéticos fundamentales: el corazón y la vulva. El primero, además de ser símbolo de amor y ternura, tiene su propia red neuronal y un poderoso campo electromagnético. Gracias al trabajo del HeartMath Institute, hoy sabemos que las prácticas de meditación centradas en el corazón ayudan a regular el sistema nervioso y crean nuevas rutas neuronales que te permiten transitar emociones con más compasión, además de enfrentarte a los desafíos de la vida con mayor conciencia y estabilidad.

Por eso despertar tu energía femenina no es solo espiritualidad, sino también ciencia, y te permite conectar con tu compasión y tu suavidad, tu estado natural desde siempre.

Pero la conexión no termina aquí. Cuando meditas con presencia en el corazón y en la vulva, también estás activando el centro energético de tu sexualidad, conectando a nivel profundo con todo el cuerpo a través del nervio vago, el más largo de todos los nervios craneales. Esto expande la conciencia corporal y la inteligencia somática, y reestablece el vínculo con una parte de ti que ha estado silenciada durante años.

Usar el poder del nervio vago es una de las formas más profundas de volver a ti. Recorre casi todo el cuerpo y regula funciones clave del sistema parasimpático, como la respiración, la digestión y el latido del corazón. Es, literalmente, el puente entre el cuerpo, las emociones y el sistema nervioso.

Cuando practicas una meditación centrada en el corazón y, al mismo tiempo, en la vulva, comienzas a activar esa red silenciosa que habita en ti, empiezas a despertar la conexión con el placer, a darle espacio y voz a esa parte que quizá ha estado callada durante años. Poco a poco, rompes ese voto de silencio que tu cuerpo pudo haber hecho como respuesta a las heridas del pasado o a las memorias ancestrales que, sin saberlo, llevas dentro.

Volver a sentir desde el corazón y el *pussy* no es una bonita metáfora: es una práctica que transforma. Y no es solo una actividad poética, sino profundamente neurofisiológica. Cuando empiezas a reconectar con el cuerpo a través del placer, en especial a través de prácticas que despiertan la conciencia corporal —tocarte con presencia, respirar con intención o meditar desde la vulva y el pecho—, estás cultivando lo que la ciencia llama «conciencia interoceptiva». Esta capacidad, que implica notar, confiar y regular las señales internas del cuerpo, está relacionada con la calidad y la frecuencia del orgasmo femenino.

Un estudio reciente publicado por Emily Dixon y su equipo de la Universidad de Essex y la Universidad de Sussex encontró que las mujeres con mayor conciencia interoceptiva reportaban más orgasmos en experiencias tanto en solitario como en pareja, y más satisfacción en ellas. Dimensiones como la habilidad de notar sensaciones internas, regular la atención y confiar en lo que el cuerpo comunica fueron claves. Es decir, cuanto más conectas contigo, más placer puedes experimentar. Esto no solo valida lo que sentimos de forma intuitiva, sino que ofrece evidencias científicas de que el placer no está en la mente: está en el cuerpo, en la atención y en la capacidad de confiar en lo que sentimos. Y esa es una práctica que se cultiva, a diario, contigo.

Conectar con tu vulva es volver a la vida, porque de ahí venimos todas. Y volver allí con presencia, amor y escucha es empezar a recuperar el poder que una vez olvidaste. Tu cuerpo conoce el camino. Solo necesita que vuelvas a escucharlo.

EJERCICIO PARA DESPERTAR
Aprende a conectar la vulva y el corazón

Te invito a realizar este ejercicio en un espacio privado y seguro. Puedes mantener los ojos abiertos, si te hace sentir más tranquila, o cerrarlos si deseas profundizar. Si lo prefieres, puedes convertirlo en un ritual: enciende una vela, baja la intensidad de la luz y pon música suave de fondo para que te acompañe.

1. Elige una postura cómoda: sentada con la espalda erguida o acostada, si te resulta más relajante.
2. Cierra suavemente los ojos.
3. Coloca una mano en tu sexo, lo más cerca posible de la vulva y el clítoris.
4. Coloca la otra en el pecho, justo encima del corazón.

5. Realiza tres respiraciones profundas, siente cómo el aire entra y sale del cuerpo con suavidad.
6. Imagina un rayo de luz que baja desde arriba y alinea el sentir de tu corazón con el de tu sexo.
7. Visualiza esa conexión mientras repites en voz alta, con calma y presencia:

    - «Me alineo con mi sagrado femenino. Hoy me veo, me escucho y me siento».
    - «Soy dueña de mi placer y es mi responsabilidad atender mis necesidades».
    - «Querido cuerpo, querida vulva: sé que llevo tiempo sin escucharos. A partir de hoy, abro mis oídos y mi corazón para atender vuestras necesidades. Hoy os doy espacio. Hoy me doy espacio».
    - «Elijo alinearme con mi placer y con mi cuerpo. Me escucho, me honro y me doy permiso para vivir desde el gozo. Me permito vivir tal como soy y aceptar la vida tal como es».

Quédate un momento en silencio, respirando desde esta conexión amorosa contigo. Cuando lo sientas, abre los ojos con suavidad.

Deja que tu vulva guíe tu vida

Cuando tu vulva, tu coño, ha pasado tanto tiempo silenciada, es necesario reivindicarla y recordar a tu cuerpo que merece ser tratado como un altar. No es cualquier parte de ti, es el centro de tu poder creador, pero no solo de vida, sino también de placer y fuerza. No puedes despertar tu energía femenina si no te das la oportunidad de escuchar la voz de tu vulva, para que nunca más sea ignorada o acallada.

Hace años descubrí un término definido por Regena Thomashauer que me cambió la vida: «*pussification*». Ese concepto llegó como una chispa, pues no solo se trataba de conectar con mi cuerpo, sino con mi vulva, con su voz, energía y sabiduría.

Cuando comencé ese descenso interior hacia mi placer, me di cuenta de cuántos años había pasado silenciando esta parte de mí. Solo cuando me di permiso para reconectar con mi vulva, el placer comenzó a despertar y mi vida se volvió más liviana, más libre, más erótica.

Erotizar tu vida no significa sexualizarlo todo. Es dejar que el placer esté presente en cada rincón, desde los pequeños detalles hasta lo más expansivo, como a ti te resuene. Para mí, «coñificar mi vida» —o «chichificar tu vida»; en mi país sería «totonizar tu vida», da igual cómo llames a la vulva— es permitir que cada decisión esté alineada con el gozo de ser mujer, de ser humana, y existir en un cuerpo que merece ser honrado, escuchado y celebrado.

Así como tu útero se libera cada mes, tú también puedes empezar a soltar lo que ya no te sirve. Honrar tu vulva no es indulgencia, es un acto de compasión. Te recuerda que no has venido a este mundo a complacer a los demás, sino a vivir desde tu centro, desde tu verdad. Ha llegado la hora de permitir que tu vulva tenga voz y voto en tu vida. Porque, cuando lo hace, todo cambia. Y para bien.

Estas son algunas ideas en las que puedes inspirarte:

- Permítete ir más despacio.
- Desconéctate unos días de las redes sociales.
- Deja espacio a nuevas amistades o reconecta con las que ya estaban.
- Haz ese viaje que tanto anhelas.
- Cómprate ropa interior sexy solo para ti.
- Tómate un día sin ropa interior, como si fuera un secreto con tu diosa interna.
- Medita o practica la respiración consciente durante quince o veinte minutos.
- Transforma al menos un baño semanal en un ritual (velas, sales, aromas...).

- Practica la gratitud.
- Abrázate varias veces al día.
- Date besos, mimos, gestos de amor propio.
- Empieza ese proyecto que llevas tiempo postergando.
- Escribe el libro que tienes pendiente.
- Ponte ese vestido especial.
- Agenda tiempo solo para ti, sin culpa.
- Muévete más: practica yoga, taichí, danza o lo que te conecte.
- Recuerda que no todo debe ir rápido.
- Cancela planes si lo necesitas.
- Cambia de decisión sin dar explicaciones.
- Permítete elegir lo que hoy te haga bien.

La verdadera definición de lo que significa dejar que tu coño guíe tu vida solo la puedes construir tú. No lo hagas desde la indulgencia o la obligación, sino desde el placer, la presencia y la creatividad. Da espacio a tu amante interior y a tu niña interna, a esa parte de ti que solo quiere jugar, descansar, sentir.

Cuando empiezas a habitar tu cuerpo con devoción, te das cuenta de que estás cruzando un umbral: pasas de la revolución de la supervivencia a la de la suavidad.

Porque vivir guiada por tu placer —ese que nace del respeto, de la escucha y del amor propio— no es egoísmo ni hedonismo, es dignidad. Es reconocer que mereces una vida en la que tus necesidades emocionales no sean postergadas, en la que no tengas que dejarte a un lado para ser amada o aceptada.

Esta forma de vivir te invita a ponerte en el centro, a crear espacios que te contengan y te reflejen. Lugares en los que te sientas segura, escuchada y sostenida. Más allá de encontrarlos fuera, comienza a cultivarlos dentro de ti, para que esa seguridad no sea lo que visitas de vez en cuando, sino lo que se queda, echa raíces y te acompaña cada día.

Tu placer es la brújula que te guía de regreso a ti

Para encarnar tu energía femenina necesitas preguntarte qué es para ti la sensualidad. Tienes que entender que vivir con control, fuerza y exigencia constante solo te lleva al estado de supervivencia. La sensualidad y el erotismo, como el movimiento ondulante de la serpiente, forman parte de ti y de tu naturaleza cíclica. Sin embargo, cuando te quedas atrapada en una vida lineal marcada por el perfeccionismo y la exigencia, te alejas de tu esencia, vives en tensión constante y terminas silenciando tu placer, tu creatividad y tu poder.

Tu cuerpo es la clave en este camino. Junto con tu vulva, son portales a través de los cuales se actualiza la versión más auténtica de ti. Esa que se honra, se escucha y se aúna con su diosa interior. Esa mujer que se trata con compasión, que se vuelve su prioridad y que empieza a crear vínculos que la nutren, en vez de relaciones que la drenan.

Cultivar una relación con tu vulva, con tu sexo, es parte esencial de desarrollar tu conciencia corporal y promover tu inteligencia somática. Es aprender a dar voz a tu cuerpo, a reconocer lo que siente y necesita. Si no lo haces, es fácil que caigas en la complacencia, el autoabandono y la desconexión. Sería como cuando accedes a tener intimidad sexual aunque tu cuerpo te dice claramente que no. Ese tipo de desconexión somática es una forma de trauma: tu cuerpo te ha hablado, pero no has sabido escucharlo. Y muchas veces, luego de repetir esto, empieza a mostrarte señales: molestias, dolor, infecciones o tensión. Estos mensajes te dicen que no estás en sintonía con él, que te has quedado en la cabeza y te has olvidado de preguntarte —y preguntarle a tu cuerpo y a tu vulva— si tú también querías abrirte en ese momento.

La realidad es que vas en modo automático, que repites un patrón de desconexión no porque no quieras cambiar, sino porque no tienes las herramientas necesarias. Y justo de eso trata este capítulo: te las ofrece para que desbloquees una nueva forma de relacionarte contigo, no solo desde la mente, sino desde el cuerpo, en especial desde tu vulva, tu centro sexual.

El siguiente ejercicio está diseñado para ayudarte a recuperar esa conexión contigo de forma emocional, corporal y espiritual. Si en algún momento de la vida has tenido que enfrentarte a un trauma sexual —ya sea por vivencias propias o historias heredadas de tu linaje—, quiero que sepas que puedes avanzar a tu ritmo, en un espacio seguro, con compasión. Porque conectar con el cuerpo desde este lugar es volver a confiar en ti, en tu capacidad para escucharte y sostenerte.

Escucha a tu vulva y deja que te guíe

Aprender a hablar con tu cuerpo y tu vulva no es nuevo para ti. Es un lenguaje interno que siempre ha estado en tu vida. Sin embargo, a medida que crecías, dejaste de prestar atención hacia dentro, hacia ti, y empezaste a poner el foco fuera. Fíjate en los niños: ¡son profundamente intuitivos! Si les preguntas qué piensa su barriguita, es muy probable que te respondan algo curioso que quizá te sorprenda. Están muy conectados con el cuerpo. Si no es así, seguro que los han enseñado y condicionado a no estarlo.

Esta es tu tarea pendiente, pero no la veas como un trabajo, sino como un juego. Recuperar la comprensión del lenguaje de tu cuerpo es volver a tu esencia, es el despertar de tu poder y, sobre todo, de tu energía femenina.

Cuando trabajo este proceso terapéutico con las mujeres a las que acompaño, suelo invitarlas a comenzar de dos maneras. La primera es el contacto directo: coger un espejo, mirarse con curiosidad y ternura, saludar a su vulva, darle los buenos días, incluirla en sus decisiones..., como verás más adelante en el ejercicio propuesto. La idea no es forzar nada, sino empezar a familiarizarse con ella, a crear un puente entre ellas y esa parte sagrada de su cuerpo.

La segunda opción, muy útil si te cuesta acercarte de forma directa a la vulva, es hacerlo a través del juego. Seguro que puedes conseguir un peluche en forma de coño... Los hay pequeños, medianos, grandes, divertidos y coloridos. Este símbolo te ayudará a establecer una relación más lúdica y amable con tu cuerpo. Coloca una mano en la vulva y otra en el peluche: háblale al muñeco e incluye a tu vulva en tus decisiones, como si fuera una amiga que recupera la voz en tu vida.

Nunca olvidaré el testimonio de una de las mujeres a las que acompaño: tras meses practicando el encuentro consigo misma, comenzó a notar cambios profundos. Me decía que sus relaciones se habían transformado, que se sentía más sintonizada con la vida y más conectada con el cuerpo. Pero lo que más la sorprendía era verse sonriendo sin razón, simplemente porque se sentía en paz.

Un día, paseando por un mercadillo en su ciudad, se encontró a una artesana que hacía colgantes personalizados y se enamoró de uno en forma de vulva. Desde entonces lo lleva colgando en el pecho, como si fuera un amuleto, un recordatorio de que debe escucharse, habitarse, decidir desde un lugar más suave y compasivo. Me dijo que fue mágico: «Justo cuando volví a mí apareció ese colgante, como si mi cuerpo también estuviera listo para que lo viera».

El cuerpo habla el lenguaje de la seguridad. Cuando empiezas a descubrir lo que te hace bien, lo que necesitas, lo que sientes correcto para ti, estás creando nuevas rutas en tu interior. Así, la seguridad empieza a convertirse en tu estado natural.

EJERCICIO PARA DESPERTAR
Déjate guiar por tu vulva

Tu vulva es intuición, poder creador. En ella habitan miles de terminaciones nerviosas, lo que la convierte en una de las zonas del cuerpo más conectadas al sentir y al intuir. Si hablamos de reconectar con el cuerpo y la sabiduría interior, ella no puede quedarse al margen.

Este ejercicio es una práctica de reconexión diaria para cultivar tu escucha corporal y tu seguridad interna.

Pasos:

1. Busca un lugar privado y seguro. Puedes hacerlo sentada o acostada, con música suave, luz tenue o como tú prefieras.
2. Toma una decisión sencilla: qué ponerte, qué comer o qué hacer hoy. Con la práctica, podrás tomar decisiones más profundas.
3. Pon una mano en la vulva, por encima o por debajo de la ropa, como te sientas más cómoda. La otra, sitúala en tu corazón.
4. Respira hondo tres veces. Luego di en voz alta o hacia dentro: «Aquí estoy. Te escucho. Formas parte de mi vida y de mis decisiones».
5. Hazle tu pregunta. Por ejemplo: «¿Qué me gustaría hacer hoy?» o «¿En realidad quiero esto?».
6. Escucha y honra la respuesta. No le busques la lógica, limítate a sentirla. Hazle caso, aunque sea como juego, por placer o por curiosidad.

Notas importantes:

- No hay respuestas buenas ni malas. No buscas hacer lo correcto, sino aprender a escucharte.
- Haz este ejercicio diariamente durante al menos tres semanas. Cuanto más lo practiques, más confianza y claridad sentirás.
- Si has vivido un trauma sexual o tienes heridas pasadas en esta zona, ve a tu ritmo. Puedes realizar el ejercicio con acompañamiento terapéutico o adaptarlo según lo que tu cuerpo necesite.
- La clave no es hacerlo perfecto, sino desde la intención de reconectar contigo.

Advertencia: Si lo haces con constancia, quizá experimentes algunos efectos secundarios, como sentirte más segura, más sexy, más auténtica y con una vida más excitante.

Este ejercicio es un acto de rebeldía con propósito, una forma de recuperar lo que te enseñaron a temer o callar. Es un gesto íntimo de liberación emocional, porque, cuando tu vulva está dormida, silenciada o va en modo automático, se vuelve un lugar que termina estando al servicio de los demás, no de ti.

Tal vez ni siquiera te preguntas si quieres o no, si puedes decir que sí o que no, si tienes voz en ese momento. Por eso este ejercicio no es solo simbólico, es una forma real y profunda de devolverle la voz a tu cuerpo, de empezar a escucharte y estar contigo de verdad.

Reconectar con tu vulva es una de las mejores terapias para sanar heridas del pasado y reconstruir la relación contigo desde el cuerpo y el presente. Porque no puedes ser una amante para ti si no estás dispuesta a escucharla, a abrir ese canal de comunicación sagrada contigo.

Tómate unos minutos al acabar la práctica y escribe en tu cuaderno o en tu diario:

- ¿Cómo te has sentido al hacer este ejercicio?
- ¿Qué ha cambiado en tu percepción de ti y de tu cuerpo?
- ¿Qué quieres empezar a hacer de otra manera a partir de ahora?
- ¿Compartirías este ejercicio con una amiga? ¿Por qué?

Permítete responder con honestidad y sin juicio. Estás abriendo un nuevo espacio dentro de ti.

La ilustración que viene ahora es más que un diagrama: es un recordatorio de que tu cuerpo entero ha estado, desde siempre, hablando un lenguaje de conexión profunda. Gracias a los avances en neurobiología, hoy sabemos que el nervio vago —esa vasta red que recorre tu interior— enlaza el cerebro, el corazón, la vulva y el útero como si tejiera un puente sagrado entre tus pensamientos, tus emociones y tu sentir más íntimo. Lo que alguna vez se percibió como espiritualidad, intuición o misterio hoy también tiene un respaldo tangible: tu cuerpo, en su sabiduría, ha estado creando redes neuronales que responden a cómo te prestas atención, a cómo te habitas con presencia.

La vía del sentir: el nervio vago conecta mente, corazón, útero y vulva

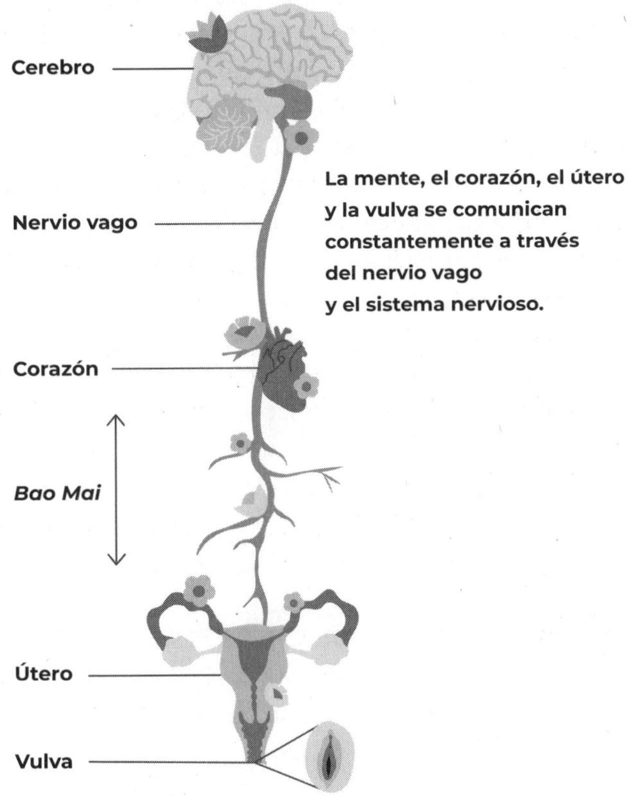

Cada vez que haces el ejercicio de conectar la vulva con el corazón, activas esta vía interna de reconexión. Abres caminos neuronales que alinean tu conciencia corporal con la sexual y erótica, pero no como una idea abstracta, sino como una experiencia viva. Porque tus deseos no solo nacen en la mente, también florecen en el cuerpo, y, cuando logras alinearlos con tu alma, algo dentro de ti empieza a sentirse entero, coherente, en calma.

En la imagen también aparece un canal ancestral y simbólico: el *Bao Mai*, una vía energética de la medicina tradicional china que conecta directamente el corazón con el útero. Se dice que, cuando este canal está abierto, puedes sentir y amar con todo tu cuerpo; si está bloqueado, el dolor emocional se somatiza, la intuición se apaga y la conexión con tu esencia se desvanece. Al traerlo aquí, solo quiero recordarte que la ciencia y la sabiduría ancestral no están en oposición: son dos lenguajes que hoy se encuentran para tender puentes entre tu biología y tu alma.

Después de observar la ilustración y de haberte regalado el ejercicio de conexión entre la vulva y el corazón, te invito a que te plantees estas cuestiones:

- ¿Qué parte de ti se ha sentido vista?
- ¿Qué semilla se ha sembrado en tu interior al comprender que tu cuerpo, lejos de ser un misterio, ha sido siempre el camino de regreso a ti?
- ¿Qué se ilumina en ti al darte cuenta de que tu cuerpo nunca te ha cerrado la puerta, que solo esperaba que lo miraras con ternura?

Tu cuerpo sabe que antes no podías, y lo comprende, pero hoy, como cuentas con las herramientas que necesitas, puedes empezar a volver a ti. Con suavidad. Con compasión. Con amor.

El cuerpo como templo y termómetro emocional

Cuando vives en estado de supervivencia, marcada por heridas no resueltas, falta de recursos internos o externos y, sobre todo, ausencia de presencia y contención hacia ti, tu cuerpo deja de sentirse como un templo y comienza a parecerse más a un campo de batalla. Estás tan ocupada sobreviviendo que te olvidas de escucharte, de darte pausas para estar contigo y observar cómo te prestas atención.

En ese estado, tu cuerpo activa sus mecanismos de defensa

porque no sabe distinguir si el peligro es real o emocional. Con el tiempo, esta activación constante puede volverse en tu contra. Se manifiesta en forma de tensión crónica, inflamación silenciosa, fatiga constante, incluso en enfermedades autoinmunes cuya raíz muchas veces está en el estrés sostenido. Y todo empieza con unas señales sutiles: mandíbula apretada al despertar, espalda rígida, músculos contraídos, vista cansada, abdomen inflamado…

Pero, sobre todo, observa las zonas más íntimas y sensibles de tu cuerpo: tu vulva, tu suelo pélvico, tu esfínter. Allí es donde el cuerpo grita lo que aún no puedes decir con palabras.

El suelo pélvico contraído o tenso es el reflejo claro de un sistema nervioso en alerta. Si estás en modo lucha, huida o congelamiento, es probable que te sientas desconectada, atrapada en la mente, distante del cuerpo, tal vez cansada, al borde del colapso, o que pienses que algo no va bien, aunque todo parezca estar en calma. O quizá estés tan desconectada que ni siquiera puedas identificar cómo se siente tu cuerpo.

Volver a él no es solo un gesto simbólico, es un camino de regreso a casa. Porque solo ahí, en ese cuerpo que es tuyo, comienza la verdadera reconexión.

EJERCICIO PARA DESPERTAR
La pausa sagrada (II)

Cuando tu cuerpo está en alerta, cuando tu suelo pélvico se tensa sin que te des cuenta, cuando tu vulva se cierra y tu esfínter se aprieta para protegerte, es señal de que has estado sobreviviendo más tiempo del que has estado habitándote. En esos momentos, hacer una pausa no es un lujo, es necesidad. Es volver a ti con cariño para empezar a escuchar aquellas zonas que más callas.

Por eso vamos a retomar este ejercicio que ya conoces. Esta vez la intención no es que te calmes, sino que te observes desde dentro, como si tu respiración pudiera afinar tu termómetro emocional. No se trata de que lo hagas perfecto, sino de que sientas.

Pasos:

1. Busca un lugar cómodo y siéntate con la espalda apoyada. Si lo deseas, cierra los ojos. Lleva una mano al pecho y la otra al bajo vientre, la zona en la que se aloja tu intuición, tu centro, tu placer.
2. Inhala por la nariz, exhala por la boca. Siente cómo entra el aire, cómo se mueve dentro de ti. Esta será tu primera respiración. Repite el ritmo sin forzar, respira con conciencia. Quédate aquí unos minutos, hasta completar unas cuarenta respiraciones.
3. Este espacio es para ti. No estás haciendo nada mal. Solo estás recordando la sensación de volver a casa. Desde lo que sabemos hoy sobre el cuerpo y el sistema nervioso, esta práctica activa el nervio vago, que regula muchas funciones vitales, pero sobre todo te ayuda a salir del estado de alarma y volver al descanso, a la seguridad y al contacto contigo. Este es el principio de la reparación. El principio del placer.
4. Tómate un momento para quedarte contigo. No corras. Deja que el eco de esta pausa sagrada siga resonando en tu cuerpo. Esta es la parte más importante: darte el tiempo que necesitas para integrar lo que has sentido, lo que has notado, lo que ha despertado en ti.

Aquí te dejo algunas preguntas que te ayudarán a recoger lo que te ha movido:

- ¿Qué sensaciones has notado en el cuerpo al hacer la pausa?
- ¿Ha habido alguna zona que te haya pedido más atención o suavidad?
- ¿Qué emoción ha aparecido al darte permiso para esta pausa?
- ¿Te ha resultado fácil o difícil quedarte contigo sin hacer nada?
- Si tu cuerpo pudiera hablar hoy, ¿qué crees que te estaría pidiendo?
- ¿Qué necesitas ofrecerle para sentirte más segura y en calma?

Aquí empieza el verdadero reencuentro: cuando te permites parar y escucharte sin juicio. Esta es tu pausa sagrada. Vuelve a ella cuando sientas que te estás olvidando de ti.

Esta práctica no busca que cambies nada de inmediato, solo que te escuches con honestidad y presencia. Cada vez que te regales esta pausa, estarás cultivando una relación más segura, compasiva y viva contigo. Esta es la verdadera base del placer.

Tu cuerpo no es un refugio para hombres no sanados

Quizá hayas visto esta frase por las redes: «Si supieras cómo es la energía de las personas, no tendrías sexo con ellas». Si no es así, aquí está. Porque tiene sentido. Muchas veces nos hemos visto condicionadas a ofrecer nuestro corazón y nuestra vulva como refugio a hombres heridos, no disponibles, que buscan ser salvados. Ponemos el cuerpo, la atención y la energía al servicio de otra persona y olvidamos nuestra presencia, cediendo más de lo que recibimos.

Cuando una relación parte de la duda o del sacrificio, no actúas desde tu adulta consciente, sino desde una dinámica de salvadora, madre o cuidadora, y repites viejos patrones que te desgastan.

Cuando dejas que un hombre entre en tu cuerpo y tu campo emocional, no solo accede a ti a nivel físico, sino también energético. Le estás abriendo la puerta a tu fuerza vital, a tu energía psíquica, emocional y creativa. Y, si él no está disponible para sostenerse, acabas haciéndolo tú. Tu energía, que podrías estar invirtiendo en ti, se dispersa. Lo que tendría que enfocarse en tu sanación, tu arte, tu placer o tus proyectos termina drenado en una relación que no te nutre.

Y lo más doloroso es que muchas veces no te das cuenta hasta que te vacías. Porque, cuando un hombre no quiere hacerse cargo de sí mismo, te coloca en el rol de su terapeuta, su madre o su fuente de energía. Y así, poco a poco, tu cuerpo lo siente. Te agotas, te desconectas, como si algo dentro de ti se cerrase.

Pero tu cuerpo habla. Tu vagina, tu coño, te envía señales todo el rato. La pregunta es: ¿estás dispuesta a escucharla?

Porque, cuando una relación no está equilibrada, cuando tu voz, tus límites, tu cuerpo y tu energía no están siendo honrados primero por ti, lo sientes. Lo sabes. Te das cuenta cuando terminas cada encuentro con esa persona más cansada que antes, cuando te sientes drenada después de compartir, cuando tu mente no deja de intentar resolverle la vida, ayudarlo, sostenerlo. Y, mientras haces eso, tu deseo, tu placer y tu conexión con la vida comienzan a apagarse.

Tu cuerpo empieza a enviarte señales claras. Te habla para que dejes de maternar a otros y empieces a cuidarte. Para que no te esfuerces por ser la elegida, sino que te conviertas en tu propia elección. Para que dejes de ser la amante de alguien que no te ve y empieces a ser una buena amante para ti. Porque tu cuerpo no es refugio para hombres heridos. No has venido al mundo a salvar a nadie. No has venido a sacrificarte.

Y sí, eres demasiado. Demasiado sensible, demasiado brillante, demasiado compasiva, demasiado poderosa. Porque todo lo que tocas florece, porque entre tus manos y piernas hay vida, creación y belleza. Por eso tienes que ser exigente, mucho, con quien compartes tu templo. Porque tú no eres el sacrificio. Eres el altar.

Parafraseando a la doctora Marion Woodman —que lo dijo muy clarito—, cuando decides tener sexo sin que estén presentes tu mente, tu cuerpo y tu espíritu, te desconectas de ti, y eso es una forma sutil de violencia. El cuerpo lo siente. El alma lo recuerda.

Así que elige volver a ti. Elige protegerte. Escoge honrarte.

Mereces reciprocidad, compromiso, atención, presencia, pero, sobre todo, mereces devoción. No una a medias, no una que tengas que mendigar, sino una entrega auténtica, nacida del respeto y el amor. Y déjame decirte algo: un hombre que no ha trabajado en sí mismo, que no se ha sanado, no puede ofrecerte todo eso. No puede sostener tu luz ni corresponder a tu presencia con la misma fuerza.

Ha llegado el momento de dejar de buscar tu propia salvación en las relaciones. Dejar de distraerte con vínculos que te drenan, con la ilusión de que podrás transformar a alguien que ni siquiera quiere cambiar. Porque tú no estás aquí para rehabilitar a nadie ni para sacrificarte esperando amor a cambio.

Porque, cuando te escuchas de verdad, cuando te eliges, tu cuerpo empieza a hablar más claro. En esa escucha amorosa, sabrás qué vínculos son seguros y cuáles ya no tienen espacio en tu vida.

Cuando tu cuerpo no se siente seguro, tu pussy *te lo dice*

Tu vulva es tu brújula emocional, y empezar a escucharla puede cambiar por completo cómo te relacionas. ¿Qué pasaría si, cada vez que salieras con alguien, cada vez que compartieras tu energía o intimidad, hicieras el ejercicio de dejar que tu vulva te guíe? No desde la mente, no desde el deber o la expectativa, sino desde el cuerpo, desde esa parte que siempre ha estado implicada en cada vínculo y que, a menudo, intenta hablarte aunque no la escuches.

A veces lo hace con síntomas sutiles; en ocasiones, con señales claras: infecciones urinarias, dolor durante la penetración, baja lubricación, incomodidad, ardor, picores o dificultad para alcanzar el orgasmo. Todas ellas son formas en que tu cuerpo intenta decirte que algo no va bien, que hay un límite cruzado, una necesidad ignorada, un deseo silenciado.

Si te detienes, si haces una pausa, podrás empezar a traducir esos mensajes. Escuchar a tu vulva no es solo un acto de autocuidado, es un regreso a ti, a tu verdad, a tu sabiduría corporal. Y, desde ahí, podrás tomar decisiones que te honren.

Estas preguntas pretenden ayudarte a reflexionar desde la conexión corporal y emocional, enfocándote en metas claras, la realidad actual, opciones conscientes y tu voluntad de actuar desde el cuidado propio:

- ¿Qué necesitas sentir para abrirte a una experiencia íntima con alguien?
- ¿Cómo se sienten tu cuerpo y tu vulva cuando estás cerca de esa persona?
- ¿Estás buscando el placer desde la presencia o intentas calmar una ansiedad?
- ¿Cómo sería una experiencia íntima que honrase tu cuerpo y tu ritmo?
- ¿Qué señales te ha dado tu cuerpo antes, durante o después del último encuentro íntimo?
- ¿Qué necesitas para sentirte segura y sostenida en ese vínculo?
- ¿Qué cambiaría si tomaras decisiones sexuales desde el deseo auténtico, no desde la expectativa?
- ¿Qué estás dispuesta a hacer hoy para respetar tus tiempos, tus límites y tu placer?
- ¿Cómo sabrás que este vínculo te nutre, que no te drena?
- ¿Qué recursos internos puedes activar para poner tu bienestar en el centro?

Tu cuerpo siempre te habla, y tu vulva —ese centro sensible, sabio y poderoso— ha estado enviándote mensajes incluso cuando no sabías escucharla. Ha llegado el momento de prestarle atención con presencia y respeto, sobre todo cuando se trata de tu intimidad y de los vínculos que eliges. Cada sensación, incomodidad y emoción que se activa en tu cuerpo es una señal que merece ser escuchada. No estás aquí para seguir callando lo que tu cuerpo ya sabe. Al fin y al cabo se trata de ti, de tu placer, de tu paz. Este es tu cuerpo, así que son tus reglas. Que tus elecciones partan de ahí.

El placer necesita seguridad emocional

El placer no aparece por casualidad ni florece en medio del caos. Necesita una tierra fértil: tu seguridad emocional. No hay nada más erótico ni placentero que sentir cómo tu cuerpo se relaja al fin porque se sabe a salvo. Cuando dejas de luchar, correr y exigirte, el cuerpo empieza a abrirse, y lo que antes parecía cerrado o dormido comienza a sentirse, a vibrar. El placer se escribe con pe de «presencia», porque solo cuando estás aquí, contigo, sin juicios ni expectativas, se da la transformación verdadera. En ese espacio íntimo, suave y sostenido, tu cuerpo deja de resistirse y se entrega al gozo como un acto de confianza.

Muchas veces, cuando el deseo se apaga, cuando la libido se adormece o la intimidad se vuelve lejana, no es falta de amor, es exceso de supervivencia. El cuerpo necesita seguridad emocional para abrirse al placer y, cuando esta se pierde —por rutina, estrés, conflictos o el ritmo de la crianza—, el deseo se bloquea.

No es un fallo tuyo, es una señal. Tu cuerpo te pide que actualices tus necesidades, liberar tensiones, abrir espacio a lo que no has dicho y reconstruir esa presencia segura en la que el placer pueda quedarse y florecer.

Y no lo digo solo desde el corazón, lo afirma la neurociencia. El cerebro de una mujer no puede relajarse si no se siente emocionalmente seguro. Es algo que muchas veces se pasa por alto, pero sigue siendo clave. Muchas de nosotras usamos enormes cantidades de energía para tratar de organizarlo todo fuera —controlar, perfeccionar, complacer—, en un intento inconsciente de crear una sensación de orden que nos permita, al fin, bajar la guardia. Pero la verdad es que el orden comienza dentro. Cuando aprendes a prestarte atención, a estar contigo con honestidad y amabilidad, creas un entorno emocional interno en el que puedes descansar, sentir y abrirte.

Desde ahí, también eres capaz de guiar a los que te rodean para que te ofrezcan lo mismo. Porque, cuando te educas en presencia, enseñas a tu entorno cómo sostenerte. El placer entonces se convierte en un puente de regreso a tu esencia, una práctica cotidiana que regula tu sistema nervioso y transforma tu relación contigo. Dejas la vergüenza y la autosuficiencia rígida, y entras en una relación de ternura con tu cuerpo, donde puedes convertir hasta un café lento por la mañana en un ritual íntimo, en un acto de amor propio. Porque sí, cuando empiezas a erotizar tu vida a través de los sentidos, te conviertes en tu lugar seguro, en tu mejor amante, en tu hogar.

Así que te invito a que te preguntes:

- ¿Qué significa para ti sentirte segura emocionalmente?
- ¿Qué prácticas, hábitos o rituales te ayudan a construir seguridad dentro de ti?
- ¿Qué tipo de presencia o actitudes te hacen sentir en calma y sostenida contigo?
- ¿Cómo reconoces que estás en un vínculo seguro con otra persona?
- ¿Qué señales te da el cuerpo cuando una relación no te aporta seguridad?
- ¿Qué comportamientos o dinámicas te hacen dudar o desconfiar en una relación?
- ¿Qué te gustaría empezar a hacer de otra manera para sentirte más segura en tus vínculos íntimos?
- ¿Qué límites necesitas reforzar para cuidar tu bienestar emocional y corporal?

Estas preguntas pretenden ayudarte a identificar lo que te sostiene y lo que necesitas soltar para cultivar relaciones más alineadas con tu seguridad emocional.

Te cuesta gemir cuando no dices lo que sientes

¿Sabías que tu garganta y tu útero están conectados? ¿Sabías que tu vulva y tus cuerdas vocales también?

Gracias al nervio vago —ese que nace en el interior del cráneo y desciende recorriendo el cuerpo desde su base hasta las caderas—, tu cerebro, garganta, corazón, estómago, intestinos y órganos sexuales están profundamente interconectados no solo a nivel físico, sino también emocional. Por eso, cuando no expresas lo que sientes, cuando reprimes o escondes tu verdad, tu cuerpo lo guarda. Tu pelvis, tu garganta, tu vulva, tus caderas…, se convierten en archivos vivos de emociones no dichas, no validadas, no expresadas.

En la sexualidad, todo esto es evidente. Allí donde el placer debería sentirse libre, se expresan también las cadenas más profundas. Nos enseñaron a ser calladas, prudentes, invisibles, a no incomodar, no llorar, no molestar, no gritar. Nos educaron para no hacer ruido, ni en la vida ni en la cama.

Por eso a muchas mujeres les cuesta soltar la voz en el encuentro íntimo, gemir, moverse con libertad, pedir, recibir, sentir. Porque se nos pidió que habitáramos el mundo en silencio. Pero tu placer tiene sonido, ritmo, presencia. Y tu cuerpo no quiere más represión. Desea expresarse, sentirse, escucharse. Tal vez por eso hoy estás aquí. Porque ya no quieres seguir viviendo de puntillas. Porque ya has decidido dejar de callarte.

El año pasado, mientras participaba en uno de los grupos de mi programa «La maestría del amor», comenzamos a explorar prácticas de *embodiment*, ejercicios somáticos para liberar el trauma que almacena el cuerpo. Durante una de las sesiones, comenté a las participantes que era muy importante hacer sonidos, dejar que la voz fluya, incluso aunque al principio no parezca natural. Les dije que emitir vocales alargadas, gemidos suaves o suspiros puede ser parte del proceso de liberar tensiones y que el silencio excesivo no siempre es calma; a veces, es represión.

Mientras hacíamos los ejercicios, les puse ejemplos prácticos y les conté cómo, cuando evitamos hacer ruido por miedo a incomodar, el cuerpo interpreta que no es un lugar seguro. Si no puedes expresarte, no hay libertad, y, sin ella, el cuerpo entra en modo protección. Eso también es trauma.

Al final de la práctica, abrimos un espacio para compartir lo vivido. Una de las mujeres, con una honestidad valiente, dijo que se había dado cuenta de que toda su vida había intentado no hacer ruido. Aprendió desde niña a llorar en silencio para no molestar, y ahora veía que eso se reflejaba en su vida íntima. Aun con una pareja amorosa, se tapaba la boca durante el sexo, pero no por miedo, sino por un hábito muy arraigado. Nunca había conectado los puntos.

Y es que el cuerpo siempre nos habla. Tu garganta, tu útero, tu canal vaginal, tu boca y tu vulva están profundamente conectados. Cuando uno de estos centros se cierra, los demás también. Por el contrario, si uno se abre, los otros hacen lo propio.

Abrirte a ti, a tu voz, tu cuerpo y tu vulva, es un acto de retorno, de regreso a la vida, a tu verdad, tu autenticidad. De la misma forma que tu madre se abrió para traerte al mundo, tú también puedes abrirte para volver a ti, para renacer desde el centro más íntimo de tu ser.

Uno de los principales referentes en el estudio del trauma, el doctor Gabor Maté, ha dedicado décadas a investigar cómo las experiencias adversas en la infancia y la vida adulta no solo dejan huellas emocionales, sino que impactan el cuerpo a nivel somático e inmunológico. En una de sus entrevistas recientes de 2024, compartía que, en sus casi sesenta años de experiencia, ha identificado un patrón claro: muchas mujeres que han vivido represión emocional, abuso sexual o violencia —en carne propia o como herencia transgeneracional— terminan manifestando ese dolor no resuelto en el cuerpo, en especial en los órganos sexuales, desde disfunciones hasta diagnósticos más graves, como cáncer uterino. El cuerpo sigue hablando incluso cuando el alma se calla.

Hoy la ciencia respalda lo que muchas intuíamos: el útero tiene memoria. No solo en un sentido biológico, como cuando prepara el terreno para el embarazo, sino como guardián silencioso de emociones no digeridas, palabras no dichas y dolores a los que no se les ha dado espacio para salir. El útero recuerda lo que no has podido procesar, lo que no has sabido nombrar, lo que has aprendido a guardar.

Y tal vez haya llegado la hora de preguntarte: ¿qué has estado callando?, ¿qué parte de ti necesita expresarse, liberarse? Porque, a veces, al abrir la boca, también abres la vulva y, al abrir la vulva, se abre tu voz. No es un concepto bonito, sino una práctica real de conexión, expresión y liberación profunda. Porque la verdadera sanación no viene del análisis ni del control mental, sino del permiso que te das para sentirte entera y de decir lo que has callado durante tanto tiempo.

No es casualidad que, a nivel biológico, el útero y la garganta tengan similitudes: la textura rugosa del canal vaginal se parece mucho a la del canal de la garganta. Si observas con atención, notarás que la forma de la vulva guarda un sorprendente parecido con las cuerdas vocales. Este tipo de conexiones no solo son fascinantes, sino que también nos recuerdan que el cuerpo femenino es un territorio aún por explorar en muchos sentidos.

Durante mucho tiempo, el estudio del cuerpo de la mujer ha sido dejado de lado, en parte por los cambios cíclicos que vivimos mes a mes. Aunque seguimos descubriendo nuevas verdades sobre nuestra anatomía, la similitud entre la garganta y la vagina puede verse como una metáfora viva: lo que callas, tu cuerpo lo expresa; lo que tu cuerpo tolera en silencio, tu voz lo reflejará.

Así que, cuando sientas que algo te bloquea el pecho o que tu garganta se cierra, tal vez sea tu cuerpo, que te habla, que te recuerda que lo que reprimes allá abajo se manifiesta arriba. Porque en ti, como es arriba, es abajo. Y ambas partes desean que las escuches.

Cuando sientas tensión en la mandíbula, como el bruxismo, detente un momento, lleva tu atención al cuerpo y realiza el ejercicio de conexión entre el corazón y la vulva. Pregúntate con honestidad: «¿Cómo me siento?», «¿Cómo has estado, cuerpo?», «¿Qué necesitas de mí hoy?».

Y al revés: si aparece una infección urinaria, una cistitis, una molestia vaginal o una sensación de dolor o tensión en la vulva, haz una pausa y pregúntate: «¿Qué he estado callando?», «¿Qué estoy tolerando que ya no quiero sostener?», «¿Qué parte de mí pide algo distinto?». La vulva, como el corazón, es un termómetro emocional. Habla sin palabras, con síntomas, sensaciones, pulsos. Te recuerda que tu vida, como la Luna, es cíclica, y que quizá llevas demasiado tiempo en un ritmo lineal, rígido, empujando desde una energía masculina que te aleja de la suavidad de lo femenino.

Este es tu recordatorio: no veas los bloqueos o los retos sexuales como paredes que te detienen; tómatelos como si fueran puertas, portales de regreso a ti. El bloqueo no es el final del camino, es la señal de que empieza algo nuevo. Es la oportunidad de reconectar con tu cuerpo, tu placer y tu presencia. Tal vez surgió después de convertirte en madre, o tras una etapa de agotamiento, o quizá sientes que siempre ha estado ahí. No importa cuándo apareció, lo fundamental es que puedes volver. Porque regresar a tu cuerpo es volver al amor.

Tu cérvix, tus caderas, toda tu pelvis están en diálogo constante con tu cerebro, envían señales sobre si te sientes a salvo o no. Por eso, si quieres que tu cuerpo se convierta en un portal hacia tu energía femenina y tu despertar emocional, es básico que comiences a moverte desde un lugar seguro y amoroso.

A continuación te comparto un ejercicio corporal que te ayudará a liberar tensiones, trauma o emociones no expresadas, y le recordará a tu sistema nervioso que en ti también hay espacio para el arraigo, la presencia y la contención.

EJERCICIO PARA DESPERTAR
Libera tu cérvix, libera tu placer

Este ejercicio está diseñado para que liberes la tensión acumulada en las caderas y que reconectes con el cuerpo desde un lugar de presencia y seguridad. Vamos a trabajar con movimientos suaves, atención plena y respiración consciente, activando no solo tu musculatura profunda, sino también la capacidad de sentirte y habitarte con compasión.

Paso 1. Conecta con la fluidez

Busca un lugar seguro y cómodo en el que puedas moverte con libertad. Pon música suave, sonidos de la naturaleza o cualquier *playlist* que te ayude a entrar en un estado ritual. Antes de comenzar, detente unos segundos y observa cómo te sientes. Sin juicio, solo toma nota.

Levántate con los pies separados a la anchura de los hombros. Coloca las manos en las caderas y comienza a moverlas suavemente, dibujando un ocho con la pelvis. Deja que el movimiento fluya de forma natural, sin forzarlo. Realiza este ejercicio durante unos cinco minutos.

Es normal que, durante la práctica, aparezcan emociones o que tengas ganas de llorar o de emitir sonidos. Date permiso. Todo lo que sientas es válido y bienvenido.

Paso 2. Masajea las caderas

Recuéstate sobre una esterilla o en el suelo. Lleva las rodillas al pecho y abrázalas con los brazos. Desde ahí, empieza a balancearte con suavidad de un lado a otro, como si te masajearas las caderas y la columna baja. Mantén este movimiento durante unos tres minutos.

Luego, estira tu cuerpo por completo en la esterilla, pon una mano en el útero y realiza tres respiraciones profundas, lentas y presentes. Solo respira y siente.

Estas prácticas te ayudan a liberar emociones no procesadas y desbloquean las tensiones de tu cuerpo. También estimulan el músculo psoas, ese que conecta el tronco superior con la pelvis. En neurobiología sabemos que este músculo es uno de los principales almacenadores de estrés físico y emocional. Cuando lo liberamos, favorecemos una mayor regulación y seguridad en el sistema nervioso.

Una mujer emocionalmente presente está enraizada en su cuerpo, su útero, su vulva. Al prestarte atención con amabilidad, desarrollas la interocepción, es decir, la capacidad de percibir lo que sucede dentro de ti. Fortalecerla te conecta con tu inteligencia somática, esa sabiduría interna que te guía con claridad y calma.

No lo digo yo, lo dice la neurociencia: tu cuerpo es tu aliado. Permítele que te acompañe en tu proceso de despertar.

Tú eres la iniciadora del placer en tu familia

¿Las mujeres de tu familia cargan con muchos tabúes respecto al placer o la sexualidad? ¿Sientes que, durante generaciones, el gozo ha sido reemplazado por el sacrificio, la entrega constante o el dolor? Tal vez has notado que sonríen poco, que la amargura parece una herencia silenciosa o que historias de abuso o trauma forman parte del relato de tu linaje femenino.

Aunque no esté tan claro, tal vez dentro de ti hay un llamado, una voz suave pero firme que te invita a crear algo distinto, a abrir la puerta al placer como forma de estar en el mundo, como manera de habitarte con libertad, con verdad.

Estás aquí por una razón. Estás leyendo estas palabras porque tu alma las ha reconocido. Eres tú la que inicia, continúa y honra. Porque, aunque alguna mujer antes de ti ya haya abierto el camino, tú sostienes la antorcha, decides seguir iluminando. En tu cuerpo, en tu sistema nervioso, viven recuerdos que no siempre se han podido cerrar. Y eso no le resta autonomía a tu historia; al contrario, le da profundidad, porque tu vida es un puente, una posibilidad de responder a un anhelo ancestral que lleva generaciones esperando a que lo escuchen.

Tú eres la respuesta a la oración de tus antepasadas

Recuerda que, cuando eliges alinearte con el placer, no lo haces solo por ti. No es solo tu sanación, tu liberación o tu reclamación personal lo que está en juego. Es una llamada ancestral, genética y energética. Cada vez que regulas el sistema nervioso a través del placer y te das permiso para habitar el gozo auténtico de la vida, estás sanando la memoria que llevas en la sangre.

Cuando haces del gozo tu amante y te vuelves tu mejor compañía, envías nuevas señales al sistema nervioso y a las neuronas. Estás trazando rutas nuevas, activas genes que quizá llevan muchas generaciones dormidos, porque las mujeres antes de ti no tuvieron espacio o permiso para vivir desde el gozo y la libertad emocional. Con cada respiración consciente, con cada pausa, con cada acto de presencia, eliges pasar del dolor y la supervivencia a la suavidad y la conciencia.

El nervio vago, ese hilo sutil que conecta cuerpo, emociones y calma, ha sido tu aliado desde los primeros ejercicios de este libro. Al estimularlo, transformas no solo tu experiencia, sino también tu herencia emocional. Estás dejando una huella en tu cuerpo y en tu linaje, un nuevo camino que dice: «Aquí hubo una mujer que recordó, que sintió, que eligió habitarse, que dejó de sobrevivir para empezar a vivir con gozo».

Sí, estás escribiendo una nueva historia. Una en la que la calma, la seguridad, la compasión y el placer no son lujos, sino recursos disponibles. Y esa herencia emocional, energética y corporal será el regalo más grande para las que vengan después de ti.

Estás diciendo a tus predecesoras que ahora sí, al fin, es seguro ser nosotras mismas. Expresarnos, brillar, complacernos, habitar nuestro cuerpo con plenitud y ocupar el centro de nuestra vida.

Lo que has venido haciendo en estas páginas no es un simple trabajo personal, es sagrado. Es energía transformada, memoria emocional liberada, alquimia profunda. Porque el dolor, la contracción, la tensión que se quedó atrapada en el cuerpo de tus antepasadas no era solo suya. Formaba parte de un sistema que no supo liberar lo que le dolía, que no tuvo las herramientas que necesitaba para romper el silencio, para nombrar lo que ardía.

Y tú, aquí y ahora, estás haciendo ese trabajo. Estás transmutando. Recuerdas que tu herencia no tiene por qué ser solo supervivencia, agotamiento o resignación. También puede ser gozo, calma, compasión y placer. Le muestras a tu linaje que hay otro camino posible, uno en el que el cuerpo es honrado, el amor propio se vuelve lengua materna, el sistema nervioso aprende a sentirse a salvo.

Tú eres la iniciadora. La que transforma el caos en un nuevo orden. La que cambia la frecuencia energética de tu linaje y la que transforma una narrativa llena de supervivencia en otra dirigida por la seguridad.

Eres la fuerza que convierte el caos en orden
y la supervivencia en seguridad.

7

La maestría del amor

> El amor descansa sobre dos pilares: rendición y autonomía. Nuestra necesidad de estar juntos existe junto a nuestra necesidad de estar separados.
>
> Esther Perel

¿Te has dado cuenta de que el miedo puede ocupar tanto espacio en tus relaciones que no deja lugar al amor? Tal vez te cuesta recibir, confiar, soltar el control o conectar a nivel emocional. Quizá priorizas la química por encima de la compatibilidad, te mueves desde la energía masculina, aunque anhelas vivir desde la femenina, o no logras cultivar la seguridad y la reciprocidad en tus vínculos.

Yo también me he planteado estas preguntas, sobre todo hace ocho años, cuando me divorcié, aunque apenas llevaba dos años de casada. Porque ser humana va antes que cualquier título, y el amor, como a muchas otras mujeres, me ha llevado por un camino de aprendizajes intensos. Diría que cada año hago un máster personal sobre lo que significa amar y ser amada.

Me casé joven, a los 24 años, pero nuestra historia empezó mucho antes. Crecí en un hogar rodeado de mujeres fuertes, decididas, exitosas, que se enfrentaban con valentía a todo lo que la vida les presentaba. Pero el tema del amor era otra historia. Vi a mi madre separarse y sufrir varias veces por amor. Lo mismo pasó con mi tía, mi abuela y mis primas. Todas ellas tenían historias marcadas por la dependencia, la inmadurez emocional, el control y, sobre todo, la ausencia de un mapa sano para amar.

Sin saberlo, entré a mi relación de pareja con muchos de esos patrones heredados, un sistema nervioso moldeado por la supervivencia y desconectada de mi intuición, de mi suavidad, de mi seguridad interior, porque era lo que conocía. Mi pareja no tenía una historia muy distinta: él también venía de un hogar en el que no había un modelo sano de amor.

¿Te suena esta historia? Tal vez se parezca a lo que has vivido en tus relaciones, quizá sea el motivo por el que no conectas emocionalmente con una pareja. Y puede que, aunque lo hayas logrado, sientas que algo no funciona: entre tú y esa persona siguen aflorando esos patrones emocionales guardados en vuestro inconsciente y en vuestro sistema nervioso, y eso os impide recibir amor desde el merecimiento de la seguridad.

Esos primeros dos años de matrimonio fueron muy retadores. Viví tres migraciones a diferentes países, una detrás de otra, y con ellas vino el gran duelo por tener que soltar todo lo que conocía. Me enfrenté a ciudades nuevas, trabajos nuevos, hogares nuevos, dinámicas nuevas. Cada cambio detonaba aún más mi estado de supervivencia y, sin darme cuenta, empezaron a aflorar viejos patrones disfuncionales, partes de mí que aún no sabían sostenerse con madurez o calma. El miedo empezó a reinar en mi relación, y el amor, poco a poco, dejó de tener espacio.

En ese caos emocional tan marcado por el desarraigo y la soledad, puse toda mi atención en la relación. Dejé de mirarme, de escucharme. Me movía desde la dependencia, daba demasiado, no sabía recibir. Unas veces era la madre; otras, la niña herida. En unas ocasiones quería controlarlo todo; en otras, huía. Y, en medio de ese movimiento interior tan confuso, con todo el dolor del mundo, tomé la decisión de pedir el divorcio.

Porque, sin orden interno, sin raíces emocionales, sin límites claros, sin espacio para una misma, el amor no puede crecer. Se ahoga.

Él, en silencio, asintió. Me dijo que también estaba agotado. No hubo drama ni reproches, solo dos personas que se habían perdido a sí mismas y al otro por causa del miedo. Y fue un momento doloroso, aunque también muy revelador, porque me dejó dos grandes aprendizajes que hoy quiero compartir contigo:

1. Para tu cuerpo y tu sistema nervioso, el lenguaje del amor se traduce en seguridad emocional. Eso significa que lo primero es crear espacios en los que haya presencia, validación, escucha y contención.
2. No puedes construir una relación estable con alguien que cree que el amor es solo una emoción. Quien lo ve así, al primer conflicto o a la primera incomodidad, se querrá ir. Necesitas estar con alguien que entienda que el amor es una elección diaria, una práctica consciente, una responsabilidad compartida.

De forma paradójica, volvieron a unirnos las dos claves que aparecieron en ese momento de separación. Cuando me atreví a mostrar mis emociones sin defensas, cuando pude hablar desde la vulnerabilidad sin pedir ni exigir, se produjo algo de presencia y contención. Él no huyó, tampoco me culpó. Me escuchó, y yo a él. Y en ese espacio de honestidad surgió algo que ninguno esperábamos: conexión. Cuando pensábamos que nos estábamos alejando, nos acercamos.

Y fue un gran aprendizaje. Ese es el poder de la energía femenina de la revolución de la vulnerabilidad de la suavidad: cuando dejas espacio al amor, cuando validas el miedo y lo presencias sin que su intento de que lo veas todo gira en torno a él, empieza a ordenarse tu mundo interior y entonces él tiene espacio para quedarse.

La seguridad emocional no surge por arte de magia. Se cultiva cuando te quitas la armadura, cuando te muestras emocionalmente desnuda, sabiendo que quizá el otro te reciba, o no. Pero aun así te atreves. Porque solo ahí puede florecer una conexión real.

Después de esa conversación, decidimos seguir separados, pero con conciencia. Nos dimos dos meses, no con la intención de arreglar nada, sino para estar con lo que había. Dejamos de culparnos, de controlarnos, de esperar que el otro hiciera lo que ni siquiera nosotros sabíamos hacer. Nos acompañamos con honestidad. Y, durante el proceso, algo se transformó.

Cuando sueltas la expectativa de cómo deberían ser las cosas y te permites ver lo que hay sin juicio, desde la presencia, algo cambia en ti. Nos dimos espacio, nos ofrecimos presencia, nos despedimos del miedo. Y al final no nos divorciamos.

En el momento de escribir estas líneas, llevamos diez años casados. Lo que vivimos en esa primera época marcó un antes y un después, porque no solo impactó en mi relación de pareja, sino que hizo que me cuestionase todas mis creencias sobre el amor. Ese fue el punto de partida para profundizar en las herramientas que hoy comparto y, sobre todo, me inspiró a crear mi programa grupal «La maestría del amor».

Comparto todo esto contigo porque quiero que sepas, querida mujer valiente, que no estás sola. A veces creemos que, si la relación es correcta, no debería doler, no debería incomodar, no debería retarnos. Pero las relaciones reales, las que tocan de verdad, también duelen, también remueven, también nos enfrentan a partes de nosotras que a veces preferiríamos evitar.

Llevo muchos años con mi pareja y, aunque hemos vivido momentos difíciles, seguimos eligiéndonos desde un amor que crece, pero mi relación dista mucho de ser perfecta. Lo que sí intentamos, con el corazón abierto, es incluir la presencia, la compasión, la validación mutua.

Pero no para cambiarnos el uno al otro ni para encajar en un molde, sino para recordarnos, una y otra vez, que hay espacio para nuestra humanidad en el vínculo. No se trata de quién quiero que sea el otro ni de quién espera él que sea yo, sino de quiénes podemos ser juntos si los dos nos damos permiso para habitarnos, para vernos de verdad, y, desde ahí, mirarnos con ternura y compasión.

Y si has llegado hasta aquí es porque tú también estás en el camino de reaprender lo que creías que eran el amor, las relaciones, la intimidad y la vulnerabilidad. Un camino nada lineal, pero profundamente transformador. Porque todas, en algún momento, pasamos por esa escuela emocional silenciosa en la que desaprendemos patrones que nos alejaban de nosotras y aprendemos, paso a paso, a amar desde un lugar más real, más presente, más libre.

Este capítulo nace de ahí. Voy a guiarte a través de lo que significa amar desde la visión de una mujer emocionalmente madura. Veremos juntas qué es el orden interno, cómo se cultiva y de qué manera puedes empezar a aplicarlo para que el amor no solo fluya, sino que se quede. Este capítulo se llama «La maestría del amor» no solo porque sea el nombre de mi programa —que, para cuando leas esto, irá por su sexta edición y ha acompañado a más de seiscientas mujeres—, sino porque quiero compartir contigo los principios que imparto allí.

Porque sí, se puede amar desde otro lugar. Y sí, puedes construir una relación que refleje tu madurez emocional. Solo necesitas empezar por el principio: despierta tu energía femenina.

En el lenguaje del sistema nervioso, el amor significa «seguridad». Y sin seguridad no hay suavidad, solo supervivencia.

Cuando estás en un vínculo y te entra la inseguridad —por heridas del pasado, porque tu sistema se ha desregulado o porque en el fondo no hay una conexión emocional profunda—, suele surgir una pregunta que muchas veces hacemos desde la ansiedad: «¿Me amas? ¿Me quieres?». Tal vez te reconozcas en ella. A veces la formulamos sin pensar, en ocasiones la sentimos muy dentro, aunque no la digamos en voz alta.

Pero lo que hay detrás no es una duda racional, es el cuerpo, que te habla. Es el sistema nervioso, que te dice: «No siento que me vean/escuchen/validen/admiren/deseen/sostengan/apoyen». En el cuerpo, el amor no es una idea romántica, es una experiencia somática. Amor, para tu sistema nervioso, es sentir que estás a salvo con alguien. Que puedes relajarte, abrirte, dejar de defenderte.

Y lo complejo es que muchas veces tú sí que das eso: atención, cuidado, escucha, presencia..., pero no lo recibes. Entonces, en vez de decir lo que necesitas, disfrazas todo eso en una frase breve pero profunda, «¿Me amas?», aunque en realidad lo que tu cuerpo necesita es presencia, claridad y conexión.

Por eso te invito a escuchar lo que esa pregunta quiere decirte. Tal vez haya llegado el momento de dejar de esperar un «Te amo» automático y abrir un espacio sincero de conversación. No importa si llevas muchos años con tu pareja o acabas de conocerla. Lo importante es que puedas expresar cómo te sientes. Porque, cuando esa pregunta empieza a salir, es señal de que hace tiempo que te sientes insegura. Y no es un «Te amo» vacío lo que calma esa inseguridad, es la presencia real, la coherencia emocional del otro, sentirte contenida de verdad.

Si para tu sistema nervioso el amor se traduce en seguridad, lo más tóxico para ti es la ambigüedad, la inconstancia, la incertidumbre. Eso desregula, enciende tus alarmas internas, activa tu sistema de defensa y supervivencia. Y, cuando estás ahí, no puedes habitar tu cuerpo ni tu vínculo desde la calma, solo desde la urgencia.

La seguridad emocional en una relación no es un lujo, son los cimientos. Sin ellos, el amor no florece, se desgasta. Si no te sientes vista ni sostenida, quizá empieces a dudar de ti, a vaciarte, a dar más de lo que tienes, a creer que el problema está en ti. Pero no, no es que tú seas «demasiado», es que estás pidiendo conexión en un espacio en el que no la estás recibiendo.

Y no se trata de mendigar amor, sino de recordar que mereces un vínculo en el que tu cuerpo pueda descansar, en el que no tengas que defenderte ni probar nada, en el que el amor se sienta, no solo se diga.

Te invito a responder a estas preguntas, mujer valiente que me lees: ¿escuchas las señales de tu cuerpo, esas alertas que te dicen que ha llegado el momento de abrir un espacio con tu pareja y expresar lo que sientes? ¿O te lo guardas todo para más adelante, con la esperanza de que algo cambie, y has decidido acumularlo hasta que explotes sin querer?

Tal vez te cuesta quitarte la armadura, mostrar tu vulnerabilidad, decir en voz alta lo que te incomoda, lo que te duele. Pregúntate:

- ¿Me estoy dando permiso para sentirme, para mostrarme tal como estoy?
- ¿Estoy esperando que me lean sin hablar, que me sostengan sin pedirlo?
- ¿Hay espacio en mi relación actual para compartir lo que siento?
- ¿Existe esa presencia disponible, ese tiempo de calidad emocional durante el cual puedo sentarme sin juicio y hablar de lo que me pasa?

Antes de hablar con tu pareja, ¿te has sentado con esa incomodidad que llevas dentro? ¿Has respirado junto a tu miedo, has explorado qué necesita e intenta proteger?

Tal vez lo que toca es abrirte con honestidad, coger la mano a ese miedo que tanto evitas, invitarlo a sentarse contigo y, en su compañía, abrir tu corazón. ¿Estás dispuesta a hablar no desde la culpa ni desde la queja, sino desde tu necesidad de conexión y contención?

Este es el primer paso para construir la seguridad emocional que no nace de la armadura ni de esa supuesta zona de confort que, en realidad, suele ser una jaula de oro construida por el miedo. Ahí, aunque parezca que estás a salvo, muchas veces te sientes aislada, desconectada, contenida por una falsa calma que no permite que te expandas.

Para que una relación crezca, necesitas sentirte segura, vista, sostenida. Sin esa base, lo que florece no es el amor, sino la ansiedad, el miedo, el resentimiento. El vínculo se congela, se debilita, se vuelve frágil.

Solo cuando te atreves a desnudar el alma, cuando compartes lo que sientes sin esperar nada más que ser recibida, empiezas a crear ese espacio íntimo en el que el amor puede respirar. Y, aunque no siempre sabrás si serás escuchada o comprendida, el mero hecho de abrirte ya es un acto de madurez, una manera de volver a ti.

Esa eres tú, la mujer despierta, la que honra su sentir, la que se elige aunque incomode, la que apuesta por relaciones reales. No perfectas, pero sí presentes.

Porque, si no permites que el otro te sostenga, ¿cómo sabrás si puede hacerlo? ¿Cómo sabrás si estás en un espacio emocionalmente seguro si no le das la oportunidad de ser presencia para ti?

Mira con honestidad a tus vínculos actuales: ¿sostienes relaciones que se basan en la incertidumbre y la ambigüedad? ¿Intentas tener intimidad emocional con alguien que solo está disponible para ofrecerte intimidad física?

Pregúntate con sinceridad:

- ¿Has elegido vincularte con personas que refuerzan tu estado de supervivencia, de alerta constante, o con las que promueven tu suavidad, calma y regulación?

- Con tu pareja actual, ¿tienes la oportunidad de quitarte la armadura y ser tú misma? ¿O es un lujo que ese vínculo no te permite?

Mereces una relación en la que puedas descansar, en la que el amor no sea lucha, sino refugio. Y todo empieza con estas preguntas, con tu propia honestidad, con el acto valiente de mirar dentro antes que fuera.

En la supervivencia no hay conexión, solo protección

Tal vez te ha pasado que, tras una relación que te dejó una cicatriz profunda, una en la que no te sentías segura emocionalmente, de la que saliste agotada y drenada, decidiste quedarte sola. Puede que fuera tóxica o que en ella no hubiera contención. Y entraste en un periodo de pausa, aislamiento, silencio. A eso lo llamo «reconstruir tu refugio interior».

Y tiene sentido. Después de pasar tanto tiempo en alerta, tu cuerpo necesita espacio para regularse. Estar sola una temporada puede ser la forma de volver a ti, de habitarte sin exigencias, de encontrar un nuevo ritmo. Y no lo digo solo desde mi experiencia personal, lo afirma la neurociencia: cuando el sistema nervioso activa la rama ventral del nervio vago, vuelves a sentirte segura, presente, disponible para la conexión. Pero eso no ocurre de forma automática; solo sucede cuando hay orden interno, si te sientes a salvo dentro de ti.

Porque solo cuando te sientes segura puedes soltar la armadura, abrirte de nuevo y permitirte recibir a otra persona.

Si vives en la ansiedad, el miedo, la inseguridad o con la sensación constante de no ser suficiente, tu cuerpo lo registra como peligro. Mientras intentas convencer a alguien de que te elija, mientras buscas que te vean desde el desmerecimiento, tu cuerpo entiende que está en riesgo.

Entonces lo que parece una oportunidad para amar se convierte, sin que te des cuenta, en un escenario para repetir lo mismo de siempre. Ahí sale la armadura, vuelven los patrones, se reactivan los mecanismos de defensa que conoces tan bien.

No es culpa tuya. Tu sistema nervioso está haciendo lo que sabe que tiene que hacer para sobrevivir. Pero eres responsable de empezar a sentirte segura dentro de ti, para que lo próximo que llegue no sea una repetición del pasado, sino una oportunidad de conexión real.

Mientras tu atención siga intentando que todo vaya bien, que no te rechacen, que no te abandonen, que te elijan y te validen, le estarás entregando tu energía al exterior, no a ti.

Desde ahí se activa tu antigua coreografía: el control, la defensa, la ansiedad que lo analiza todo, la mente incansable, el cuerpo que se tensa, la duda perpetua, el dar demasiado..., como si amar fuera una competición. Y la energía masculina herida, que toma el mando porque cree que tiene que protegerte a cualquier precio.

Pero no estás en peligro, aunque tu cuerpo diga lo contrario. Solo te sientes insegura de ti, de tu valor, de tu centro. Y en ese estado lo que debería ser conexión se convierte en supervivencia.

El primer paso para salir de ahí no es que alguien te rescate, es regresar a ti.

Volver a ti no es un cliché, es un acto sagrado. Es mirarte con honestidad y preguntarte sin prisa: «¿Cómo me siento en esta relación?», «¿Qué necesito hoy para recuperar la seguridad en mí misma?», «¿Qué parte de mí he olvidado por estar pendiente del otro?», «En esta relación o en este vínculo que acabo de iniciar, ¿me siento vista, segura y escuchada?».

Se trata de que vuelvas a prestarte atención, de que recuerdes que también tú mereces que te miren con ternura. ¿Eres buena amante para ti cuando toda tu energía se centra en complacer a otra persona? ¿Eres buena madre contigo cuando cuidas de las emociones del otro, pero descuidas las tuyas?

Desde ese lugar carente, inseguro, ¿conectas o repites una antigua dinámica que solo construye vínculos inestables que nacen del miedo, no de la presencia? Porque no solo se trata de la seguridad que el otro puede ofrecerte, sino de la que cultivas dentro de ti, esa que crece cuando te sostienes, cuando te escuchas, cuando dejas de exigirte tanto y vuelves a habitarte.

Eso es alinearte con tu energía femenina, pero no para vivir relajada, sino presente, sosteniendo lo que habita en ti, aunque sea miedo, duda o vacío. Es ser capaz de sostener con una mano tu inseguridad y con la otra preguntarte: «¿Qué más puedo hacer por mí en este momento?», «¿Qué necesito darme para sentirme más segura?».

Se trata de que te crees una atmósfera de seguridad interior que puedas trasladar a tus vínculos. Y viceversa: que puedas aplicarte la que encuentres en los demás. Es sentarte contigo sin juicio, con amor, y dar espacio a todo lo que sientes. Es preguntarte con compasión: «¿Qué puedo darme hoy para calmarme, sostenerme y volver a casa?».

Porque no se sale de golpe del modo supervivencia... Se da con presencia, práctica y decisión. Lo logras cuando cada día eliges no abandonarte, cuando haces de ti un lugar seguro al que siempre puedes regresar.

Elegirte en medio del caos no es fácil, lo sé. Pero, cada vez que lo haces, tu cuerpo lo recuerda, tu sistema nervioso te lo agradece. Se da cuenta de que no necesita pelear ni correr, que puede confiar, soltar la armadura, abrirse y descansar.

Desde ahí, desde esa raíz suave y verdadera, podrás mirar al otro sin vaciarte, sin perderte, sin entregarte del todo para que te amen. Porque, mientras estés desconectada de ti, no importa cuánto amor quieras construir. Lo único que lograrás será repetir el mismo vacío con otro rostro.

Lo que parece amor, sin seguridad ni presencia, es un espejismo, una ilusión emocional que te drena una vez más.

Tú eres el altar. Tu relación contigo es sagrada. ¿La estás tratando como tal?

Y, si estás tan desconectada de ti, si llevas tanto tiempo en modo protección, con la armadura puesta y el corazón en pausa, ¿desde dónde conectas con el otro, desde la abundancia o desde la carencia? ¿Desde la presencia o desde la necesidad de que alguien te salve de ti?

Porque, cuando estás en modo supervivencia, no puedes entregarte, solo negocias migajas disfrazadas de amor. No puedes escuchar a tu intuición, te limitas a reaccionar. No puedes abrirte al vínculo, lo sostienes desde el miedo. Buscas la seguridad fuera mientras te la niegas por dentro.

Así que la verdadera pregunta no es si estás o no en una relación, sino ¿desde dónde amas: desde la supervivencia o desde la seguridad? ¿Desde tu yo completo o desde tu vacío?

Si empiezas a elegirte, a darte lo que tanto esperas que te ofrezcan, algo cambia. Tu cuerpo lo nota, tu energía se suaviza, tu voz se calma. Y desde ahí, desde esa seguridad que nace en tu interior, puedes mirar al otro sin urgencia, sin exigencia, sin convertir ese vínculo en tu única fuente de valor.

> Un sistema nervioso en estado de alerta no puede sostener la presencia de un amor seguro.

Cuando llevas tanto tiempo habitando el caos, sobreviviendo en vínculos en los que el miedo es la tónica general, lo seguro puede parecerte amenazante. Y no porque no lo merezcas, sino porque no lo conoces. Lo amable, lo presente, lo predecible puede ser aterrador si vienes de una historia en la que el amor siempre dolía o faltaba.

Entonces, cuando aparece alguien que te mira sin juicio, te escucha sin prisas y se queda aunque aprendiste a huir, algo en ti se asusta. Y lo empujas. Lo alejas. No porque no quieras amor, sino porque tu cuerpo no sabe cómo sostenerlo.

Porque una mujer en modo supervivencia no puede conectar, solo se protege. Por eso lo seguro parece aburrido. Lo disponible, demasiado. Lo sencillo, sospechoso. No es que no sepas amar, es que aprendiste a hacerlo desde la tormenta, y tienes que averiguar cómo quedarte cuando llega la calma.

No estás rota. No hay nada malo en ti. Solo estás condicionada. Te entrenaron para buscar la tormenta, pero puedes reentrenarte para reconocer el arcoíris.

Sí, es posible cambiar tus patrones y empezar a sentirte atraída por lo que te hace bien. Pero esto no ocurre en la mente, sino en el cuerpo.

Muchas veces, lo que creemos que es atracción no es más que una memoria de dolor que intenta repetirse. A eso lo llamamos «química», pero en realidad es «trauma». Y, mientras tu sistema nervioso no sepa cómo se siente la seguridad, seguirá buscando lo que conoce: la inestabilidad.

Si sigues eligiendo vínculos en los que no hay espacio para ti, tal vez ha llegado el momento de que te plantees esta pregunta: «¿Qué significa para mí la disponibilidad emocional?». Y, más importante aún: «¿Me la estoy ofreciendo?».

Esperas que alguien te vea, te valide, te sostenga. Pero ¿te estás mirando? ¿Estás habitando tu presencia o esperas a que alguien venga a rescatarte?

Porque, cuando llega alguien disponible de verdad y tú aún no lo estás, quizá ese vínculo te parezca un espejo demasiado claro. Uno que te muestra todo lo que no has querido ver. Uno que te exige presencia, pero no para recibir, sino para corresponder.

Y, tal vez por eso, después de relaciones disfuncionales, cuando aparece alguien emocionalmente maduro, te preguntas con asombro: «¿De verdad vas a escucharme sin intentar arreglarme?». Y sí, hay algo hermoso en conocer a alguien así. Pero también es incómodo, porque tu cuerpo aún no ha practicado lo suficiente cómo sostener ese tipo de amor.

En ese caso, plantéate estas preguntas. No con prisa. No todas de golpe. Hazlas con el alma. Escríbelas, medítalas, siéntelas en el cuerpo.

- ¿Cuáles son tus mecanismos de protección en el amor?
- ¿Puedes reconocer cuándo te cuesta sostener la presencia del otro?
- ¿Estás disponible emocionalmente para ti igual que esperas que otro lo esté?
- ¿Qué te resulta familiar al seguir eligiendo a personas no disponibles?
- ¿Qué desafío encuentras si te permites amar a alguien emocionalmente presente?
- Si le preguntaras a tu niña interior si siente que merece ser vista, escuchada y sostenida, ¿qué te diría?

Estas preguntas no son solo reflexiones. Son portales, llaves que te abren a tu verdad, a tu sombra, a tu poder; conviértelas en un ritual. Hazlas cuerpo. Camino.

Porque, solo cuando empieces a elegirte, a habitarte, a sostenerte, estarás lista para recibir el amor que tanto anhelas. Pero ya no desde la carencia, sino desde una profunda conexión contigo. Y eso, querida, lo cambia todo.

¿Por qué algunos vínculos no funcionan?

Aprovecho para invitarte a mirar con ternura los vínculos que no florecieron. Algunos encuentros llegan como espejos, pero no para quedarse, sino para revelarnos hasta dónde el otro aún vive a la defensiva, refugiado en su propio laberinto.

Hay almas que, cuando sienten que las ven, huyen. Y no porque no quieran amor, sino porque no saben recibirlo sin sentir que están arriesgando su armadura. Quien ha vivido demasiado tiempo en estado de alerta puede sentir la cercanía como una amenaza y la profundidad como un abismo.

A veces, el vínculo no se rompe por falta de amor, sino porque el miedo toma el timón. Porque tu presencia toca fibras que la otra persona aún no sabe sostener. No es tu luz la que incomoda, sino lo que esta revela.

Tal vez el sistema nervioso de esa persona no se encontraba disponible para recibir el amor que estabas dispuesta a ofrecer.

Lo que se activa en el otro no es desinterés, sino miedo, unos mecanismos de protección enraizados en su cuerpo, en su historia, en su trauma. Y, cuando alguien vive en modo supervivencia, cuando está desconectado de sí mismo, vincularse con la profundidad, la ternura y la presencia que tú le ofreces puede abrumar, aterrar incluso.

Recuerda: donde el miedo ocupa tanto espacio, el amor no encuentra lugar.

Y tú no estás aquí para encogerte ni para convencer a nadie de recibirte. Has venido a amar sin traicionarte. A ofrecer lo que nace de ti sin poner en duda su valor. Y a saber profundamente que, si alguien no puede sostener lo que eres, no se trata de ti, sino de él. No es el amor de tu vida, es el patrón de tu vida.

Cuando te han enseñado que amar es sacrificio, que amar es desaparecer un poco en el otro, perderte para pertenecer, una guerra sutil para mantener tu autonomía o ganar paz, no es raro que confundas amor con batalla. Con lucha. Con caos. Lo llamas «amor» porque no conoces nada más, pero en realidad solo estás repitiendo una historia heredada. Una que no es tuya, pero que te has aprendido de memoria.

No tienes mala suerte, vives condicionada. Estás entrenada para sentir atracción por lo que te lastima, por lo que te empuja a esforzarte, a desaparecer. Condicionada a pensar que, si das un poquito más, si te sacrificas, si te haces pequeñita, tal vez te elijan. Quizá te amen. Tal vez ahora funcione.

Pero el amor no debería doler. El amor verdadero no te exige que te traiciones para sostenerlo. No te pide que desaparezcas. El de verdad te invita a crecer, a expandirte, a florecer. Cuando lo que te han vendido como amor se parece más al control, a la manipulación o al miedo, no estás hablando de amor, sino de supervivencia, de mecanismos antiguos que tus antepasadas disfrazaron de amor, cuando en realidad solo intentaban sentirse seguras.

Por eso repites su patrón. Por eso eliges el mismo tipo de persona con distintos rostros. Porque no está fuera, está dentro de ti. Es una creencia sembrada en lo más profundo, la historia que te cuentas sobre lo que crees que mereces. El código que se activa en tu cuerpo cada vez que alguien no te elige, cada vez que te ves luchando de nuevo por demostrar tu valor. Y esa historia, aunque duela, te resulta familiar.

Para romper el patrón, no basta con intentarlo. Tienes que ir al fondo y mirar de frente lo que duele. Reconocer las heridas que sigues tapando con vínculos que solo reactivan tu trauma, no tu seguridad. Porque sí, a veces no estás enamorada de alguien, sino de la intensidad. De la lucha. Del drama. Porque es lo que conoces. Porque te han hecho creer que, si no duele, no vale.

Entonces el trabajo es otro: elegir de otra manera, aunque al principio no sepas cómo. Dejar de buscar las mariposas en el estómago e ir a por la paz. Dejar de correr detrás de quien no te ve y comenzar a mirarte. Pero no como una tarea ni como un castigo, sino como un acto sagrado de amor hacia ti.

La mujer emocionalmente madura no se culpa por sus patrones. No busca banderas rojas en los demás con paranoia. Se observa. Se pregunta. Se escucha. Se presta atención. Y, desde ahí, desde ese espacio amoroso y presente, a veces se equivoca y se lo permite. Y otras, con más conciencia, se atreve a cambiar sus elecciones. Pero no porque ya no tenga miedo, sino porque se lo lleva de la mano.

Romper un patrón es incómodo. Duele. Es como deshacerte de un viejo pijama roto que ya no abriga, pero que sigues usando porque es suave. Porque es tu zona de confort. Porque soltarlo hace que te enfrentes a lo desconocido. El cambio, por liberador que sea, también es un duelo. Cortas de raíz conexiones neuronales, costumbres afectivas e ilusiones aprendidas.

Muchas veces has vivido el mismo patrón de pareja con distintos rostros. Una y otra vez, eliges a personas que terminan siendo infieles, te encuentras sosteniendo vínculos en los que adoptas el rol de madre, de salvadora, o en los que tu autoestima se va deshaciendo poco a poco, porque no te sientes segura ni valorada. Y, sin darte cuenta, ese patrón se convierte en tu zona de confort. Lo conoces tan bien que, aunque te duela, también te resulta familiar.

A veces la vida te pone delante algo distinto. Una persona que no activa tus antiguos mecanismos, que no despierta en ti esa alerta constante, que no busca salvarte ni ser salvada. Y ahí es cuando algo se descoloca por dentro. Estás tan acostumbrada al cóctel químico que se genera en tu cuerpo —en especial esa adicción sutil a la dopamina, segregada en exceso en situaciones emocionalmente ambiguas e inestables— que, aunque el nuevo vínculo sea seguro, presente y claro, te parece extraño..., incluso incómodo.

Por eso, cuando surge la oportunidad de romper el patrón, necesitas estar atenta. Al principio, tu cuerpo no se sentirá cómodo. Las partes de ti que solo han conocido el caos y el desmerecimiento no lo entenderán. La voz interna de la víctima —esa que tal vez has alimentado sin darte cuenta— puede resistirse. Quizá te descubras esperando que esa persona te traicione, que te exija, que te abandone, cuando en realidad no tiene la intención de hacerlo. Puede que recibas ternura y te sientas rara, como si algo estuviera mal.

Pero lo que tal vez nadie te ha dicho nunca es que ser vista, sostenida y valorada cuando tu patrón ha sido todo lo contrario puede ser profundamente sanador. Aunque, de forma paradójica, al principio te abrume. Porque hay algo en ti que está aprendiendo a habitar lo nuevo, a habitar el amor sin armaduras y a regularse desde la seguridad, no desde la supervivencia.

Te espera algo más grande: la posibilidad real de sentirte elegida sin tener que luchar. La ocasión de amar sin dejar de habitarte. Y eso empieza por ti. Por convertirte en tu mejor amante, tu mejor amiga, tu madre interna, tu pareja emocional.

Entonces te pregunto, con suavidad y sin juicio:

- ¿Qué patrón estás repitiendo hoy en tus relaciones?
- ¿Qué emociones se han vuelto tu adicción silenciosa?
- ¿A qué parte de tu desmerecimiento sigues aferrada?
- ¿Te das cuenta de cuánto te cuesta soltar lo conocido, aunque duela?
- ¿Estás dispuesta a atravesar esa incomodidad, una y otra vez, hasta que tu cuerpo aprenda que es seguro elegir de otra manera?

Porque eso es volver a ti. Regresar al amor. No el que depende del otro, sino el que nace en ti. El que te sostiene cuando se tambalea todo lo demás. El que te recuerda que no estás aquí para rogar por migajas emocionales, sino para vivir en la plenitud de lo que te mereces.

Y sí, a veces retrocederás. Volverás a mirar atrás. Buscarás viejos nombres en las redes. Pensarás que tal vez has exagerado. Es normal. Forma parte del proceso. Pero, cada vez que vuelvas a ti, aunque sea dando un pasito, estarás reescribiendo la historia.

No te juzgues. Sigue eligiéndote una y otra vez. Hasta que un día, sin que te des cuenta, ya no te dolerá soltar. Ya no te dolerá quedarte contigo. Y podrás decir con certeza: «Hoy me amo tanto que ya no me pierdo en nadie». Y, desde ahí, todo empezará a cambiar.

La constancia por encima de la química

Cuando has pasado mucho tiempo en modo supervivencia, cuando tus primeros vínculos estuvieron marcados por la ambigüedad, la ausencia emocional o la disfunción, es normal que tu cuerpo confunda la intensidad con el amor. Porque, cuando tu sistema nervioso está desregulado, no busca conectar, intenta protegerse. Y esa confusión también llega al deseo, a la atracción, incluso al sexo.

Para conectar de verdad, para entregarte a una intimidad que nutra, no basta con la adrenalina, necesitas sentirte a salvo. Puede encenderse la pasión, sí, pero, si no hay un ancla —una mirada que te sostenga, una presencia que te calme—, tu cuerpo no se relajará, no confiará, no se abrirá. Así, lo que parece deseo será solo una respuesta a la alerta, a la intensidad del caos, no a la verdad del amor.

En esos vínculos donde reina la ambigüedad, tu cuerpo genera un cóctel químico poderoso. El cortisol, la hormona que te mantiene en alerta, se eleva cada vez que no sabes dónde estás. En esos momentos, para compensar, tu cuerpo libera dopamina, la chispa que te hace sentir bien aunque no lo estés. Esa química te da el subidón, pero también te deja vacía. Así terminas confundiendo la obsesión con el amor, el apego con la conexión, y te ves atrapada en relaciones que te consumen más de lo que te nutren.

Tal vez creciste en una casa en la que la presencia era intermitente, donde el afecto llegaba en forma de regalos después de largos silencios. Quizá aprendiste que el amor dolía un poco, que había que ganárselo, que no estaba garantizado. Y, si es así, es lógico que hoy sientas que te atrae lo que te desestabiliza. Porque eso, aunque duela, es lo que tu cuerpo reconoce como hogar.

Por eso te enamoras de lo que no es. Por eso te enganchas al que no está del todo. Porque tu sistema nervioso se ha vuelto adicto a esa montaña rusa emocional. Y, cuando alguien llega con calma, constancia y presencia, te aburres, dudas y te vas. No porque esté mal, sino porque es nuevo. Porque tu cuerpo no sabe qué hacer con algo que no duele.

En terapia sistémica decimos que, cuanto más intensa es la atracción inicial, menos espacio hay muchas veces para que nazca y crezca el verdadero vínculo. Porque la intensidad puede ser una trampa, una forma de evitar la profundidad. Y, mientras te ocupas de mantener encendida la chispa, te olvidas de construir el fuego.

Esto no significa que debas renunciar al deseo ni a la química. Claro que no. El deseo es vital, la atracción forma parte del juego. Pero la mujer emocionalmente madura sabe que la verdadera atracción se construye con el tiempo. Es consciente de que lo físico sin lo emocional se esfuma, pero lo emocional con lo físico se vuelve raíz y vuelo a la vez.

Porque no hay nada más erótico que una conversación que te enciende el alma. No hay nada más íntimo que alguien que conoce tu cuerpo después de recorrer tu mente, tu historia, tu verdad. Ese es el tipo de vínculo que se explora en prácticas como el sexo tántrico o el *mindfulsex*, en las que la atención plena, la presencia y la seguridad emocional son el verdadero punto de partida.

Así que, si hoy sientes que te atrae lo que te confunde y te alejas de lo que te calma, no te juzgues. Solo observa. Y pregúntate: «¿Estoy eligiendo desde mi deseo o desde mi trauma?».

Porque, cuando el deseo nace del miedo, quema. Pero, si nace de la seguridad, te enciende sin destruirte. Y ahí, en ese fuego lento y constante, empieza la alquimia.

Cuando estés en un vínculo que te haga dudar, que provoque un terremoto bajo tus pies o te despierte mariposas en el estómago mezcladas con ansiedad, regresa a ti. Pregúntate con honestidad: «¿Estoy siendo yo en esta relación o me centro en que me elija?», «¿Estoy presente para mí o solo disponible para el otro?», «¿Hay valores compartidos, espacio para mostrarme sin miedo, ser vulnerable y aun así sentirme a salvo?».

Y, si la mente no te da la respuesta, pide ayuda al cuerpo.

Tómate un momento para ti, en calma, sin distracciones. Entra en el silencio, pon música suave, si quieres, y colócate en un espacio íntimo, como si prepararas un pequeño ritual contigo. Lleva las manos a tu piel y acaríciate despacio, sin pretender excitarte ni provocarte nada más que escucha. Deja que los dedos exploren el cuello, el pecho, los brazos, el abdomen, las caderas…, como si quisieras decirte: «Estoy aquí, te veo, te escucho».

Mientras lo haces, pregúntate: «¿Cómo se siente mi cuerpo cuando pienso en esta persona?», «¿Se abre o se tensa?», «¿Se expande o se pone en alerta?», «¿Hay placer o incomodidad?».

Este acto de tocarte con presencia no tiene que ver con lo sexual, sino con regresar a casa, con preguntarle a tu cuerpo cómo está realmente en ese vínculo. Porque él, incluso antes que tu mente, sabe lo que es seguro y lo que no.

Recuerda: la intimidad sexual sin seguridad emocional no enciende, quema. Es un fuego que no da calor, sino cenizas. No se trata de rechazar la atracción, sino de ponerla en su lugar. De entender que el deseo auténtico no exige que te traiciones.

A veces, tendremos que acercarnos al fuego para comprender cuánto quema. Y eso también forma parte del camino. Pero qué valioso es cuando empiezas a prestarte atención de verdad, cuando te preguntas si ese vínculo honra tu proceso o sabotea el trabajo profundo que has hecho contigo.

Porque, al final, tu mayor poder no es gustar o atraer. Es elegir. Y tú puedes elegir quedarte donde tu cuerpo respira, donde tu alma descansa, donde tú también existes.

Cuando te conviertes en la madre de tu pareja

¿Alguna vez has sentido que llevas la relación sola, como si fueras la única que sostiene el timón? ¿Que, más que compartir la vida con un hombre maduro, estás guiando a un niño que espera que le digas cómo tiene que dar cada paso? ¿Te has sorprendido sintiéndote cansada, resentida, como si tu amor se diera siempre en una única dirección?

No es casualidad. Como mujeres, muchas veces hemos sido criadas para creer que amar es entregarse por completo. Porque eso fue lo que vimos, lo que aprendimos. El modelo materno como única brújula emocional.

Hay una frase que ilustra esto con delicadeza: «Le pedí a mamá veinte euros y me dio veinte, todo lo que tenía. Le pedí a papá veinte euros y me dio cuarenta, porque él tenía cien». Mamá lo dio todo. Papá dio lo que podía. Ese es el amor materno: el que se vacía para que el otro esté lleno. Pero hay una diferencia enorme entre el amor de una madre y el de una pareja.

El primero está diseñado para cuidar a un ser indefenso. El segundo necesita a dos adultos que se eligen, se sostienen y se ven desde la misma altura emocional.

Sin embargo, muchas veces, te descubres en ese rol maternal sin querer. Te anticipas, recuerdas, corriges, organizas. Lo haces con amor, deseas ayudar, que todo fluya. Pero poco a poco, sin darte cuenta, dejas de ser pareja y te conviertes en cuidadora.

Y ahí algo se rompe.

La atracción se apaga. Lo erótico se disuelve. Porque en ese lugar ya no hay espacio para la mujer que desea, para la amante, para la salvaje. Tu cuerpo lo sabe. Aunque no lo digas, empieza a dolerte la falta de reciprocidad, la ausencia de sostén, la carga de cuidar sin ser cuidada.

Y no es que no quieras dar.
Es que has olvidado cómo recibir.

A veces este rol aparece por miedo. Por la idea de que, si tú no sostienes, todo se cae. Por la creencia de que solo así te sientes segura. Pero el control que buscas no construye conexión, sino jerarquía. Y, en una jerarquía, el amor no danza, se endurece.

Y lo más doloroso es que, mientras tú haces más, tu pareja hace menos. Y no porque no pueda ocuparse, sino porque no le das espacio. Porque el amor, cuando se maternaliza, deja de ser terreno fértil para el deseo y se vuelve tierra seca donde ya no crece nada.

Por eso te invito a observar con compasión desde dónde estás amando: ¿desde el miedo o desde la libertad? ¿Desde la herida o desde tu centro?

Recuerda: tu pareja no necesita una madre. Y tú no viniste a este mundo a ser mamá de nadie, sino a ser mujer completa, sostenida, amada, deseada.

Vuelve a ti. Recoge cada parte de ti que se ha quedado cuidando de los demás y hazle un lugar en tu pecho. Porque el amor más maduro no es el que se sacrifica, es el que se elige con libertad, una y otra vez, sin necesidad de educar al otro para que llegue a ti.

Así que quiero invitarte a reflexionar con suavidad y honestidad: ¿qué sucede en ti cuando asumes el rol de madre en tu relación de pareja? ¿Te has preguntado en qué lugar estás colocando al otro cuando adoptas ese rol? Cuando tomas el rol de madre, ¿te das cuenta de que estás colocando a tu pareja en un rol inferior, en el de hijo? ¿Lo sigues viendo como un igual, como alguien capaz y autónomo, o lo infantilizas desde ese lugar inconsciente?

Cuando dejas de confiar en la capacidad de tu pareja, cuando empiezas a anticiparte —recordárselo todo, organizar por los dos—, se rompe algo sutil pero esencial: la admiración. Y, cuando esa admiración se apaga, el deseo, la complicidad y la conexión también comienzan a desaparecer.

Un hombre que se siente juzgado o infantilizado, que ya no se percibe visto ni valorado, suele cerrarse, ponerse a la defensiva y desconectar. Y entonces la dinámica cambia: ya no sois pareja, tú te encargas de todo y él se queda al margen.

Tú haces, él espera. Tú sostienes, él se retira. Y lo más duro es que te sientes cada vez más sola, más cansada, más vacía, esperando que algún día te devuelva todo lo que estás dando a la relación.

¿Te suena esta dinámica? Mientras mantengas ese rol, el equilibrio no llegará. Porque no se da desde la fuerza, sino desde el amor, porque el amor sano y maduro no puede nacer en un lugar desequilibrado. Y no se trata de culpas, sino de reconocer patrones, de ver con compasión que muchas veces estás repitiendo algo que aprendiste sin darte cuenta.

Tal vez desde muy pequeña absorbiste la idea de que amar era sacrificarse, quizá viste a tu madre dándolo todo por sus hijos o por su pareja, puede que crecieras creyendo que, para ser amada, había que esforzarse siempre un poco más.

Y no es culpa tuya. Pero eres responsable de reconocer que eso no es amor. Es trauma. Uno que muchas veces se disfraza de generosidad, pero que en el fondo es miedo: a no ser elegida, a no ser suficiente, a no ser amada.

Cuando das más de lo que puedes, más de lo que tienes, más de lo que te corresponde, sin darte cuenta entras en una danza desequilibrada en la que el rencor y el cansancio se acumulan en silencio. Porque una mujer que da sin medida también suele olvidar sus propios límites, y eso, con el tiempo, duele.

Robin Norwood lo expresó con claridad: «Amar demasiado es obsesionarse con alguien que no está emocionalmente disponible y tratar de ganarse su amor sacrificándolo todo». Y, mientras entregas ese amor desde un lugar maternal, no parece haber problema, porque crees que estás cuidando de alguien vulnerable, que no puede solo, que necesita de ti. Pero, cuando esa entrega se da en una relación de pareja, puede llegar a ser nociva: el amor de pareja no necesita salvadoras, sino presencia, elección y responsabilidad mutua.

La mujer emocionalmente madura sabe que el amor florece cuando hay espacio, respeto por la autonomía del otro, incluso distancia. Porque tú eres tú y yo soy yo. Tú te haces cargo de ti y yo de mí. Y, desde ahí, podemos encontrarnos con madurez, sostenernos cuando hace falta, pedir apoyo sin perdernos en el otro.

Sin embargo, si te quedas atrapada en el rol de madre o te acomodas en el de hija y esperas que tu pareja sea tu padre, la autonomía se deteriora, la relación se empobrece..., y tú, sin darte cuenta, te vas haciendo pequeña y desconectas de tus dones, de tus deseos, de tu eje. Empiezas a vivir desde el «tengo que», desde el «yo me encargo», desde esa urgencia agotadora de resolverlo todo.

Y ya lo sabemos. Ya lo has sentido. La mujer que camina con su energía femenina despierta, con su madurez emocional anclada en el cuerpo, no necesita ir a tope con todo. Se da tiempos, se cuida, se marca límites, respira. Se hace cargo de sí misma y permite que los demás también se ocupen de sus vidas. Porque ha dejado de vincularse desde el rol de madre o salvadora y ha comenzado a elegir relaciones entre adultos, no con niños.

Y, sobre todo, sabe algo que muchas aún siguen aprendiendo: correr para llegar a todo y para todos ya no está de moda. Lo nuevo, lo sabio, lo valiente es llegar primero a ti.

Cuando empiezas a ceder el control y vuelves a habitar tu rol de pareja, de amante, creas espacio para que el amor vuelva a fluir. Y en ese instante regresa la admiración y renace la atracción, pero no como un esfuerzo, sino como la consecuencia natural de haber vuelto a tu lugar. Porque la mujer emocionalmente madura no se impone, inspira. Confía, suelta y, sobre todo, tiene paciencia.

Paciencia para comprender que su pareja es un universo distinto, que tiene otra forma de actuar, de expresar el amor, de entender la vida. Lo que para ti puede ser orden, detalle o presencia para tu pareja puede ser otra cosa. Y no se trata de cambiar al otro, sino de abrir tu mapa emocional y comenzar a conocer el suyo, para que, juntos, podáis crear un nuevo lenguaje, uno que os pertenezca a los dos. Un mapa del amor construido desde la elección, la escucha y la autonomía.

Si deseas compartir tu vida con una pareja emocionalmente madura, con alguien que sepa sostener, liderar y acompañar, necesitas dejarle espacio para que lo haga. Si quieres que aprenda a sostener ese rol, tienes que soltarlo tú primera.

Aquí te dejo una pregunta que te ayudará a mirar hacia dentro: ¿te estás relacionando con tu pareja desde la Madre o desde la Amante? Porque, mientras mantengas el rol de salvadora o cuidadora, seguirás colocando a tu pareja en un lugar que no le corresponde. Entonces ¿qué necesitas soltar para volver a ti, para habitar tu lugar como mujer, para entregarle a él lo que le pertenece?

Cuando sientas que estás cayendo en esa vieja dinámica, en ese impulso de cuidar más de la cuenta, haz una pausa. Pon una mano en el corazón y la otra en el vientre, respira hondo tres veces, lento, con suavidad. Recuérdale a tu cuerpo que está a salvo, que ya no vive en el pasado, que hoy puedes elegir de otra manera.

Y desde ahí, si lo sientes, repite internamente o en voz alta, visualizando a tu pareja frente a ti:

> Tú por ti y yo por mí. Yo me hago cargo
> de mis responsabilidades, tú de las tuyas.
> Te amo y te acepto como eres. No soy mejor que tú
> ni tú mejor que yo. Como adultos,
> podemos crear algo hermoso juntos.

Haz de esta declaración un ancla, una puerta de regreso a tu centro, un recordatorio de la capacidad que tienes para soltar la armadura, confiar en tu pareja y volver a ti.

Porque salir del rol de madre no implica abandonar el cuidado; es elegir que tú también te vas a cuidar. Es recordar que tu esencia femenina florece cuando dejas de vivir desde la urgencia, cuando integras un masculino sano que sabe liderar desde la calma, que sabe delegar, confiar y esperar.

Y sí, construir un vínculo seguro toma tiempo, pero es oro cada paso cuando eliges vivirlo desde el amor, no desde el miedo.

El orden precede al amor

Recibir amor de forma plena requiere espacio. Y no siempre ese espacio está fuera; muchas veces es interno. Si nuestro mundo emocional está desordenado, si nos bloquean heridas de la infancia no revisadas, es difícil que el amor encuentre un lugar en el que quedarse.

Cuando saltas de una relación a otra y nadie parece alcanzar tus expectativas, cuando idealizas y luego rechazas, cuando tus estándares se convierten en una trinchera a la que no accede nadie o cuando sientes que no existe nadie lo suficientemente bueno, tal vez no se trata de los otros, sino de lo que aún no has sanado dentro. Quizá lo que sigue interfiriendo en tus vínculos no es falta de amor, sino de orden emocional. Y ese orden empieza con mirar hacia atrás, hacia tus primeros vínculos: mamá y papá.

Si no integramos lo que ocurrió con ellos, si aún nos duele lo que no recibimos o aquello que cogimos mal, ese dolor se queda allí y ocupa espacio en nuestra habitación emocional. Se filtra, se proyecta, se impone.

Por eso hoy quiero invitarte a que hagas una pausa suave y te preguntes con honestidad: «¿Qué le exijo —o le exigía— una y otra vez a mi pareja?», «¿Qué me hubiera gustado recibir más de mi madre cuando era una niña?», «¿Y de mi padre?».

¿Identificas el hilo invisible que conecta tus respuestas?

Muchas veces lo que reclamamos, lo que demandamos o idealizamos en nuestras relaciones adultas es la voz de nuestra niña interior, que pide que la miremos. Y no es un error, sino una oportunidad: en el vínculo de pareja se activan esas viejas necesidades y podemos comenzar a transformarlas.

Ahora te pregunto: ¿cómo serían tus relaciones si, en lugar de esperar que el otro llene tus vacíos, comenzaras a hacerte cargo de tus necesidades? Pero no desde la exigencia o el juicio, sino desde el amor, la ternura y la responsabilidad emocional.

No se trata de borrar el pasado, sino de integrarlo. De volver, abrazar lo que fue y quedarte contigo cuando regresen esas emociones. Se trata de aprender a ordenar tu espacio interno para que, cuando llegue el amor, tenga un sitio, no que deba competir con lo que aún no se ha mirado.

Porque sí, el orden precede al amor. Y a veces ordenar es simplemente preguntarte: «¿Qué parte de mí necesita ser presenciada y vista por mí hoy?».

Esto no es ni bueno ni malo, forma parte del viaje de estar vivas. No hay que culpar a nadie ni tienes que justificar lo que te tocó vivir. Tu experiencia emocional en la infancia es válida, tu dolor es real y merece ser reconocido.

Al mismo tiempo, ser adulta implica abrir la puerta a una nueva posibilidad: aceptar lo que fue, integrarlo con suavidad y, poco a poco, empezar a ocuparte de ti. Tal vez no pudiste elegir a tus cuidadores, pero hoy puedes escoger la forma de tratarte, de hablarte, de acompañarte. Puedes comenzar a ofrecerte eso que tanto necesitaste y que tal vez no llegó.

Cuando haces ese movimiento, cuando traes orden a tu espacio interno, algo sucede. De pronto, ese dolor, esa herida o esa carencia que ocupaba todo tu cuarto emocional empieza a replegarse, a reducirse, y en ese nuevo vacío ya no hay ausencia, hay espacio. Y ese espacio, ahora limpio y tuyo, puede convertirse en una tierra fértil en la que el amor, por fin, pueda quedarse.

Sé que el tema de las heridas de la infancia es profundo, sensible e incómodo a veces, y por eso escribí un libro que es mucho más que un texto. Es una guía emocional, una mano extendida que te invita a mirar de frente los vínculos con mamá y papá que incluso hoy siguen influyendo en tus relaciones de pareja.

Allí te muestro cómo esas cinco heridas de la infancia pueden condicionar el tipo de amor que eliges, lo que esperas del otro, cómo te das o te retienes. Pero también te ofrezco herramientas para transformar ese dolor en sabiduría, para dejar de sobrevivir y empezar a habitarte con ternura, claridad y fuerza.

Si sientes el llamado a ir más hondo, a mirarte sin miedo, a sanar de verdad, te invito a leer *Sana tus heridas emocionales*. Es un libro escrito con cuidado y verdad que ya ha acompañado a miles de mujeres y las ha ayudado a reconectar con su fuerza emocional. Quizá también te espera a ti, para cuando termines este camino.

Si el femenino y el masculino maduro tuvieran una cita...

Hoy se habla mucho de «ser más femenina para atraer al masculino», como si la feminidad fuera una estrategia, como si bastara con una fórmula. Lo cierto es que muchas de esas ideas están contaminadas por roles de género rígidos que han reducido lo femenino a la pasividad y lo masculino al control. Ambos extremos desconectan, limitan, duelen.

Por eso necesitamos una nueva mirada. Una más auténtica, más honesta. Una que reconozca que el femenino y el masculino no son dos opuestos que están en guerra, sino energías que viven dentro de todos nosotros, sin importar nuestro género. No son moldes, son fuerzas. Una te sostiene, la otra te invita a rendirte. Una dirige, la otra inspira. Cuando se equilibran, nace algo sagrado.

Si el femenino y el masculino maduro se encontraran en una cita, no habría prisas. No se distraerían con el móvil ni tratarían de impresionar invitando a lugares caros. Estarían allí, presentes. El sitio importaría poco, porque lo esencial sería la calidad de la atención. No habría máscaras, ni juegos, ni miedo a los silencios. Habría espacio para preguntas reales, como «¿Qué es lo que hoy te sostiene?», «¿Qué haces para volver a ti cuando te pierdes?», «¿Qué necesitas de la vida en este momento?».

No buscarían la conexión a través de pasatiempos compartidos, sino de valores afines. No intentarían encajar, sino encontrarse.

El masculino emocionalmente maduro no pretende salvar ni resolver. Sostiene. Escucha con presencia, sin interrumpir, sin corregir. Honra cada palabra como si fuera sagrada, pregunta con delicadeza «¿Quieres que comparta contigo cómo lo veo o solo necesitas que te escuche?», y agradece con el corazón cuando la mujer que está frente a él se muestra sin armadura. Él no se asusta de su fuego, lo honra. No se siente menos por su brillo, lo celebra. Sabe que ella puede incendiar el mundo, si quiere, pero se queda quieto, presente, si la mujer le entrega una chispa.

Ella, el femenino maduro, no pretende que la elijan. Ya se ha elegido a sí misma. No corre detrás de atenciones ni se distrae con promesas. Se observa. Se honra. Ya no se conforma con gestos vacíos, porque ha aprendido que su cuerpo es un altar y que no cualquiera puede entrar allí. Se permite seducir, pero no para atrapar, sino para disfrutar. Va lenta, porque sabe que lo profundo necesita tiempo. No espera que el otro le dé lo que ella no se está dando. Y no se entrega hasta sentir verdad.

Ella no se obsesiona por encontrar *red flags*, observa humanidad. No quiere perfección, espera verdad. Está dispuesta a dejar ir cualquier ideal con tal de encontrarse con lo real. No espera nada de nadie, pero, cuando el otro aparece con presencia, ella sabe si quiere quedarse o no.

Y en ese encuentro no hay roles, hay respeto. No hay lucha, hay baile. No hay ansiedad, hay pausa. Porque, cuando dos personas se han elegido a sí mismas primero, cuando han aprendido a sostenerse por dentro, lo que se construye no es necesidad, es vínculo. Y ese tipo de amor que nace de la madurez emocional y la seguridad interna es un acto sagrado. Es, quizá, lo más cerca que podemos estar del amor verdadero.

El masculino emocionalmente maduro no lidera para imponerse, sino para dejar espacio, para que el femenino respire, para que se suelte el pelo y sea. Sabe que está frente a una mujer que ha liderado batallas, que ha sostenido mundos sola, y no necesita arrebatarle su fuerza, solo ofrecerle la posibilidad de descansar cuando ella lo elija.

Él ha desarmado su masculinidad rígida, ya no la mide con gestos vacíos ni roles heredados. La ha transformado en presencia. No busca poseer, porque sabe que una mujer libre no se puede contener, solo acompañar. Se convierte en raíz, en tierra firme, en ese árbol que no se tambalea cuando llega el vendaval. No viene a salvarla ni espera que ella lo salve. Llega para caminar con ella, a su ritmo, sin miedo a su fuego ni a sus mareas.

El femenino emocionalmente maduro no se rinde por debilidad, sino porque confía. Deja de controlar, pero no porque no sepa hacerlo, ha dejado de usar el control como defensa. Ella conoce su caos y no se avergüenza de él. Sabe cuándo quedarse en silencio, cuándo hablar con firmeza, cuándo danzar suave y cuándo incendiarlo todo.

No manipula, no se fuerza, no se calla. Se entrega solo si hay verdad. Si su cuerpo siente seguridad, se queda. Usa su sexualidad como ritual, no como estrategia. No espera al siguiente paso, baila con lo que hay. Sabe lo que quiere y tiene paciencia, porque su cuerpo ya no corre por miedo, camina por deseo.

Ninguno de los dos busca al otro para completarse. Han hecho el trabajo de mirar hacia dentro y ver que el femenino y el masculino habitan en su interior. Son energía, estados, danza. Y cuando están despiertos no necesitan reglas, sino espacio.

A veces ella será guía y él podrá descansar en sus brazos sin miedo. En ocasiones él tomará el timón y ella descansará mientras deja que lo lleve. Y otras veces solo caminarán uno al lado del otro sin que nadie lidere, solo fluyendo, sosteniéndose.

No se aferran a un rol. No están atrapados en etiquetas. Se permiten ser, cambiar, ajustarse, reinventarse. Porque saben que el amor no es rigidez, es movimiento. Que, cuando se bloquea el flujo, no es amor lo que se detiene, sino que se activa el miedo.

Ella sabe que no puede perderse en ningún rol, por más bello que suene. Es consciente de que primero está ella: su cuerpo, su verdad, su placer, su cuidado. Comprende que, antes de ser pareja, tiene que ser su propia amante, su propia madre, su mejor amiga. Y solo desde ahí, desde esa raíz firme, puede encontrarse con el otro sin desbordarse, sin desaparecer.

El amor que nace de esta danza no necesita un guion, necesita verdad. Y verdad es moverse, permitirse, elegirse una y otra vez.

Porque el amor maduro no exige permanencia, sino presencia. Donde hay presencia, hay danza. Donde hay danza, hay vida.

No se trata de que necesites a un hombre más masculino ni de que tú debas ser más femenina. Se trata de reconocer en qué polo habitas hoy. Tal vez te has quedado fija en un femenino herido, esperando que alguien viniera a salvarte, a liberarte, a hacer por ti lo que tú temes asumir. O quizá llevas años anclada en un masculino herido sobreviviendo, sosteniéndolo todo, sin permitirte soltar la armadura, porque no sabes si alguien más podrá —o querrá— sostenerte.

Y la única forma de saber si puedes contar con otra persona, si puede verte y validar tu verdad, es arriesgarte a soltar, poco a poco, algún pedazo de esa coraza. Solo así descubrirás si alguien se queda no para rescatarte, sino para acompañarte.

Esto se aplica tanto a mujeres como a hombres. El verdadero trabajo está en integrar ambos polos, no en quedarnos fijos ni en encarnar un personaje. Solo desde ahí, desde esa integración viva, nace una sociedad emocionalmente madura en la que la compasión, la presencia y el crecimiento compartido formen parte del vínculo.

Plantéate estas preguntas con honestidad y sin juicio:

- ¿Te das permiso para soltar el liderazgo en tu relación, para entregar las riendas a tu pareja por un momento?

- ¿Tienes paciencia para aceptar que, si llevas mucho tiempo aferrada al control, confiar de nuevo no pasará de la noche a la mañana?
- ¿Te atreves a ser vulnerable para que tu pareja pueda sostenerte a nivel emocional sin sentir que estás fallando?
- ¿Eres clara al comunicar lo que necesitas desde un lugar adulto y consciente, como «Hoy he tenido un día difícil, ¿puedes escucharme unos minutos y luego abrazarme?».
- ¿Puedes dejar atrás el rol de niña buena y empezar a habitar a la mujer emocionalmente madura, la que conoce sus límites, su dignidad, su centro?
- ¿Sabes discernir entre lo que es responsabilidad emocional contigo y lo que corresponde al espacio compartido con tu pareja?
- ¿Has notado si tiendes a colocar sobre tu pareja el peso de satisfacer las necesidades de tu niña interior, en lugar de ocuparte tú de ella?

Imagínate ahora una vida en la que puedas moverte entre estas dos polaridades sin culpas, sin rigidez, con curiosidad y compasión. Una vida en la que seas capaz de liderar sin cerrarte, de recibir sin debilitarte.

Una de las cosas que más admiro de muchas relaciones homosexuales es que, al pasar por sus propios procesos de autoconocimiento y aceptación, logran desmantelar los moldes tradicionales de lo que se espera de una pareja. Y en esa libertad se da algo muy bello: una danza genuina entre el femenino y el masculino, una que no se rige por géneros, sino por la energía disponible en ese momento.

Dos mujeres, dos hombres danzando entre estos polos, turnándose el sostén, la dirección, el cuidado, el fuego, la pausa. No se aferran a roles establecidos porque entienden que el amor no necesita estructuras rígidas, sino presencia viva. El problema no es quién encarna qué, sino esperar que el otro se quede permanentemente en un solo rol mientras nosotras no nos atrevemos a movernos.

Integrar lo femenino y lo masculino no es una tarea que podamos dejar para después. Es una invitación para hoy. Para que tú, mujer valiente, recuerdes que habitar toda tu verdad no significa elegir entre fuerza o entrega, sino aprender a moverte con conciencia entre ellas.

Porque eso también es amor propio: saber cuándo liderar y cuándo rendirte. Saber cuándo hablar y cuándo quedarte en silencio. Y, sobre todo, saber que ningún rol externo define tu valor. Solo tú puedes hacerlo.

El amor es una práctica

Quiero felicitarte, estás llegando al final de este camino. Este recorrido no termina aquí, pero ha sido un acto de valentía y amor contigo. Hemos explorado juntas la maestría del amor no como una meta, sino como un viaje que se transforma a diario, y, como todo lo que importa en la vida, requiere práctica.

No basta con entender. Dará igual cuánto hayas leído o cuánta sabiduría hayas reunido si no te das permiso para vivir lo aprendido. Porque el aprendizaje verdadero se da en la experiencia, en el cuerpo, en las decisiones cotidianas. Ahí tu cerebro crea nuevas conexiones, tu corazón se reentrena para confiar, se planta una semilla real.

El amor, aunque nos lo hayan vendido como emoción o sentimiento, es sobre todo un verbo. Amar es elegir, hacer, moverse con intención. Y eso no significa perfección, sino presencia.

La mujer emocionalmente madura, la que camina con la energía femenina despierta, sabe que amar comienza por desaprender, por soltar las ideas heredadas, por cuestionar creencias y atreverse a crear un significado propio que se sienta real, habitable y sostenido.

Porque lo que es amor para ti no tiene por qué serlo para otra persona. Cada uno ama según lo que ha aprendido, según lo que su sistema nervioso interpreta como seguridad. Y, en ese terreno, el mapa nunca es igual. Tu forma de sentirte amada puede ser distinta a la de tu pareja, y eso no es un problema, es una invitación.

Por eso el amor en práctica se convierte en diálogo. En abrir el corazón con preguntas sencillas pero poderosas: «¿Qué es para mí el amor?», «¿Qué aprendí que era amor y ya no me sirve?», «¿Qué es para mi pareja sentirse amado, visto, sostenido?».

Atrévete a preguntar y a escuchar de verdad. ¿Cómo se mostraban amor sus padres? ¿Qué significa para él o para ella sentirse amado hoy? Con la misma honestidad, comparte cómo sientes el amor en el cuerpo, qué te ayuda a confiar, qué gestos te sostienen.

Porque construir una relación real, como dice Esther Perel, no es vivir un cuento de hadas. Las películas duran noventa minutos, tienen música de fondo y nos ofrecen finales felices que nunca nos muestran lo que pasa después del «Fin». El amor real es otra cosa.

El amor real tiene unos días luminosos y otros grises, se tropieza, se reinventa, se pierde y se vuelve a encontrar. Requiere enterrar versiones idealizadas de la pareja que pensaste que ibas a tener para dar espacio a la que está a tu lado. Tú cambias, el otro también y, de igual forma, el amor tiene que transformarse.

Lo bonito es que en esa transformación hay belleza, madurez, libertad. Y, cuando te permites habitar ese espacio con presencia, sin aferrarte al guion, el amor no se trata de encontrar la relación perfecta, sino de construir juntos, de modo que cada persona es una historia viva, humana, imperfecta y profundamente real.

Entender el amor como algo que no va deprisa es un acto de madurez. El amor auténtico no se ajusta a los estándares que crees tener, no pretende cumplir fantasías de guion ni encender fuegos desbordados. El amor real, ese que tu sistema nervioso necesita para desinflamarse y sentirse en casa, es suave, cálido, va lento pero hondo. Te sostiene, te calma, te aporta raíces. Y también, a su manera amorosa, te incomoda, porque te pone frente a ti, te invita a ver qué partes de ti necesitan actualizarse, qué conceptos debes dejar atrás, qué creencias estás lista para expandir.

El amor auténtico no es fusión, aunque nos lo hayan presentado así. No es perdernos en el otro, disolvernos, dejarnos de lado. Es unión, sí, pero una sagrada entre dos personas que siguen siendo dos. Porque, para que el amor se quede, necesita espacio. Y no solo para sostenerse, sino para crecer, para ensancharse contigo. Por eso amar también es reconocer que necesitas tu mundo, tus pasiones, tus silencios, y que tu pareja también necesita los suyos.

El amor no es caja ni jaula, no es encierro ni dependencia. El amor sano es compañía, expansión. Y, como todo lo que crece, a veces necesita separación. No un adiós, sino ese respiro que permite que cada uno siga siendo él mismo dentro del vínculo. Es cultivar tus amistades, tu creatividad, tus decisiones. No se trata de girar en torno a la otra persona, sino de caminar junto a ella.

A veces confundimos esa distancia necesaria con una amenaza. Nos asusta. Creemos que, si el otro se aleja, algo va mal. Pero el amor, cuando es real, no se quiebra por el espacio, se fortalece. Porque su base no es la fusión, es la confianza. Y esa confianza no solo se dirige al otro, empieza por ti. Por saber que puedes sostenerte, por confiar en tu intuición, en tu equilibrio, en tu capacidad de estar en esa relación sin perderte en ella.

Este es el verdadero reto del amor: hacer espacio para ti sin cerrar la puerta al otro. Elegir habitar tu vida sin abandonar el vínculo. Amar sin fundirte. Escoger a diario desde la presencia, no desde la urgencia. Porque, cuando recuerdas que el amor es práctica y creación, dejas de buscar guiones y te abres a diseñar tu propio mapa.

No todos los bailes son pegados, algunos de los más hermosos mantienen una distancia sutil, casi provocadora, que permite que cada persona se mueva con libertad. Aun así, en esa libertad, se genera la conexión más profunda, la que nace de la seguridad, del respeto mutuo y del deseo de seguir eligiéndose.

Recuerda que la calidad de tus relaciones siempre determinará la calidad de tu vida. Puedes tener un sexo increíble con alguien, pero eso no garantiza una conexión real, no te asegura que te sentirás vista, sostenida, elegida en lo profundo. Esa comprensión llega con la madurez emocional, con esa sabiduría que te permite reconocer que sí, que hay muchos peces en el mar, pero que muy pocas veces aparece alguien con quien puedas ser tú sin miedo, con quien haya espacio para respirar y raíces para sostenerse.

Eso es lo que hace del amor algo tan raro y valioso: no se busca fuera, se cultiva dentro. Por eso, el amor es una práctica, una atención constante, un ejercicio de gratitud hacia lo que es, hacia quienes están y te miran de verdad, sin exigirte que seas otra persona. El amor no cabe en una caja, no se deja etiquetar. Cuanto más intentas definirlo, más se escapa, se vuelve líquido, se diluye. Hasta que un día lo miras y no lo reconoces.

Para volver al amor, tienes que regresar a ti. Elegirte a diario. Dejar de perseguir a alguien que te elija y empezar a habitar tu presencia sin prisas. Ser tu propia amante. Cuidar de tus emociones, abrazar tus partes rotas, quitarte la armadura y dejarte ver. Solo desde ahí, desde esa vulnerabilidad consciente, puedes abrir los brazos del alma y hacer espacio para el amor que mereces.

Si estás lista para llevar el amor a la práctica y crear una unión que no solo se viva en el alma, sino también en el cuerpo, voy a compartir contigo dos ejercicios basados en la neurobiología y el trabajo somático. Estos portales expansivos te ayudarán a fortalecer el vínculo, crear nuevas conexiones neuronales y emocionales con tu pareja, y abrir un nuevo nivel de intimidad.

Preséntaselos como un juego, sin presiones. No pasa nada si al principio os sentís extraños o incómodos; son ejercicios que tocan la fibra, que invitan a estar presentes, a dejarse ver. Permite que se conviertan en pequeños rituales. Yo los practico cada quince días, y te aseguro que cada vez mi cuerpo recuerda, mis neuronas espejo se sincronizan con las de mi pareja y el amor deja de ser una idea para convertirse en una experiencia viva.

Porque, cuando aprendes a ver al otro más allá de lo que esperas que sea y lo miras como realmente es —sin filtros, sin juicios, sin exigencias—, el amor encuentra espacio para quedarse. Y desde ahí, desde esa verdad compartida, se puede amar sin miedo.

EJERCICIO PARA DESPERTAR
El toque sagrado en pareja

Te invito a preparar un espacio sagrado con tu pareja. No necesitas mucho, solo voluntad, presencia y cuidado. Elegid juntos un lugar tranquilo, íntimo y seguro. Si queréis, encended unas velas, bajad un poco la luz y poned una música suave que os acompañe. Escoged ropa cómoda o, si os sentís a gusto, hacedlo desnudos. No es un ejercicio sexual, sino una práctica de conexión, ternura y presencia.

Poneos frente a frente, sentados o de pie, como os resulte más natural. Antes de empezar, miraos a los ojos unos segundos, sin hablar. Limitaos a respirar juntos.

Inhalad, exhalad… Otra vez: inhalad, exhalad… Sentid el ritmo del otro, percibid su presencia.

Ahora, uno de los dos toca al otro. Después podéis turnaros. Al que le corresponda recibir, lo invito a cerrar los ojos y entregarse al momento.

Quien toca lo hace con respeto, sin juicio, sin apuro, como si fuera la primera vez que descubre ese cuerpo. Comienza en la cabeza, acaricia el cabello, la frente, los párpados cerrados. Pasea los dedos por los pómulos, la mandíbula, los labios. Continúa por el cuello y siente si hay tensión o entrega. No está haciendo algo, está siendo con el otro.

Sigue hacia los hombros, baja por los brazos, las manos. Luego, con delicadeza, le toca el pecho, el torso, el abdomen. Siente cómo se mueve con la respiración, cómo vibra su energía. Recuerda: es un toque sagrado.

Cada parte del cuerpo es bienvenida, sin urgencia, sin expectativas. Solo con presencia.

Si los dos os sentís cómodos, podéis incluir la zona del vientre, la pelvis, los muslos, las piernas, los pies. Acariciad con respeto, honrad ese cuerpo que se entrega. Escuchad con las manos. Si quien recibe el toque siente incomodidad por algo, puede posar su mano suavemente sobre la de su pareja para marcarle el ritmo o guiarla por la zona. Este ritual se basa en el consentimiento profundo sin necesidad de palabras, solo con el lenguaje del cuerpo.

Después de un rato, cambiad los roles. Permitid ahora que el otro os toque con la misma devoción.

Al acabar, abrazaos. Quedaos así unos instantes. Inhalad juntos, exhalad juntos. Ambos, por turnos, podéis repetir en voz alta:

Estoy contigo, aquí y ahora. Estamos a salvo. Nos vemos.

Tomaos un momento para valorar cómo os sentís. Dad las gracias por el cuerpo del otro, por su presencia, por su entrega.

Este es el toque sagrado en pareja, una forma de volver a casa. No se trata de hacer, sino de estar. Y desde ahí, desde esa quietud compartida, nace el amor que sostiene.

EJERCICIO PARA DESPERTAR
Juntos somos templo

Te invito a preparar un espacio sagrado con tu pareja. No necesitas mucho: solo presencia, apertura y la voluntad de habitar el momento con el corazón disponible. Elegid un lugar tranquilo, íntimo y sin interrupciones. Podéis colocar algunas velas, bajar las luces, encender un incienso suave o poner música instrumental que os ayude a entrar en calma. Este es un espacio para la intimidad emocional, no para la perfección.

Cuando estéis listos, sentaos frente a frente, con las piernas cruzadas o como os sea más cómodo. Quedaos cerca, lo suficiente para tocaros sin forzar la postura. Haced una pequeña reverencia como símbolo de respeto mutuo. Mirad al otro como quien observa algo valioso. Inhalad, exhalad... sin decir nada.

Ahora, acercad muy despacio la frente a la del otro hasta que se toquen con suavidad. Juntos, respirad tres veces. Inhalad, exhalad… Una vez más, y otra. Permitid que la respiración os sincronice, que la cercanía os ablande. Sentid la calidez, el pulso, la vida del otro. No estáis solos.

Luego, colocad una mano sobre el corazón del otro. No empujéis, solo descansad ahí. Observad cómo respira ese pecho, cómo late ese corazón. Si queréis, cerrad los ojos.

Sin hablar, quedaos así durante un minuto, como si vuestro cuerpo se recordara que está a salvo, que aquí no hay juicio, solo presencia.

Después, abrid los ojos y mantened la mirada en silencio durante unos minutos. No tenéis que forzar ninguna emoción. Limitaos a miraros. Quizá aparezca la ternura, la incomodidad, la calma… Todo está bien.

Ahora, podéis turnaros para compartir algo muy simple: «Hoy me siento…». Decid solo una palabra, una emoción, algo que surja de estar aquí.

Al terminar, abrazaos sin prisa. No resolváis nada. No analicéis. Solo respirad juntos, como si ese abrazo fuera una pequeña casa que construís con los cuerpos, donde los dos tenéis cabida.

Antes de cerrar, decíos en voz baja, cada uno a su manera:

**Estoy aquí contigo, sin máscaras. Estamos a salvo.
Juntos somos templo.**

Quedaos un momento en silencio. Daos las gracias con una caricia, una mirada o bien coged la mano del otro. No tenéis que hacer nada más. Solo estar. Y ahí, poco a poco, se fortalece el amor, se cultiva la seguridad y el cuerpo aprende que amar también puede ser un lugar tranquilo.

Estos dos ejercicios están inspirados en el trabajo somático, en el *embodiment*, y pretenden acompañaros a reconectar con la seguridad interna desde el cuerpo a través de la presencia compartida. Son prácticas sencillas pero profundas que invitan a la regulación del sistema nervioso, activan la oxitocina —la hormona del vínculo y el cuidado— y crean un espacio íntimo en el que el placer no se impone, sino que se cultiva con ternura.

Ambos pueden convertirse en pequeños rituales previos a la intimidad sexual o en momentos sagrados de reconexión emocional, sobre todo cuando sentís que la rutina, el cansancio o las heridas no dichas os han desconectado por dentro.

El primer ejercicio promueve la corregulación emocional, ese arte silencioso de regularos mutuamente con la mirada, la respiración y la presencia.

El segundo se centra en despertar la resonancia límbica, un proceso en el que dos sistemas nerviosos se sintonizan gracias a la empatía, el contacto visual y el lenguaje no verbal. Cuando ocurre, se activan las neuronas espejo, responsables de ayudarnos a sentir con el otro, a comprenderlo más allá de las palabras. Esto genera más profundidad en el vínculo, refuerza la confianza y os permite convertiros en refugio mutuo, en templo el uno para el otro.

La maestría del amor no se aprende en la teoría.
Se cultiva en lo cotidiano, se afina en los detalles,
se elige a diario.

Amar desde la seguridad, no desde el miedo, es un acto de presencia, una decisión consciente de mirar al otro desde la humanidad, no desde la exigencia; desde la calma, no desde la urgencia. Cuando terminéis estas prácticas, regalaos unos minutos en silencio o conversad y compartid cómo os habéis sentido. Escuchaos. Si queréis, escribid lo que haya emergido. A veces, lo más importante no es lo que se dice, sino lo que se descubre.

Antes de cerrar este capítulo, quiero decirte algo a ti, mujer que estás leyendo estas palabras: gracias por quedarte, por permitirte mirar hacia dentro, por ser valiente y compasiva contigo. Has caminado con profundidad este proceso de amor consciente y has recordado que el verdadero vínculo empieza en ti. Te felicito por cada reflexión, por cada verdad que te ha tocado, por cada parte de ti que has abrazado.

En el próximo capítulo te invito a dar el paso final de este viaje: encarnar a la diosa que habita dentro de ti. Vamos a integrar todo lo que hemos vivido a través de prácticas poderosas y herramientas transformadoras para que puedas habitar tu sabiduría femenina con claridad, honrar tu energía vital y sostenerte desde un lugar de integridad y poder real.

Nos vemos allí. Ha llegado el momento de coronarte.

8
Diosa encarnada

> Cuando una mujer finalmente aprende que complacer al mundo es imposible, se libera para aprender a complacerse a sí misma.
>
> Glennon Doyle

¿Te castigas por no ser constante, por sentir que estás en cambio permanente, como si algo dentro de ti se moviera sin tregua? ¿Te descubres una y otra vez dándole prioridad a agradar, complacer y sostener a los demás, incluso cuando implica dejarte en segundo plano? ¿Te cuesta relajarte cuando al fin te das un rato para ti, porque la culpa no te lo permite?

Si te dijera que no estás hecha para ser lineal, que quizá no viniste al mundo a encajar en una estructura fija que no está pensada para ti, ¿me creerías?

Vivimos siguiendo una lógica que premia la disciplina, la productividad medida en resultados y la repetición como virtud. Nos han enseñado que ser constantes es hacer lo mismo cada día, como si fuéramos las piezas de una máquina, como si eso fuera sinónimo de valor.

Pero ¿qué pasa si ese tipo de constancia no sostiene tu luz, sino que la apaga? ¿Qué pasa si esa rutina diaria, tan masculina y rígida, te encierra en lugar de guiarte?

La mujer conectada con su energía femenina,
aquella que ha despertado y empieza
a escuchar su ritmo, lo sabe:
su naturaleza no es lineal, es cíclica,
cambiante, profunda.

Y no se trata de rechazar lo masculino, sino de reconocer que muchos de los estándares por los que nos evaluamos han sido diseñados para cuerpos y mentes que no funcionan como el tuyo, y que no tienen por qué hacerlo. Estándares que celebran hacer sin parar, rendir sin sentir, cumplir sin cuestionar.

Y ahí estás tú, exigiéndote cumplir unas reglas que no nacieron para ti, obligándote a mantener una constancia que te aleja de tu intuición, silencia tu cuerpo y debilita la voz de tu diosa interior. Tal vez por eso a veces te sientes desconectada, sin creatividad, sin ganas, sin saber exactamente qué te pasa ni qué necesitas.

Porque, cuando cedes a ese modelo rígido, también cedes tu poder, apagas tu instinto y domas a la mujer salvaje que vive dentro de ti, que espera que la escuches, que confíes, que sueltes la exigencia para volver a ti.

En cuanto empiezas a cambiar la pregunta, algo profundo dentro de ti comienza a despertar. ¿Y si no eres tú la que está mal, la que tiene un error, la que no es suficiente…? ¿Y si el problema no eres tú, sino el sistema que te enseñaron a seguir?

Uno que no honra tu cuerpo, ni tu sensibilidad, ni el ritmo único de tu naturaleza femenina. Uno que te exige constancia lineal, productividad sin pausa, exigencia disfrazada de valor. Y, cuando no logras sostener ese ritmo, te juzgas. Te llaman inconstante, floja, perezosa, emocional, indisciplinada…, incluso loca.

Fíjate en la naturaleza: los animales se preparan para el invierno, las plantas florecen solo en primavera. Ningún árbol se siente obligado a dar frutos todo el año. Cada uno respeta sus tiempos, sus pausas, sus ciclos. Y tal vez ahí está la clave: ¿y si tú tienes más en común con la naturaleza que con la lógica masculina que rige el mundo?

Porque sí, todos somos humanos, pero eso no significa que funcionemos igual.

Tal vez tu forma de ser constante no es diaria ni rígida, y eso no te hace menos valiosa. Quizá necesitas moverte por temporadas, por fases, por olas. Ese modelo lineal te ha servido en determinados momentos de tu vida, perfecto, pero no olvides que tu biología habla otro idioma. Uno más lento, más profundo, más cambiante.

Porque tú, como la Luna, como las estaciones, como la Tierra, eres cíclica. Y forzarte a repetir una rutina cada día sin escucharte, sin adaptarte, es una forma de traicionarte.

Honrar tu constancia inconstante no es fallar, es recordar tu sabiduría, darte permiso para cambiar, para tener días de fuego y días de agua, momentos para florecer y momentos para recogerte. Entonces entiendes que dentro de ti habitan muchas versiones, y todas merecen ser vistas, escuchadas y respetadas.

Ese es el camino de la diosa que despierta. No se mide por su disciplina diaria, sino por su fidelidad a su verdad interior. No se exige igual que lo hace el mundo, se honra como la vida misma: salvaje, impredecible, hermosa en todas sus formas. No eres inconstante, eres cíclica.

Cuando empiezas a comprenderlo, algo dentro de ti se siente aliviado, porque el despertar de tu energía femenina no es una meta ni un destino, es un estado de conciencia, un estilo de vida, una práctica sagrada. No se trata de controlarla, moldearla o domesticarla, sino de honrarla, observarla y permitir que te guíe.

Importante: esto no significa que ser constante o alinearte con el modelo lineal masculino que nos enseñaron esté mal. Existen muchas mujeres que se sienten cómodas con ese ritmo, seguras en esa estructura, y funcionan con claridad bajo esa lógica. Y está bien. Honran su camino como mejor les nace.

Pero parte de despertar tu energía femenina consiste en reconocer que cada cuerpo es único, cada ciclo es distinto, cada mujer es un universo. Y lo cierto es que muchas no se sienten en casa dentro de ese modelo lineal; lo siguen por costumbre, por lealtad, por mandato, aunque en lo profundo las desgaste.

Algunas se sienten inferiores porque no logran mantener ese ritmo, porque se fuerzan a encajar donde no hay espacio para su naturaleza cambiante. Otras terminan enfermando, pero no por debilidad, sino por olvido: por olvidarse de escuchar a su cuerpo, de honrar su ritmo, de abrazar su vulnerabilidad como parte de su poder.

La naturaleza del femenino no es lineal, se mueve en espirales. Míralo a tu alrededor: en los árboles, en el fluir de los ríos, en las fases de la Luna. Si prestas atención, también lo verás en ti: en tus huellas dactilares, en el ritmo de tu ciclo menstrual, en los cambios hormonales, en la forma en que piensas, sientes y sueñas. Incluso aunque hayas dejado atrás los años de sangrado, si hoy habitas la temporada de la mujer sabia, esos ciclos aún viven en ti. Puede que ya no se manifiesten en tu cuerpo, pero tu psique los sigue atravesando, y tu alma aún necesita honrarlos.

Recuerda que tú también te mueves como la Luna. A veces estás llena, radiante, en expansión. En ocasiones menguas, te recoges, te das permiso para mirar hacia dentro, replegarte para volver a ti. Ese ritmo es sagrado: es la voz de la diosa que vive dentro de ti, que te invita a recordar que tus ciclos merecen respeto, compasión y dignidad.

No fallas si desaceleras, si necesitas silencio, si no puedes producir al mismo ritmo cada día. Así como en una carrera alguien puede bajar la velocidad para regular el cuerpo, para recordarse que está a salvo, tú también. Porque desacelerar no es detenerte, es honrar tu energía, reconocer que la regulación emocional también vive en la pausa, también nace del descanso.

Empieza a ver tu inconstancia con otros ojos. Hazle espacio sin juicio. Habítala, escúchala, conversa con ella. Tal vez ahí encuentres una fuerza que no sabías que tenías. Tal vez ahí se revele tu verdadero poder.

Y sí, eso también significa que puedes empezar a alinear tu agenda, tu trabajo, tu vida social y tu intimidad con el ritmo natural del cuerpo. Que puedes dejar atrás la productividad rígida, masculina y exigente para crear una más suave, más consciente, más tuya. Una que honre tu verdad, que respete tu ciclicidad y que te permita florecer sin tener que forzarte.

No lo digo yo, lo afirma la ciencia. Si tengo que ser sincera, es algo que todas deberíamos saber, algo que debería enseñarse en las escuelas, desde pequeñas, con naturalidad y claridad.

Porque, cuando comprendes cómo funcionan tu cuerpo, tu sistema nervioso y tus emociones, empiezas a mirar tu historia con más compasión y a ti con más respeto.

Este gráfico habla por sí solo. No necesita demasiadas palabras: revela una verdad que muchas intuimos, pero pocas hemos visto tan claramente expresada.

Hombres
Ciclo de 24 horas

Misma energía cada día

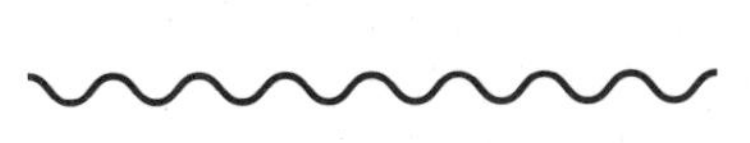

Mujeres
Ciclo de 28 días

Más energía algunos días
Menos energía otros

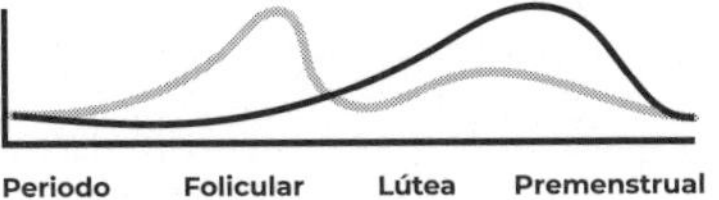

Esto significa que unas veces serás menos productiva y otras incluso más que muchos hombres. No se trata de hacer menos, sino de hacerlo distinto, en femenino.

Te invito a que dejes de forzarte para encajar en un molde masculino, uno que no fue creado para ti o que tal vez te funcione por temporadas, pero no honra tu totalidad.

La pregunta clave que puedes plantearte es esta:

¿Cómo puedo adaptar mi día, mi semana o mi mes a un ritmo que respete mi naturaleza femenina?

Porque sí, los estándares laborales y sociales fueron construidos por y para los hombres, basados en su biología y sus hormonas, y eso está bien. Pero ahora que conocemos más sobre nuestro cuerpo, nuestras fases y nuestras emociones cíclicas, ya no se trata solo de saberlo, sino de vivirlo.

EJERCICIO PARA DESPERTAR
Mañanas o amaneceres sagrados

Aquí te dejo una pequeña práctica para comenzar a hacerlo. Imagina cómo sería tu vida si cada mañana, antes de coger el móvil, tuvieras una breve conversación contigo. Solo tú, tu cuerpo y tu energía. Siéntate en la cama sin prisas y haz tres respiraciones profundas. Pregúntate con suavidad: «¿Cómo me he despertado hoy?». Permítete sentir tu nivel de energía, tu estado emocional, sin juicio. Desde ahí, adapta tu día con compasión, con respeto por tu ritmo, por tu humanidad.

Este es el comienzo de una nueva manera de estar en el mundo más honesta, más suave, más tuya.

Sí, es probable que implique que incomodes a algunas personas, que hagas cambios que no estaban perfectamente planificados, y eso está bien, porque así es la vida. Y tú, querida, eres la vida hecha mujer. Si no te das permiso para honrarla, si no haces pausas —pero no para huir ni evadir responsabilidades, sino para recargarte y volver a ti—, terminarás exhausta y acabarás viviendo una vida que no te pertenece, una diseñada para agradar a otros, no para honrarte a ti.

No se trata de seguir esforzándote para encajar en un molde que no se hizo para ti, sino de crear uno nuevo. Uno que abrace tu energía femenina. No hablo de una vida en la que siempre estés relajada —eso sería romantizarla—, sino de una que te ofrezca espacios reales para el descanso, la lentitud, la suavidad y una productividad más compasiva. Porque sabes que, cuando esa parte del ciclo termine, al igual que la primavera, volverás a florecer, y lo harás con todo.

Cuando dejas de esforzarte para encajar en un mundo que va en línea recta y empiezas a permitir que tu vida gire en espiral, como tu naturaleza, algo profundo empieza a ordenarse. Ahí nace tu unión interior. Tu femenino y tu masculino dejan de estar en lucha y comienzan a colaborar. Porque, cuando te escuchas, cuando te respetas, no es que dejes de hacer o te vuelvas menos, es que lo haces desde otro lugar: desde la compasión, no desde la exigencia; desde el cuerpo, no desde la presión.

En ese espacio empieza a regularse tu sistema nervioso y puedes usar tu vigilancia interna ya no para sobrevivir, sino para discernir, tomar decisiones que respondan a lo que te honra y moverte con intención, no por inercia. Tu energía femenina se convierte en la base desde la que accionas, porque has aprendido que tu escucha, tu pausa y tu verdad también son formas de liderar.

Aceptar que eres una diosa encarnada es precioso, sí, pero también incómodo: te invita a transformar tu forma de trabajar, alimentarte, vivir en pareja, criar, planear, y te lleva a incomodar a otros, incluso a ti. Pero todo eso no te aleja de quien eres, sino que te acerca a tu humanidad.

Y ese es el verdadero regalo de este camino: reconocer que tu energía femenina no viene a exigirte perfección, viene a devolverte a ti. A recordarte que no necesitas dejar tu humanidad fuera para vivir una vida sagrada. Porque tu humanidad es, en sí misma, parte de lo divino.

Una vida más lenta, más consciente y más simple no es menos valiosa. Te honra. Aunque incomode, aunque rompa con lo establecido, es la vida que te devuelve a ti.

Deja de complacer y empieza a vivir, mujer

¿Alguna vez te has parado a mirar con honestidad qué hay detrás de esa urgencia por ser elegida, por agradar, por dar más de lo que puedes, por ponerte siempre en segundo plano y priorizar a otros?

Estas preguntas nacieron durante un viaje que realicé en 2024, en uno de esos momentos en que te alejas de tu vida cotidiana, de esa realidad que, sin darte cuenta, alimenta la narrativa que te repites sobre quién eres o, mejor dicho, sobre quién crees que deberías ser. Cuando tomas esa distancia, aunque sea por unos días, empieza a revelarse lo que de verdad importa.

Porque, cuando sales del ruido y la costumbre, puedes ver con claridad los patrones, automatismos y moldes en los que alguna vez encajaste, pero que ya no te contienen. Tal vez funcionaron cuando eras otra, pero has crecido en conciencia, amor y presencia, y ahora esas formas te aprietan, ya no te representan. Lo has sentido a lo largo de estas páginas: algo dentro de ti está listo para soltar lo que ya no vibra con tu verdad y abrir espacio para lo que sí.

Y así empiezan a surgir las preguntas, como semillas que despiertan una vida más auténtica. Porque cuestionarte es un acto de amor, el inicio del camino que rinde tributo a quien eres en realidad, y que honra, con compasión, la muerte simbólica de esa versión de ti que ya no desea seguir existiendo.

Recuerdo que durante ese viaje, mientras intentaba hacer malabares entre cumplir con lo que me debía emocionalmente y las expectativas que otros tenían sobre mí, decidí levantarme al amanecer y visitar un templo. Lo hice para evitar las multitudes, pero también para estar conmigo, respirar en silencio y escuchar sin filtros.

Y ahí, en ese instante de quietud, de pronto surgieron un par de preguntas: «¿Cuántas personas están satisfechas conmigo?» y «¿Cuántas, en cambio, siguen pidiéndome más, como si mi valor dependiera de mi nivel de sacrificio?». Sentí esa verdad como una bofetada dulce y liberadora. Me di cuenta de que, sin notarlo, había entrenado a mi entorno a esperar que yo estuviera siempre disponible, siempre complaciente.

Y entonces entendí algo profundo: hemos sido educadas y condicionadas para complacer.

No se trata de que atraigas relaciones dañinas por azar ni de que haya algo malo en ti. Aprendiste a tolerar actitudes que no te honran, porque muchas veces viviste desde la supervivencia. Y estar en modo supervivencia no siempre implica luchar o resistir con fuerza; a veces también es adaptarse tanto que una se desconecta de sí misma. En ocasiones es apagar tu voz, ceder tu espacio, dejar de sentir lo que realmente necesitas.

Muchas mujeres viven desde hace años con el cuerpo en modo alerta, con el sistema nervioso agotado por el estrés crónico. Aprendimos a decir que sí aunque implicase traicionarnos; a sonreír cuando queríamos llorar; a agradar incluso a costa de desaparecer para nosotras mismas. Todo eso activa una respuesta biológica que hoy reconocemos como el síndrome de la niña buena: una reacción traumática muy arraigada que sigue mostrándose en la vida adulta y que solo puede transformarse con conciencia y elección.

Porque, cuando vivimos desde ese patrón, terminamos agotadas. Quemadas. Nos sentimos atrapadas en una vida que no nos refleja, que ha sido diseñada para ser validadas por otros, pero no para habitarnos. Y muchas veces esa verdad duele. Duele ver que llevamos años en relaciones en las que no hay espacio para la autenticidad, en trabajos que solo sostienen el trauma, no la creatividad, rodeadas de vínculos que nos valoran solo si seguimos entregadas, complacientes, bondadosas..., pero no hacia nosotras mismas.

Ha llegado la hora de que te preguntes con honestidad:

¿Qué versión de mí estoy sosteniendo?
¿A quién intento agradar? ¿Qué partes de mí
estoy dejando fuera para que me acepten?

Elegirte no es egoísmo. Es un acto profundo de valentía.

Este cuestionamiento puede aparecer en tu vida a los veinticinco años, a los treinta y cinco o a los cincuenta y cinco. Es lo que le pasó a una amada clienta —vamos a llamarla Mari Carmen— con la que trabajé durante casi dos años: la acompañé de regreso a sí misma y la ayudé a convertirse, poco a poco, en el centro de su vida.

Al principio de nuestras sesiones, Mari Carmen se encerraba en el baño de su casa, pues era el único lugar donde no la interrumpían. A veces cancelaba la reunión porque contar con una hora solo para ella era demasiado desafiante. Y no porque no pudiera, sino porque hacerlo implicaba enfrentarse a la estructura de vida que había construido, una que giraba en torno a los demás y que no le dejaba espacio ni tiempo para ella.

En aquel momento se encontró frente a una elección profunda: seguir complaciendo o empezar a vivir. Ese punto de inflexión, agridulce y valiente, marcó su camino. Por un lado, le asustaba lo desconocido, pero, por otro, deseaba con toda el alma ese cambio que su cuerpo le venía pidiendo desde hacía años.

Mari Carmen había vivido mucho tiempo haciendo espacio para todos menos para ella. Ajustaba sus necesidades, deseos, tiempos e ideas para no incomodar. Se empequeñecía para que su pareja brillara, para que sus hijos no notasen su ausencia, para que en el trabajo nadie se sintiera amenazado por su luz. Y, claro, no mostraba sus dones, porque, cuando estás en modo complacencia, lo que más te preocupa no es honrarte, sino no molestar.

Tuvieron que pasar dos años de trabajo profundo para que empezase a establecer límites, pero primero con ella. Fronteras que honraran a su cuerpo y a la mujer salvaje y libre que durante tanto tiempo había acallado. En cuanto esos límites internos comenzaron a afirmarse con amor, pudo empezar a marcarlos hacia fuera y a comprender que era la única forma de amarse de verdad y seguir amando sin quemarse, sin agotarse, sin sentirse resentida.

No fue fácil. Muchas personas de su entorno se dieron cuenta de su cambio y lo vieron como una amenaza, incluso como una falta de lealtad. Hubo rechazos, silencios, críticas. Pero ella aprendió a sostener esa incomodidad, ya que entendió que no siempre te aplaudirán cuando empiezas a vivir una vida que es realmente tuya.

Y lo mismo ocurrió cuando, tras años trabajando en una gran empresa, decidió renunciar para seguir el llamado de un proyecto que llevaba mucho tiempo ilusionándola. Algunos la llamaron loca, otros dejaron de hablarle, pero también hubo personas que la miraron con respeto y admiración. Después de dos años, Mari Carmen pudo ocupar el lugar que le correspondía: el centro de su vida.

Comprendió que esto no es un destino, sino la práctica diaria de continuar el movimiento interno de despertar tu energía femenina, una pregunta constante: «¿Dónde estoy hoy en mi lista?», «¿Desde qué lugar me relaciono con los demás, desde el amor o desde el sacrificio?», «¿Desde la supervivencia o desde la suavidad?».

Quizá tú, mientras lees esto, te das cuenta de que también estás en ese punto de ruptura. A lo mejor estás empezando a recordar que mereces estar en el centro de tu vida, y no como un acto egoísta, sino como una forma de amor propio. Porque, cuando te eliges, puedes amar de forma más honesta, más presente, más libre.

Sobre todo, Mari Carmen entendió que era su niña interior, esa niña buena que aún vivía dentro de ella, esa hija de mamá, esa doncella Perséfone que intentaba hacerlo todo bien para ser amada, porque era lo que conocía, lo que sabía. Y, como tantas de nosotras, en algún momento se sintió atrapada como Perséfone, en los jardines dorados que su madre, Deméter, había creado para protegerla. Por eso algunos afirman que Hades no la raptó, sino que ella descendió voluntariamente al Inframundo para descubrir otra versión de sí misma, una más auténtica, más salvaje, más libre. Y ese descenso es el mismo que vivió Mari Carmen, el que yo he transitado y, tal vez, el que tú estás atravesando en este momento de tu vida.

Porque el fondo no es ese lugar oscuro y estéril del que tanto nos hablaron. Puede ser fértil. Es tierra húmeda, lista para recibir nuevas semillas. Es ese lugar donde por fin puedes mirar tus raíces, limpiarlas, honrarlas y, desde ahí, empezar a florecer con más profundidad y verdad. Desde ahí puedes recordar que eres una diosa, la respuesta a las plegarias de muchas mujeres que te precedieron.

Si miras tu árbol genealógico, quizá encuentres las historias silenciadas de mujeres que vivieron para otros, que callaron para sostener, que no fueron nombradas, que fueron apartadas o etiquetadas como ovejas negras por el mero acto de intentar honrarse. Y, aunque tal vez sus nombres se hayan perdido, su deseo quedó sembrado. Fueron ellas las que hicieron una plegaria secreta para que un día su sangre —su linaje— las liberara. Y tú eres esa oración hecha carne.

Es curioso: durante todos estos años acompañando a mujeres, muchas veces he oído la misma verdad silenciada y disfrazada con diferentes palabras. Y todas convergen en lo mismo: «Siento que estoy viviendo una vida que no es mía, una que alguna vez creí que construía para mí, pero un día amargo entendí que la había diseñado para otros».

Y de eso se trata, de dejar de complacer y empezar a vivir. De abrir las puertas de la jaula que te ha mantenido a salvo, pero también limitada. Porque esos condicionamientos, esa forma de sobrevivir, alguna vez fueron necesarios, pero ahora se le están quedando pequeñas a la mujer que empiezas a ser.

No tienes que destruirlo todo, tampoco huir. Solo debes darte cuenta de que la vida que construiste para agradar a otros siempre estará allí por si algún día decides volver, pero que también estás en tu derecho de salir, expandirte, crecer sin pedir permiso. Porque ya no puedes seguir encogiéndote para caber en una vida que no tiene espacio para la grandeza que ha comenzado a brotar dentro de ti.

Te invito a hacer una pausa.

Durante esta pausa quiero que cierres suavemente los ojos, si lo necesitas, y que te preguntes desde un lugar honesto y amoroso:

- ¿Qué edad tienes cuando quieres complacer a otros a costa de tu bienestar?
- ¿Qué edad tienes cuando priorizas la verdad de otra persona y te olvidas de la tuya?
- ¿Qué edad tienes cuando toleras lo que tu cuerpo ya te ha dicho que es intolerable, cuando ignoras esas señales que gritan que no estás segura?

Ahora respira hondo y pregúntate:

- ¿Qué cambiaría si, en esos momentos, le recordaras a esa parte más vulnerable de ti —esa que aprendió a agradar para sobrevivir— que hoy estás a salvo, que ya no estás sola y que ahora eres tú la que lleva el timón de tu vida?
- ¿Qué te gustaría hacer de otra forma a partir de ahora?
- ¿Qué es lo que ya no estás dispuesta a tolerar?
- ¿Qué cambios y límites necesitas empezar a establecer en tu entorno y, sobre todo, contigo para darte la seguridad, el amor y la devoción que tu alma necesita?

Cuando sientas que tus antiguos patrones te sobrepasan, cuando veas que tu respuesta automática —construida desde la supervivencia— está tomando las riendas de tus reacciones, ponte una mano en el corazón, siente tu cuerpo y visualiza a esa niña interior. Mírala con ternura y dile: «Todo está bien, estamos a salvo. A partir de ahora, la que dirige soy yo».

Porque de eso se trata este camino: de convertirte en ese lugar seguro para ti. De enseñarle a tu cuerpo, a tu sistema nervioso y a tu mente que ya no necesitas estar alerta todo el tiempo, que no tienes que seguir sobreviviendo, que puedes empezar a vivir.

Poco a poco, a medida que te eliges y tomas decisiones que honran tu verdad, creas nuevas rutas dentro de ti, en tu ser y tu cerebro. Todas ellas hablan de seguridad, presencia y dignidad. Así funciona la neuroplasticidad: no es una magia abstracta, es la neurociencia que está detrás del despertar de tu energía femenina, el permiso tangible de elegir algo distinto.

Al principio, elegirte no te resultará cómodo ni lógico, pero te sentirás más ligera. Notarás que algo dentro de ti respira de otro modo, porque ya no eliges desde el miedo, sino desde el amor. Y sí, puede que incomodes a otros, puede que sientas que te estás saliendo del molde, pero también comenzarás a construir una vida con más espacio para ti.

Esto lo encarna la mujer despierta: no quiere más velocidad, sino profundidad. Se permite avanzar despacio, se detiene para escucharse, encuentra en el silencio un hogar y honra esos pequeños momentos de conexión consigo misma como si fueran rituales sagrados. Porque lo son. Esos instantes avivan la llama. Y esa llama —suave, firme y constante— ilumina el altar de tu propia esencia.

Mata a la niña buena para que salga la mujer libre

No sé si a ti también te pasó, pero cuando era muy pequeña tenía unos zapatos rosas y morados llenos de brillibrilli, *glitter*, purpurina… (como lo digas en tu país). Para mi yo de cinco años, esos zapatos eran su tesoro. Los adoraba tanto que, cuando se me quedaron pequeños, me aferré a ellos con fuerza. Seguía intentando ponérmelos, aunque me apretaban y el dolor era insoportable. No estaba lista para soltarlos, daba igual que no me sirvieran. Estaba creciendo, y mi cuerpo ya no cabía en ellos.

Hoy entiendo que esa imagen es un espejo de lo que a veces nos pasa en la vida adulta: sostenemos versiones de nosotras mismas que ya no nos quedan bien, que nos limitan, que nos duelen, unas que construimos en momentos de supervivencia, cuando solo sabíamos protegernos siendo la niña buena, la que agradaba, la que no incomodaba, la que se esforzaba por ser amada, aunque eso implicara abandonarse.

La vida que estás construyendo desde la presencia, la compasión y la honra a ti misma te pedirá que sueltes la vida que te mantuvo atrapada en la autoexigencia y el abandono de tu verdad. Te invitará a morir simbólicamente una y otra vez. A mirar de frente esas partes de ti que todavía intentan complacer, que buscan con desespero que las elijan, que se aferran a viejos dolores como si fueran identidades.

A esa niña buena que vive dentro de ti tendrás que sostenerla con ternura, mirarla a los ojos y decirle que ya está a salvo, que no necesita seguir funcionando desde el miedo, que ya no tiene que ganarse el amor a costa de sí misma.

Este camino te invitará a actualizar tu programación interna, dejar de repetir códigos heredados y empezar a integrar el de la reina, esa mujer que se elige, que se honra, que se convierte en el centro de su propia vida. Una que se trata a ella misma como objeto de devoción.

Y para eso tendrás que plantearte preguntas que incomodan pero iluminan: «Si este fuera el último mes de tu vida, ¿qué harías de otro modo?», «¿Y si fuera la última semana, el último día?», «¿Para quién vivirías esos últimos momentos?», «¿A qué le darías valor real?», «¿Cuánto espacio te darías a ti?».

Quizá advertirías que, al final, la vida es tuya, y solo está esperando que la reclames. No se trata de dejar de amar a los que te rodean ni de abandonar tu propósito o tu trabajo, sino de no usarlos más como excusas para seguir evadiéndote. Porque una cosa es compartir tu vida con quienes amas y otra muy distinta desaparecer de ti para hacerlo. Tú estás aquí para vivirte, no para seguir escondiéndote detrás de la niña buena que ya no te cabe.

Y ahí aparece ella, la mujer salvaje, la mujer despierta, la mujer real. Esa de la que habla Marion Woodman cuando afirma: «La mujer salvaje es la parte de nosotras que no se rinde ante el deber, el rol o la máscara. Es la que se atreve a sentir profundamente, a habitar el cuerpo, a decir no».

Porque, aunque solemos creer que nuestro mayor miedo es la muerte, en realidad —como explico en mi libro *Sana tus heridas emocionales*— el temor más profundo del ser humano es el rechazo. Y esto tiene sentido cuando entendemos que muchas veces no vivimos desde la plenitud, sino desde la supervivencia, desde las heridas no resueltas de nuestra niña interior. Esa niña que no fue atendida siente el rechazo como una muerte simbólica. Por eso evitamos mostrarnos tal como somos: nos da miedo no ser amadas, aceptadas, vistas.

Al mismo tiempo, el rechazo es una puerta a la oportunidad de vivirte, honrarte, elegirte. Pero solo puede hacerlo la mujer que ha despertado, aquella emocionalmente madura que ha comenzado a ver con claridad que, tal vez, lo que más teme no es morir, sino vivir. Porque sí, aunque parezca paradójico, muchas veces el miedo a la muerte nos limita hasta tal punto que no nos permitimos vivir de verdad, crear, asumir riesgos, abrir el corazón, decir que no, pedir lo que necesitamos.

Entonces llega el momento de dejar morir esas partes de ti que ya no te sostienen, que hasta ahora te han protegido, sí, pero que hoy te limitan. Esas que te empujan a agradar, a callar, a ceder. Desde esa pequeña muerte, nace algo nuevo: la reina que habita dentro de ti. Esa diosa encarnada que no espera que alguien venga a construirle un castillo, porque ha decidido crear una vida en la que ella es el centro; hay propósito y entrega a los demás, pero sin ponerse al final de la lista.

Una vida con sentido, con presencia, con belleza, con raíz.

Y por eso quiero compartir contigo un ejercicio que, para mí y para muchas de las mujeres que he acompañado en su despertar, ha sido profundamente transformador.

EJERCICIO PARA DESPERTAR
Un año para renacer como mujer libre

Regálate este momento íntimo, como si fuera un acto sagrado contigo. Elige un lugar tranquilo en el que te sientas en paz. Enciende una vela, pon música suave o deja que el silencio te abrace. Siéntate o recuéstate, cierra los ojos y comienza a respirar de forma lenta, profunda, amorosa.

Siente cómo entra el aire, se ablanda el cuerpo y llegas a ti sin exigencias.

Permítete estar aquí. No busques nada, solo estar presente. Desde este lugar de honestidad contigo, te invito a que inicies un viaje hacia dentro.

Imagina que te dan una noticia inesperada: te queda un año de vida. No sabes por qué ni cómo será. Solo tienes la certeza de que te quedan 365 días por delante. Deja que lleguen las emociones: miedo, tristeza, sorpresa. No las rechaces. Honra su presencia.

Entonces, algo se despierta: te das cuenta de que este año no es una sentencia, sino una apertura, la oportunidad de vivir en tu verdad, elegirte sin culpas, dejar de pedir permiso. Un año para soltar lo que ya no vibra contigo, encarnar la vida que deseas, habitarte con libertad.

Imagina cómo sería esa vida si te sintieras libre de verdad y responde a estas preguntas:

- ¿Qué cambiarías?
- ¿Qué dejarías de hacer?
- ¿Qué partes de ti necesitan morir para que puedan emerger otras más auténticas?

- ¿Qué necesitas agradecer?
- ¿A qué te aferras que ya no te honra?
- ¿A quién necesitas perdonar, soltar o abrazar más fuerte, incluyéndote a ti?
- ¿Qué es aquello que ya no quieres sostener?
- ¿De qué maneras te estás traicionando?
- ¿Con qué promesas deseas reconectar para empezar a complacerte sin culpas?

Visualiza a las versiones antiguas de ti que te han traído hasta aquí. Dales las gracias y despídelas con amor. Ya han cumplido su misión. Ahora, mírate nacer de nuevo más ligera, más viva. Te reconoces como una mujer que se honra, que se escucha, que ya no se acomoda donde no cabe.

Imagina a esa nueva tú: firme, conectada, salvaje, suave, intuitiva, en paz. La ves de pie, con la espalda erguida, el corazón encendido, la mirada clara. Ya no sobrevives, ahora vives.

Visualiza tu último día. Siente la paz de haber sido leal a ti misma. Honra esa muerte simbólica que te ha devuelto a la vida. Desde ahí, respira hondo y siente el renacer.

Lleva las manos al corazón. Hazte una promesa. Puede ser una palabra, un gesto, una decisión. Dila en voz alta. Siente cómo recorre tu cuerpo.

Esta es mi fuerza. Esta es mi vida. Esta soy yo.

Abrázate con ternura, como quien vuelve a casa tras mucho tiempo fuera. Respira. Nota el pulso de la vida latiendo en el pecho. Y, cuando lo sientas, abre suavemente los ojos.

Para anclar este renacer, escribe tu promesa en un folio. Que esa palabra, ese compromiso, sea tu ancla diaria. Colócala donde puedas verla para que te recuerde que elegiste vivir una vida que te honra, te refleja y nace del fuego de tu verdad.

En 2011 se publicó un libro muy humano escrito por Bronnie Ware, una enfermera australiana que, durante décadas, acompañó a personas en sus últimos días de vida. El libro se llama *Los cinco mandamientos para tener una vida plena*. Entre todos los testimonios que escuchó en su trabajo, hubo uno que se repitió más que cualquier otro, una frase que tocaba el alma y sigue resonando: «Ojalá hubiera tenido el coraje necesario para vivir una vida fiel a mí misma, no la que otros esperaban de mí».

No es casualidad que estés aquí, leyendo estas palabras y haciendo este ejercicio. No es casualidad que sientas esa incomodidad, ese vacío, ese anhelo profundo por vivir con autenticidad. Estás despertando. Estás comenzando a quitarte las máscaras, romper con la complacencia y recordar que no estás aquí para encajar, sino para ser tú.

Porque elegirte no es egoísmo, es responsabilidad. Es honrar tu energía femenina como un estado de presencia, como una forma de habitarte y sentirte desde dentro, como una práctica diaria que se cultiva con compasión, verdad y ternura.

Y sí, a veces incomodará. En ocasiones dolerá. Pero con el tiempo descubrirás que solo cuando te sientes segura en ti, cuando dejas de abandonarte por miedo al juicio o al rechazo, puedes cultivar relaciones verdaderas, vínculos que nacen de la honestidad emocional, no del sacrificio.

Sigue caminando hacia ti. Cada paso que das hacia tu verdad es una reconciliación con la mujer libre, sabia y despierta que siempre ha habitado en ti. Porque vivir una vida fiel a ti misma no es un lujo, es un acto de amor. Y tú te lo mereces.

No se trata de relajarte, sino de sostenerte

Muchas veces, cuando hablamos de energía femenina y sistema nervioso, se nos ha hecho creer que despertar esta energía es vivir en calma permanente, como si regularse fuera estar siempre relajada, en quietud absoluta. Sin embargo, hoy quiero recordarte algo que quizá necesites volver a escuchar y dejar que se asiente en tu centro: la verdadera energía femenina no trata de evitar el caos ni de sostener una serenidad forzada, sino de cultivar contención y presencia, de abrir espacio interno a tu vulnerabilidad y suavidad, esa que observa sin juzgar, que se queda y sostiene lo que eres. Esa energía sabe que la seguridad emocional no siempre nace del silencio, sino de habitarte por completo y de buscar dentro y fuera atmósferas en las que puedas respirar y sentirte a salvo tal como eres.

No se trata de vivir una vida en la que no haya movimiento, exigencia o un ritmo acelerado. Eso sería idealizar la relajación y desconectarnos de lo real. La vida es cambio, ritmo, impulso. No se trata de eliminar el estrés, sino de aprender a hacer pausas dentro de ese ritmo, dejarte espacio en medio de la velocidad y escucharte cuando todo fuera te exige que sigas corriendo.

El objetivo de las prácticas que comparto contigo en este libro no es que te relajes como un fin en sí mismo, es que te habites, te presencies, te sostengas. No todas podemos relajarnos de forma inmediata, en especial si llevamos años sobreviviendo, y, para muchas, relajarse sin contención parece peligroso. Por eso no quiero que llegues a un estado de calma artificial, sino que empieces a decirte «Aquí estoy para mí», que aprendas a sostenerte incluso en medio del miedo, la inseguridad, la necesidad de agradar, la tristeza o el caos.

Sostenerte es tener la capacidad de sentarte contigo, con todas tus partes, incluso las más incómodas, y decirles: «No estamos en guerra». Y eso lo cambia todo. Porque si algo regula tu sistema nervioso no es alcanzar la perfección emocional, sino la presencia incondicional, como cuando alguien te abraza cuando colapsas, te mira a los ojos y, sin intentar cambiarte, te dice: «Te veo, te escucho, aquí estoy».

Mi invitación es sencilla pero poderosa: regálate al menos cinco minutos de presencia plena al día. Trescientos segundos en los que no huyas de ti, en los que no te exijas, en los que te limites a estar contigo, como estarías con alguien que amas. Tal vez al principio sean solo cinco, pero un día serán diez, luego quince y, sin darte cuenta, tu día estará lleno de momentos de verdadera conexión contigo.

Y te darás cuenta de que esa presencia —en silencio o con música, en movimiento o quietud— se convierte en un bálsamo, en una forma de regresar a ti, a tu centro, a tu sostén interno. Porque, más que relajarte, lo que te transforma, lo que te sana, es sostenerte.

Práctica somática para regresar a ti

A veces creemos que prestarnos atención se limita a detenernos o relajarnos, pero en realidad el acto de mirarte y sostenerte va mucho más allá. Estas prácticas que comparto contigo no pretenden calmarte ni distraerte, sino ayudarte a habitarte, contenerte y empezar a dejar espacio dentro de ti para esa mujer que tantas veces ha sido postergada.

Aquí va una propuesta simple pero profunda para que comiences a traer el foco de vuelta a ti.

EJERCICIO PARA DESPERTAR
Me veo y me sostengo

Busca un espacio tranquilo y cómodo donde te sientas a salvo. Pon música instrumental suave que te invite a habitarte, como las composiciones de Malte Marten, una hermosa propuesta para bajar el volumen del ruido mental y abrirte, poco a poco, a la escucha interna. Puedes encontrar algunas de sus canciones en la *playlist* que he preparado para ti en el primer capítulo. Esta no es una meditación tradicional, sino un momento para sentirte.

Puedes usar un temporizador de cinco o diez minutos. No necesitas hacer nada en particular, solo estar contigo. Si prefieres quedarte sentada, hazlo, pero, si tu cuerpo necesita moverse, escúchalo.

Comienza inhalando y exhalando de forma consciente, y lleva tu atención al cuerpo. Si lo sientes, mécete con suavidad hacia delante y hacia atrás, o muévete como si las olas te guiaran. Prueba a dibujar ochos con las caderas, girar los tobillos, mover los hombros, los brazos, el cuello. No hay una forma correcta de hacerlo, solo la tuya.

Habita tu cuerpo desde la raíz: empieza por los dedos de los pies y sube despacio, conectando con cada parte. Siente dónde hay rigidez o placer, dónde fluye o se detiene el movimiento. Quédate ahí contigo, sin juzgar. Solo habita.

La clave de este ejercicio es el movimiento. Meditar mientras te mueves puede ayudarte a salir del estado de supervivencia que tantas veces notas como congelación, procrastinación, complacencia, dificultad para marcar límites o dudas sobre ti. También puede ser esa necesidad constante de evadirte con cualquier cosa o persona.

Cuando mueves el cuerpo, empiezas a liberar ese estado de hipervigilancia. El cerebro responde con un hermoso cóctel de dopamina, serotonina, noradrenalina y endorfinas. Es como un baño de burbujas químico que te recorre, como cuando caminas en silencio por un bosque y te sientes, por fin, en paz. Ese movimiento presente y sostenido llega directo al hipocampo, donde crea nuevas conexiones neuronales y transforma no solo cómo te sientes, sino también cómo te relacionas con el cuerpo. Porque, cuando vuelves a él, vuelves al amor.

Puedes practicar con música o en silencio, limitarte a observar cómo la mente se va y la traes de regreso con amabilidad. No se trata de hacerlo perfecto, se trata de hacerlo. No necesitas entender cómo funciona todo el sistema nervioso. Solo estar presente.

Eso que los monjes llevan siglos practicando hoy la ciencia lo confirma: la presencia transforma. Cambia la corteza prefrontal, mejora el sistema inmunológico, regula el sistema nervioso y hace espacio para que te sientas y te habites.

Estas prácticas milenarias viven en tu subconsciente. Tu cuerpo ya las conoce. Solo está esperando a que lo escuches y le preguntes con honestidad: «Cuerpo, ¿qué necesitas de mí en este momento?». Para llegar a esa conexión profunda, primero tienes que prestarte atención, enfocarte en ti y darte permiso para estar contigo.

Tu sistema nervioso siempre sabe cuándo necesitas volver a ti.

Cuando empiezas a prestarte atención y te enfocas dentro, poco a poco está más claro: tu cuerpo y tu sistema nervioso comienzan a hablarte, te muestran que necesitas momentos de soledad, de pausa, de reconexión, espacios íntimos para regresar a la homeostasis natural, ese equilibrio interno que se activa cuando te das permiso para desconectarte del ruido y volver a tu centro.

Cada mujer lo nota de una forma concreta, pues cada cuerpo es un templo sagrado. El reto está en soltar la costumbre de mirar hacia fuera, de atender lo que sienten los demás antes de sentirte. Te han condicionado a estar disponible para el mundo, pero ahora se trata de volver a preparar mente y cuerpo, de reprogramar ese patrón y comenzar a construir momentos contigo, desde ti.

Durante años, la soledad elegida, el silencio y las citas contigo se malinterpretaron y se vieron como señales de carencia emocional o introversión excesiva. Pero déjame decirte algo: eso no es más que un mito, una narrativa social que pretende mantenerte desconectada de tu poder.

Las mujeres que han aprendido a habitar sus silencios, a sostenerse en su presencia, son las que han reclamado su vida, su atención, su tiempo. Son ellas las que han escuchado a su cuerpo, las que han comprendido que la regulación no siempre llega desde fuera, sino que viene de dentro, cuando te regalas lo que tanto necesitas: tu propia compañía, tu propia escucha, tu propia verdad.

Quiero compartir contigo algunas señales, pero no como una fórmula rígida, sino como una guía amable. Cada cuerpo es un universo, cada mujer las siente de manera distinta, así que lo más importante es que aprendas a escucharte y volver el foco hacia ti.

1. **Irritabilidad constante.** Cuando todo te desestabiliza, te irrita o te sorprenden reacciones desproporcionadas, tu

cuerpo te está exigiendo atención. Es la señal de que has entrado en modo supervivencia y necesitas parar. No solo se trata de descanso físico, sino también emocional y relacional. Momentos contigo, en silencio, sin exigencias.
Te invito a preguntarte: «¿Qué parte de mí está pidiendo descanso y no la estoy escuchando?».

2. **Dolores físicos inexplicables.** Migrañas, inflamación, tensiones musculares, tics nerviosos o estreñimiento son maneras en que tu cuerpo expresa que no está siendo escuchado. Quizá hayas estado mucho tiempo en un entorno o situación que ya no puedes tolerar. Estas señales te invitan a soltar lo que te satura y a darte momentos de calma y recalibración.
   Te invito a preguntarte: «¿En qué lugar o situación me estoy obligando a permanecer, aunque sé que ya no me hace bien?».
3. **Procrastinación emocional.** Cuando dejas de contestar mensajes, no devuelves las llamadas o te incomoda mirar el teléfono o las redes sociales, quizá estás emocionalmente saturada. Tu sistema nervioso necesita una desconexión externa para reconectar contigo.
   Te invito a recordarle a tu cuerpo que estás segura y a salvo, a que te pongas la mano en el corazón y te lo digas en voz alta mientras inhalas y exhalas. Recuérdate que estás a salvo y segura, y, si lo necesitas, habla con alguien sobre este bloqueo, pide ayuda o delega.
4. **Incapacidad para descansar.** Aunque tengas tiempo libre o estés de vacaciones, tu mente no para. Sientes que no puedes desconectar, que estás atrapada en un bucle de pensamientos. En este caso, tu cuerpo necesita constancia. No basta con una técnica aislada: requiere práctica, presencia y repetición para empezar a sentirse seguro. Prueba durante quince días una herramienta que hayas sentido poderosa y observa cómo te sientes a diario.

Te invito a preguntarte: «¿Qué ritual o rutina puedo implementar para descansar mejor?». Ejemplos: hacer la pausa sagrada antes de irte a dormir, darte un baño de agua tibia, realizar una meditación guiada, seguir una práctica de yoga nidra o yin yoga antes de acostarte…

5. **Brotes de ira o explosiones emocionales.** Cuando la rabia toma el control o sientes que estallas por tonterías sin importancia, quizá estás acumulando necesidades no satisfechas. La ira es señal de que estás emocionalmente al límite, de que tu cuerpo ya no puede sostener más. No es un error: es una profunda petición de cuidado. En cuanto empieces a prestarte atención y validar lo que sientes, esa ira se transformará, porque al fin estarás volviendo a ti.
   Te invito a preguntarte: «¿Qué estas tolerando que no puedes sostener?», «¿Qué necesitas comunicar o qué puedes hacer para sentirte segura?».

No se trata de hacer cambios mágicos ni drásticos; no siempre es el camino. A veces, se trata de observar con honestidad qué es lo que más te cuesta: delegar, soltar el control, pedir ayuda, permitir que otras te sostengan o darte prioridad. Y, desde ahí, empezar a integrar actividades que te traigan de vuelta a ti, que te recuerden que tú también importas.

Cuando dejas de prestarte atención y solo te centras en los demás, poco a poco el cuerpo empieza a pasarte factura. El agotamiento emocional puede convertirse en inflamación física y, en muchos casos, llevarte a enfermar. No es casualidad que gran parte de los diagnósticos autoinmunes en mujeres estén profundamente ligados al autoabandono y al desgaste emocional crónico.

Así que, con todo lo que has leído en estas páginas, con las señales que ahora conoces y puedes identificar, te invito a tomarte una pausa para que te preguntes:

- ¿Cómo puedes empezar a volver a ti?
- ¿Qué necesitas delegar para prestarte más atención?
- ¿Qué necesidades emocionales quieres empezar a atender para sentirte más segura?
- ¿Qué práctica somática de las compartidas en este libro quieres comprometerte a hacer durante la próxima quincena?
- ¿Qué cambios sientes que podrías incorporar en tu dieta, tu rutina de sueño, tu relación con el móvil...?
- Del 1 al 10, ¿qué nivel de compromiso tienes con estos cambios?
- ¿Qué necesitas de ti para lograrlos?
- ¿Cómo te sentirás cuando empieces a verlos en acción?

Recuerda que este es un camino de compasión, amabilidad y presencia. No se trata de cambiar tu vida de un día para otro, sino de hacer pequeños ajustes, de soltar lo que ahora no puedes sostener, de volver a ti con ternura.

No importa la actividad que elijas para reconectar contigo, sino desde dónde la haces y cómo la habitas. Cuando sueltas la culpa, dejas la exigencia y te das permiso para regalarte estos momentos sabiendo que son medicina para tu alma, empieza a despertar tu energía femenina. Y con eso basta. Con eso es suficiente.

Despertar tu energía femenina te llevará a encontrar a tu tribu

Volvemos a una de las preguntas con las que abrimos el primer capítulo: «¿Cuándo fue la última vez que te quitaste la armadura?», «¿Cuándo fue la última vez que te sentiste verdaderamente vista?», «¿Cuándo fue la última vez que tuviste permiso para ser vulnerable en un espacio seguro?».

Y ahora te pregunto con honestidad y ternura:

¿Te das ese permiso de forma constante,
presente, como un acto de amor cotidiano,
o solo lo haces cuando no puedes más?

Una de las señales más profundas de que está despertando la diosa en ti, de que esa energía sagrada comienza a exigir tu atención, es el deseo genuino de estar entre mujeres, de rodearte de otras como tú, de ser vista, escuchada y sostenida.

Es un llamado antiguo que pulsa desde el cuerpo y el alma, una necesidad de reconstruir en tu interior a la buena madre, la buena amiga, la buena amante. Por eso te invito a buscar tu propia tribu, espacios en que puedas compartir con otras mujeres en una atmósfera segura y vulnerable, donde seas libre de soltar todos tus roles y te des cuenta de lo que puedes hacer para evitarte, reconocerte y sostenerte.

Compartir en círculos seguros, sin jerarquías, en los que cada mujer pueda limitarse a ser, sana a un nivel muy profundo. Los círculos de mujeres nos acompañan desde tiempos antiguos como símbolo de lo sagrado. No tienen principio ni fin, son como una espiral: todo tiene su lugar, nada queda fuera, se mueve como parte de un todo más amplio y sabio.

En un círculo, te ves reflejada en otras y ellas en ti. Reconoces partes tuyas que quizá habías olvidado, aquellas que en el día a día no te das permiso para mirar. Es un espacio en el que puedes estar sin juicio, en el que el arte de presenciar sin tener que arreglar nada se vuelve medicina.

Y, sobre todo, en esos espacios empiezas a recibir de otras mujeres lo que tal vez aún te cuesta darte, lo que quizá tu madre no pudo ofrecerte, pero que ahora tu cuerpo y tu alma pueden comenzar a integrar.

Porque eso es la energía femenina: contención, presencia, ternura, devoción… y ferocidad, pero por cuidar lo verdadero, por crear espacios sin máscaras en los que tu verdad sea bienvenida.

En esos espacios, poco a poco, se caen las capas de vergüenza, de exigencia, de supervivencia. En esos círculos no tienes que defenderte ni esconderte, solo estar, y en ese estar comienzas a alinearte con tu verdad, con tu poder.

Los círculos femeninos son portales, son medicina. Te invito a probar, a explorar, a abrirte hasta que encuentres ese lugar en el que te sientas sostenida, vista, nutrida. Porque al reunirte con otras mujeres no solo reconectas con la diosa que vive en ti, también honras la que habita en ellas. En esa ofrenda compartida, algo se despierta: tu altar interior se enciende, tu fuego sagrado vuelve a arder, tu esencia se alza y se hace presente.

Sé que, cuando estamos en modo supervivencia, conectar puede ser incómodo, quizá duela la cercanía, a lo mejor nos da miedo abrirnos. Pero es justamente ahí, en esos espacios, donde somos abrazadas en nuestra vulnerabilidad, donde podemos bajar la guardia y compartir nuestra verdad, donde empezamos a recordar quiénes somos, más allá de la versión de mujer que construimos para encajar.

Los círculos de mujeres tienen el poder de regular tu sistema nervioso, te devuelven la sensación de seguridad y, sobre todo, te ayudan a sanar la herida ancestral del femenino. Esa que nos enseñó a desconfiar, a compararnos, a ocultar nuestra luz o a sentir culpa por brillar. Esa herida se ha ido transmitiendo de generación en generación: muchas mujeres heridas por su propio dolor no fueron capaces de sostener a otras y, en su lugar, juzgaron, criticaron o rechazaron.

Cada vez que te das permiso para habitar un espacio así estás sanando esa herida colectiva, atando el hilo invisible que nos une, despertando el fuego antiguo que vive en todas nosotras. Porque, cuando una mujer despierta, lo hace también el mundo, y una mujer encendida es una antorcha viva que alumbra el camino a las que vienen detrás.

Permítete explorar. Busca espacios que te inviten a volver a ti, a tu cuerpo, a tus ciclos, a la tierra, a tu intuición. A convertirte en tu propio templo, en tu altar vivo. A compartir tu verdad con otras mujeres sabiendo que, cuando una brilla, todas lo hacemos a través de ella. Porque cada vez que despiertas respondes a la plegaria de las que vinieron antes, de las que soñaron con una vida vivida desde el placer, la devoción, la libertad y la seducción sagrada.

Si sientes en el corazón el llamado de la diosa a encontrar a tu tribu, a reunirte en círculo, y deseas honrar ese susurro del alma —ya sea para ti, para una amiga, para tu madre o para tu hija—, en el Bonus que sigue a este capítulo encontrarás una invitación para participar en mis círculos presenciales, donde te sentirás vista, sostenida y amada. ¡No olvides revisarlo!

Y no es solo una invitación para ti, mujer. También es un llamado a los hombres para que busquen su tribu masculina. Tu pareja, tu hermano, tu amigo o tu hijo también necesita su círculo, su espacio de sanación, ese lugar donde pueda deconstruir la masculinidad que aprendió y abrazar su femenino y su masculino sagrado. Donde sea capaz de cultivar la presencia, la empatía y la madurez emocional necesaria para sostener al femenino sin juzgarlo, sin dominarlo, sin poseerlo.

Porque en esos espacios también despiertan ellos, la diosa se les revela, recuerdan que sentir forma parte de su esencia. Cuando un hombre despierta desde ese lugar, puede amar desde la verdad. Cuando una mujer despierta, la humanidad entera despierta con ella.

La mujer despierta lidera su vida y sus finanzas

Aunque hemos hablado de energía femenina, conexión con el cuerpo, sistema nervioso y la verdad que habita en lo más hondo de ti, es necesario tocar un tema tan vulnerable como esencial: el dinero. La mujer que depende de alguien a nivel económico también suele hacerlo emocionalmente. Y no por debilidad, sino porque su sistema nervioso no se siente seguro si no tiene cubiertas sus necesidades básicas.

No hay regulación emocional posible si no sabes si podrás pagar el techo bajo el que vives, si la incertidumbre te roba el sueño, si la escasez te encoge el cuerpo. Hay una gran diferencia entre tenerlo todo y seguir operando desde la supervivencia y estar en modo supervivencia. Te entiendo. Yo también he estado ahí. Si lees esto, quiero que sepas que no estás sola.

El mundo ha sido diseñado para mantener limitadas a nivel financiero a muchas de nosotras. La mujer con independencia económica no solo despierta su energía femenina: también su poder, su libertad, su capacidad de transformar el mundo. Por eso, desde muy pequeñas, se nos ha condicionado con vergüenza y se nos ha llevado a invertir en estética, en ropa, en lo que se supone que nos hace valiosas, lo que ha desviado nuestra atención de lo esencial: la seguridad interna.

Se nos enseña a buscar la aprobación invirtiendo en lo que otros esperan ver, en vez de invertir en nosotras. Y, mientras nos ocupamos de cumplir estándares externos, parece que nunca es el momento adecuado para invertir en herramientas que nutran nuestra inteligencia emocional, nuestra sabiduría relacional, nuestro crecimiento real. Porque, si sigues en automático, si vives desde la carencia, continuarás desconectada de tu cuerpo, de tu poder, de tu verdad. Seguirás buscando fuera lo que solo tú puedes darte.

Por eso, si aún no te has ofrecido la oportunidad de educarte en inteligencia emocional —pero sobre todo financiera— para aprender a administrar tus ingresos con amor, respetar tu dinero, invertir en tu futuro y asesorarte para construir ese proyecto que te habita desde hace tanto tiempo, quiero decirte algo: es tu momento. Tu ambición no está peleada con tu energía femenina. Solo necesita redefinirse. Pero no desde el modelo masculino que te pide dejarte atrás para avanzar, sino desde una ambición compasiva, intuitiva, llena de vida, de propósito, de belleza.

Ya sea en tu trabajo actual, en un emprendimiento con el que sueñas en secreto o en una idea que solo necesita algo más de fe para florecer, quiero que sepas que invertir en ti, en tu inteligencia emocional, en tu relación con el dinero, es un acto radical de amor propio. Aprender sobre ingresos pasivos, sobre cómo hacer que el dinero trabaje para ti y no tú para él, forma parte del camino de la mujer despierta. Porque el cuerpo solo puede relajarse cuando sabe que está a salvo. Y muchas de esas sensaciones de seguridad están, sí, vinculadas al dinero.

Reivindicar la relación con el dinero es una tarea pendiente. Pero no desde la culpa, sino desde el respeto, el merecimiento y la autoconciencia. ¿Sabías que los estudios muestran que las mujeres son las últimas en pedir un aumento? Y no porque no lo merezcan, sino porque muchas no se atreven, no se sienten suficientes, han sido educadas para conformarse con menos.

Sin embargo, la mujer emocionalmente madura, la que está despierta en su energía femenina, sabe que el dinero también puede amarla, y ella puede corresponderle desde un vínculo saludable, maduro, consciente. Y establecer con él una relación en la que haya respeto mutuo, presencia, seguridad. Como si fuerais una pareja sana: no te controla, te sostiene.

Permítete sentirte segura al saber que está bien querer más… y al mismo tiempo que ahora tienes suficiente. Porque esos dos anhelos pueden coexistir sin culpa. Agradece lo que tienes y sigue caminando hacia lo que mereces.

Reclama tu voz, reclama tu vida

Despertar en tu energía femenina es una elección diaria, un acto de valentía silenciosa y constante contigo. Y dentro de ese coraje está el llamado más profundo: despertar tu voz. Porque, cuando lo haces, también despiertas tu energía femenina y, con ella, tu placer.

¿Recuerdas cuando te he hablado de que el nervio vago conecta la mente, la garganta, el corazón, la vulva y el útero? Esa red sutil y poderosa hace que todo esté entrelazado en ti. Por eso, cuando sueltas la voz y dices tu verdad, se abre el camino del gozo, del deseo y del poder que habita en tu cuerpo.

Expresar lo que sientes no es solo un acto de comunicación, es también una forma de despertar y habitarte con más presencia.

Quizá callas lo que piensas por miedo, por vergüenza, por no incomodar. Tal vez te cuesta decir lo que necesitas o pedir lo que deseas y solo lo haces desde el desborde, no desde la suavidad. ¿Y en lo laboral? ¿Te cuesta hablar de tus logros? ¿Te incomoda reconocer tus éxitos y brillar?

No eres la única. Muchas mujeres se sienten así. Según Linda Babcock, economista y autora de *Women Don't Ask*, los hombres negocian su salario cuatro veces más que las mujeres, y, cuando ellas lo hacen, piden un 30 por ciento menos. Y no porque no lo merezcan, sino porque no se les enseñó a pedir.

Eso me lleva a preguntarte: ¿cuánto permiso te das para expresar lo que necesitas? ¿Cuánto espacio hay en tu vida para que te repitas, con firmeza y dulzura, lo que mereces? ¿Quién va a nombrar tus deseos y necesidades si no lo haces tú?

¿Te has dado cuenta de que cada vez que callas lo que necesitas, evitas nombrar tu deseo o visibilizar tu trabajo no actúas desde tu mujer adulta, sino desde esa niña que una vez aprendió a no molestar?

Cuando escondes tus logros, bajas la voz para no incomodar o prefieres quedarte con las ganas antes que pedir, la Doncella interna —insegura, condicionada, temerosa— toma el mando, esa parte de ti que fue educada para agradar, para adaptarse, para no ocupar demasiado espacio.

La que se calla es la niña que aún teme no ser suficiente, educada para complacer y no molestar. Observa con ternura: ¿quién en ti sigue pidiendo permiso para existir? ¿Quién en ti sigue negando lo que siente, lo que necesita, lo que anhela? ¿Quién se sigue callando cuando lo que necesita es que la escuchen?

Observa esa parte de ti, pero no para criticarla ni corregirla, sino para abrazarla con presencia. Eso es cultivar la energía femenina: aprender a ser vulnerable contigo, a sostenerte con ternura, a mirar con amor donde antes solo había juicio.

Porque solo cuando te haces espacio puedes empezar a dar voz a esa niña que hoy aún teme honrarse y acompañarla, poco a poco, a recordar que merece ser escuchada.

Me preocupa que tantas mujeres estén desconectadas no solo de su placer, sino también de su voz. Que vivan apagadas y crean que esa chispa no volverá. Sin embargo, si estás leyendo esto, es porque dentro de ti aún arde algo: hambre de una vida auténtica, anhelo de una más honesta, más viva, más tuya.

Reclamar tu voz es una decisión diaria, una elección íntima que no se toma una sola vez, sino cada vez que eliges no callarte, cada vez que te reconoces, cada vez que decides habitarte con más verdad.

Después de acompañar a miles de mujeres en este camino y facilitar espacios para que puedan volver a su centro, a su verdad y a su orden interior, sentí la necesidad de dar forma a un modelo que hoy llamo «Despertar tu voz». No es un método rígido, sino una invitación a reconectar con tu placer, con tus necesidades, con una vida en la que te sientas como una reina coronada, no como una niña silenciada.

Para que tu voz florezca es esencial que despiertes a esa reina de la que te he hablado en el capítulo 7, «La maestría del amor», esa que sabe que su voz es portal, puente y raíz. Entiende que cada vez que se expresa está sembrando alianzas, oportunidades y vínculos que enriquecen su reino. Sabe que, si honra su voz, cultiva su seguridad interior a un nivel más profundo y está más segura en su cuerpo para nombrar lo que siente, lo que desea, lo que necesita.

Porque hablar no es solo usar palabras, es un acto de presencia. Es práctica y repetición. Es construir un nuevo hogar a tu sistema nervioso, en el que expresarte sea seguro.

El ejercicio que te propongo a continuación puedes hacerlo con alguien de confianza: tu pareja, una amiga, una hermana de camino que también esté despertando su energía femenina. O contigo, frente al espejo, incluso grabándote para luego escucharte y darte espacio.

Se trata de corregularnos, de permitir que una presencia amorosa nos refleje y nos recuerde que es seguro hablar, pedir, mostrar. Que tu voz no pone en riesgo el amor, sino que lo fortalece.

Solo necesitas cinco minutos. Puedes hacerlo por llamada, en un círculo de mujeres, por mensaje de voz o de forma escrita. Comparte un anhelo que lleves dentro o celebra un logro que merezca ser reconocido. Lo importante es que lo hagas. Que todos los días le des un lugar a tu voz. Porque cada palabra dicha desde el corazón es una forma de liberarte.

Y tú mereces eso: una voz viva, encendida, sin jaulas ni miedo.

Primer paso: comunica lo que quieres

Para pedir lo que necesitas, antes tienes que escucharte con honestidad, con presencia, sin juicio. El deseo es la voz de la diosa que habla a través de ti, por eso te invito a que contestes a estas preguntas: «¿Qué quieres?», «¿Qué anhelas?», «¿Qué sueñas?».

Tal vez esos deseos han sido etiquetados como egoístas o superficiales, aunque en realidad son mapas que te devuelven a ti. Deseamos porque estamos vivas, porque estamos hechas para el placer, con un cuerpo que lo honra en su diseño.

Nombrar tus deseos es encender el placer. Y, cuanto más específica seas, más claro será el camino para tu mente y tu cuerpo. Tu cerebro necesita dirección, y tú se la das cuando te atreves a decir: «Yo quiero...».

- Yo quiero trabajar menos de ocho horas al día para tener tiempo de cuidarme y de disfrutar de las personas a las que amo.
- Yo quiero escribir un libro sobre energía femenina y guiar a otras mujeres a reconectar con su voz.
- Yo quiero enseñar yoga a mis hijos para compartir con ellos la práctica que me ha sostenido durante tantos años.
- Yo quiero que mi pareja me toque con devoción, que me diga cuánto me desea, que nuestra intimidad sea un santuario, no una rutina.

Cuando te escuchas y te das permiso para poner en palabras tus anhelos, estás activando nuevas conexiones en el cerebro, estás dando forma y dirección a lo que tal vez siempre estuvo ahí, pero nunca te atreviste a decir.

Este es el primer paso para despertar tu voz: hacer espacio en tu cuerpo a lo que deseas, sostenerlo con dignidad y avanzar hacia ello con la certeza de que mereces vivir una vida que te escuche.

Segundo paso: presume de tus logros

Nos enseñaron que presumir era vanidoso, que la mujer debía ser humilde, callada, sencilla. Pero en este mundo, en el que muchas veces nadie reconoce tu valor si tú no lo haces primero, es vital que aprendas a celebrarte.

Presumir no es alardear, es nombrar tus logros con verdad y dignidad. Es decirte: «Yo hice esto, esto también soy yo, es fruto de mi camino». Una mujer despierta honra sus avances, se siente orgullosa de lo que ha superado, de lo que ha creado, de lo que ha sostenido.

Conviértelo en una práctica. Cada día, elige tres cosas que te hagan sentir poderosa, radiante, viva... Cuando las tengas, habla sobre ellas, compártelas, repítelas en voz alta si es necesario. Estos son algunos ejemplos reales:

- Me siento orgullosa de haber escrito quince mil palabras en mi libro sobre energía femenina.
- Me siento orgullosa de que mi pareja haya conducido seis horas solo para verme y amarme con presencia.
- Me siento orgullosa de haber amamantado a mi segundo hijo de forma natural, tras vivir un proceso difícil con el primero.
- Me siento orgullosa de haberme reconstruido después de un divorcio, y hoy tener una nueva relación y un negocio estable.

Nombrarte es empoderarte. Presumir de tus logros es recuperar el espacio que te pertenece en tu historia. Porque sí, mereces brillar... y que el mundo lo sepa.

Tercer paso: pide

Y llegamos al paso más poderoso y más desafiante al mismo tiempo: pedir. Los dos anteriores —comunicar lo que quieres y presumir de tus logros— solo preparaban el terreno para esto, porque ahora toca reiniciar el ciclo, volver a sembrar, volver a confiar. Para eso tienes que abrir la boca y el corazón, abrirte a pedir.

Para muchas mujeres, parece que pedir sea una debilidad. Es como si, al hacerlo, se quebrara la imagen de fortaleza que llevan años sosteniendo. Porque, claro, si tú siempre das tanto, si estás tan pendiente de todos, ¿por qué nadie parece preocuparse por ti como tú por ellos? Pedir no es debilidad, es un acto de amor propio. Es decir: «Yo también importo», «Yo también tengo necesidades», «Yo también merezco».

Para pedir bien hay que hacerlo con claridad y presencia. No desde la escasez o la súplica, sino desde la mujer segura que sabe lo que vale. Sé específica con lo que necesitas de la vida, del otro o de ti. A veces, si crees que es importante, puedes explicar para qué lo pides, por qué eso tiene valor para ti. Añade empatía, muestra cómo eso que solicitas impacta en tu bienestar y abre la puerta a la negociación, sabiendo cuáles son tus límites y qué no estás dispuesta a tolerar.

Aquí te comparto algunas peticiones reales que hemos trabajado con mujeres durante sus procesos:

- «Necesito un aumento de al menos 800 euros que refleje las horas extra que vengo trabajando desde hace meses. Para mí es clave sentirme valorada, segura y motivada en mi puesto. Amo lo que hago y quiero seguir creciendo aquí. Estoy abierta a conversar, pero no puedo aceptar menos de lo que he comentado».
- «Necesito que tengamos una cita a solas al menos una vez por semana, sin hablar de trabajo o de los niños, solo tú y yo. Podemos adaptar el día y contratar a una niñera, si es necesario. Si no puede ser cada semana, propongo como mínimo dos veces al mes. Lo necesito para cuidar lo que somos».

Reclamar tu voz es también reclamar tu vida. Después de tanto tiempo en modo supervivencia, acostumbradas a callar lo que necesitamos, minimizar nuestros logros y habitar esa narrativa que nos dice que no somos suficientes, es urgente romper con esa inercia.

Cuando empiezas a expresarte, nombras lo que anhelas, reconoces tus logros y pides lo que necesitas, algo se reordena dentro de ti. Ya no hablas desde la niña que teme incomodar, sino desde la mujer que se sabe digna, que honra su historia y camina con voz propia.

Y sí, al principio quizá duela e incomode. Pero ahí florece tu poder. Reclamar tu voz no es solo hablar, es sostenerte en tu verdad, es mirarte al espejo cada mañana y decirte: «Estoy aquí para mí, no tengo deudas conmigo, me estoy convirtiendo en la persona que necesitaba». Desde ese lugar, el amor deja de ser una carencia y se convierte en una extensión. Primero te lo das tú y aprendes a recibirlo desde ahí.

Para cerrar este capítulo, te propongo algunas preguntas. No son para que las respondas con prisa o exigencia, sino para que las lleves contigo como una meditación, como una puerta que se abre cuando caminas, cuando te duchas, cuando te abrazas. Permítete escucharlas no con la mente, sino con el cuerpo, tu intuición y la voz de la diosa que te habita:

- ¿Qué deseo aún no te has atrevido a decir en voz alta?
- ¿Qué deuda urgente tienes contigo y estás lista para saldar?
- ¿Qué logro has callado durante años y mereces por fin presumir de él?
- ¿Quién serías si empezaras a celebrar tu esfuerzo diario con ternura y compasión?
- ¿Qué necesitas pedir —en casa, en el trabajo, en tu relación— que aún no te has permitido?
- ¿Qué pasaría si te atrevieras a nombrar tus anhelos sin miedo al juicio?
- ¿Cómo cambiaría tu vida si dejaras de postergar lo que te pide tu alma?
- ¿Qué versión de ti nacería si por fin dieras voz a tus verdaderas necesidades?

Y, por último: ¿cómo se sentiría la niña que fuiste, esa que fue silenciada y luego olvidada, si al fin te oyera alzar la voz, pero no para defenderte, sino para reconocerte y decir «Esta vida es mía»?

Hoy eres la representante de otro tipo de revolución, una que no te exige que seas perfecta, una hecha de compasión, vulnerabilidad y suavidad. Después de leer todas estas páginas, te llevas una nueva forma de mirar la vida, prácticas para despertar tu energía, sí, pero sobre todo para despertar dentro de ti, para habitar tu día a día con más conciencia, más amor, más verdad.

Gracias a tu supervivencia, hoy puedes elegir que vas a vivir desde tu verdad.

Aprender a reconocer y agradecer los caminos que te han traído hasta aquí también forma parte de la vida. Incluso los tramos más difíciles, incluso las máscaras o capas que te protegieron cuando no tenías herramientas para ser tú misma, merecen ser honrados. Porque la supervivencia, aunque no siempre parezca bonita, fue lo que conociste para seguir adelante, lo que te sostuvo cuando no sabías cómo vivir desde tu verdad.

Por eso, cuando sientas que regresan esos mecanismos antiguos, no los rechaces ni te castigues. Míralos con amor, como quien reconoce a una vieja amiga que hizo lo que pudo. Tal vez vuelvan en forma de control, dureza, impulso de esconderte..., y está bien. Agradece su presencia, valida su intención y recuérdate que ya no estás en el mismo lugar, que ahora puedes elegir desde un nuevo centro.

No se trata de borrar el pasado, sino de abrazarlo, soltar el juicio y hacer espacio para la compasión. Estamos caminando en espiral; eso significa que volverás a ti una y otra vez desde distintos ángulos, con más conciencia, con más amor.

Si en algún momento te sorprendes usando viejas muletas emocionales, no te asustes, no te detengas. Respira, reconoce lo lejos que has llegado y vuelve a ese lugar sagrado en el que habita tu verdad. Porque este camino, aunque imperfecto, es tuyo. Y regresar a ti siempre es una forma de avanzar.

El despertar de tu energía femenina continúa contigo...

Querida mujer consciente:

Estamos llegando al final de este sendero. Ha sido un honor caminar junto a ti. Este libro es mi ofrenda a la diosa que habita en tu cuerpo, en tu historia y en todas las mujeres que vinieron antes de ti, incluso en las que vendrán después. Es un mapa escrito con el alma para que vuelvas a ti, a tu cuerpo, a tu verdad, y para que regreses al amor.

Una mujer despierta retorna una y otra vez a su centro porque ahí encuentra respuestas. Honra su soberanía, confía en su intuición y reconoce en su vulva no solo placer, sino un portal sagrado. Sabe que es templo y altar, que su piel es territorio divino y que practicar esa devoción consigo misma es un acto de fortaleza que inspira a otras.

Recuerda siempre la danza cíclica de lo femenino: somos reflejo de la tierra, del cielo, del agua; vivimos estaciones internas que no se corrigen, se honran. Cada práctica consciente que has repetido, cada gesto amoroso contigo, ha ido reforzando las nuevas conexiones neuronales que trazas en tu cuerpo, un nuevo mapa interno donde te ubicas como tu mejor compañera y amante.

Guarda tus páginas favoritas, subráyalas, regresa a las preguntas que has sentido como portales. Haz de este libro un espacio vivo, un ritual que compartas con aquellos a los que amas, una voz que se transmita a tu hija, a tu madre, a tus amigas. Compartir desde tu verdad es prender una luz para otra mujer.

Porque tú eres eso: luz viva, guía silenciosa, llama encendida que abre paso a las que vienen detrás.

Este camino no termina, se convierte en conciencia, en práctica, en estilo de vida. No es egoísmo, es reconocer que tu mayor propósito es vivir con plenitud, con lugar para ti, para tu gozo, descanso y verdad. Cuando eso sucede, amar sin miedo, sostienes sin perderte, integras sin disolverte.

Y en el vínculo íntimo —ya sea pareja, familia o amistad—, ahí donde el otro te refleja, practicas lo que llevas dentro: ¿quién quieres ser para ti cuando estás con el otro? ¿Qué debes soltar para no traicionarte? Ahí se revela la obra maestra de tu transformación.

Espero que estas páginas se vuelvan portal, ancla e impulso para ti, que te des permiso para sentirlo todo, habitarte con ternura y recordar que cada parte tuya es digna, suficiente y sagrada. Si algo te detiene, no busques más fuera: comienza sosteniéndote tal como eres ahora. Ahí nace tu poder genuino, ahí florece la transformación que anhelas.

Deseo felicitarte, mujer valiente, por llegar hasta aquí. Espero que estas palabras te acompañen, te sostengan y sirvan de puente para otras. Si este libro ha llegado a tus manos, no ha sido por casualidad… Cada página encierra un deseo profundo: despierta y reclama tu vida, tu poder, tu amor.

Para cerrar, quiero compartir contigo una frase que nació en un espacio sagrado entre mujeres cuando la diosa nos susurró su verdad. Te la regalo:

> La diosa no es una figura lejana: vive en cada respiración, en cada ciclo, en cada emoción que una mujer se permite sentir.

Y justo en el cierre quiero dejarte un recordatorio: el mundo necesita tu luz, tu voz, tu energía viva. No esperes al momento perfecto, porque es este, ahora, en este cuerpo, en esta versión de ti. Que tu vida sea el reflejo más honesto de tu verdad más profunda. Que tu paso deje huella. Que tu fuego no se apague.

Y no lo olvides: mereces todo lo que sueñas… y más.

Este, apenas, es el comienzo.

9
Bonus

> No necesitas más terapia, necesitas más herramientas que te ayuden a elegirte.
>
> Ana Clavell

Con el deseo de que este despertar no termine en la última página, sino que siga latiendo dentro de ti, he creado un material interactivo pensado para acompañarte en el futuro. Estos recursos te invitarán a volver a ti —a tu sabiduría, a tu cuerpo, a tu energía femenina— cada vez que lo necesites.

Al escanear este código QR, accederás a tres regalos que he preparado con mucho amor:

1. **Prácticas guiadas.** Podrás escuchar en audio los ejercicios «La pausa sagrada» y «El toque sagrado», para que los lleves contigo allá donde vayas. Estas prácticas están grabadas con mi voz y acompañadas de música suave, pensadas para que puedas volver a tu centro y a tu presencia en cualquier momento del día.
2. **Minicurso de inteligencia somática.** Un espacio en el que te guiaré con vídeos breves y prácticos para integrar de forma amorosa y consciente todo lo que trabajamos en el libro. Aprenderás a reconectar con tu cuerpo a través de movimientos simples y cotidianos, y volverás a ti sin exigencia, con ternura.
3. **Curso gratuito «Relaciones radiantes».** Este curso ha sido creado para ayudarte a integrar el despertar de tu energía femenina allí donde más se pone a prueba: en las relaciones de pareja. A través de una mirada amorosa y consciente, podrás profundizar en tu forma de estar presente, cultivar vínculos más genuinos y habitarte con mayor madurez emocional, apertura y compasión.

Este libro es solo el comienzo. Si sientes que algo dentro de ti ha cambiado, si una parte de ti ha despertado o se ha reconocido en estas páginas, te invito a compartirlo. Puedes hacerlo en tus redes y etiquetarme (@anaclavell). Me encantará leerte, celebrarlo contigo y saber que he formado parte de tu viaje de regreso a casa.

Agradecimientos

A ti, mujer despierta, que hoy tienes este libro en las manos. Gracias por tu apertura, por tu búsqueda honesta, por el coraje de mirar hacia dentro. Gracias por permitirte este momento contigo, por atreverte a volver a ti una y otra vez. Me honra profundamente acompañarte en este tramo de tu viaje. Que estas palabras te abracen y te sostengan como lo haría una amiga que cree en ti.

A mis primeras lectoras, a todas las mujeres que confiaron en mí con *Sana tus heridas emocionales*. Gracias por dar ese primer paso, por abrir vuestro corazón y dejar que mis palabras formaran parte de vuestro camino. Ese libro fue un puente y lo cruzasteis con valentía. Hoy, gracias a miles de mujeres como vosotras, este segundo libro es posible. Y, si has confiado en mí por segunda vez y estás leyendo esto ahora, recibe mi gratitud más profunda y un abrazo enorme.

Gracias a la vida, al amor y a Dios, que siempre me sostiene, por recordarme que todo tiene un propósito y guiarme con tu sabiduría.

A la mujer valiente que vive en mí, gracias por volver a decir que sí. Por sostener el miedo con ternura y cruzar, una vez más, el umbral de lo desconocido. Gracias por escribir este libro con honestidad, por encarnar cada palabra, por quitarte las capas que ya no eran hogar y elegir, cada día, vivir desde la verdad.

A Santiago, mi compañero de vida. Gracias por tu ternura, tu presencia amorosa y tu paciencia infinita, por caminar a mi lado mientras este libro tomaba forma. Tu amor ha sido nido y raíz.

A mis padres, gracias por regalarme la vida y el valor para hacerla mía, por todo lo vivido, por todo lo heredado, por traerme hasta aquí para que recordase quién soy.

A Laura, mi querida editora. Gracias por abrirme nuevamente las puertas, por confiar en mi voz y por acompañar con respeto y cuidado este mensaje que tanto deseaba compartir.

A Rosángela, mi *coach* de escritura. Gracias por tu mirada clara, tu guía firme y tu sostén amoroso. Por creer en este libro incluso cuando yo dudaba. Gracias por ayudarme a parirlo desde el gozo y la honestidad.

A Barcelona, mi hogar adoptivo. Gracias por recibirme con belleza, por transformarme con cada paso y cada calle. Y gracias a mi comunidad de aquí por ser refugio, raíz y red. A las mujeres que me acompañan desde esta ciudad, gracias por tanto.

Y a mi hermosa comunidad en las redes sociales. Gracias por cada palabra, cada historia, cada mensaje. Gracias por hacerme sentir que no escribo sola. Me habéis ayudado a pulir mi voz, a encontrar claridad y a compartir desde el corazón.

Desde lo más profundo de mi corazón, gracias.

Bibliografía

Alexander, Aaron, «Gabor Maté: The definition of trauma and how we can fix our psychological wounds», episodio 425. En *Align Podcast*, Spotify, 5 de enero de 2023, <https://open.spotify.com/episode/2Ud3ai7KbGLWOlityht55z?si=SPfmeQsGSO6AWPzwYczc5w>.

Atwood, Margaret, *The Robber Bride*, Nueva York, Hachette, 2020.

Babcock, Linda C., y Sara Laschever, *Women Don't Ask*, New Jersey, Princeton University Press, 2021.

Bolen, Jean Shinoda, *Las diosas de cada mujer*, Kairós, 1994.

— *Los dioses de cada hombre*, Barcelona, Debolsillo, 2011.

Cameron, Julia, *El camino del artista*, Madrid, Aguilar, 2016.

Castellanos, Nazareth, *Neurociencia del cuerpo*, Barcelona, Kairós, 2022.

Clavell, Ana, *Sana tus heridas emocionales*, Barcelona, Grijalbo, 2024.

Dispenza, Joe, *Sobrenatural,* Madrid, Urano, 2018.

Dixon, Emily, Giulia L. Poerio, Gerulf Rieger y Megan Klabunde, «Interoceptive awareness and female orgasm frequency and satisfaction», *Brain Sciences*, vol. 14, n.º 12, 2024, p. 1236, <https://doi.org/10.3390/brainsci14121236>.

Doyle, Glennon, *Indomable*, Madrid, Urano, 2021.

Eyal, Melanie, «Self-silencing is making women sick», *TIME*, 3 de octubre de 2023, <https://time.com/6319549/silencing-women-sick-essay/>.

Fillol, Gemma, *No es casual, es el poder del ritual*, Barcelona, Conecta, 2025.

Garmus, Bonnie, *Lecciones de química*, Barcelona, Salamandra, 2023.

Gilbert, Elizabeth, *Libera tu magia*, Barcelona, Aguilar, 2015.

Godfred, Melody, *Self Love Poetry*, Kansas (Missouri), Andrews McMeel Publishing, 2021.

Hall, Emory, *Made of Rivers*, Londres, Hay House, 2024.

Hellinger, Bert, *Órdenes del amor*, Barcelona, Herder, 2011.

Jong, Erica, «Alcestis on the Poetry Circuit», en *Half-Live*, Nueva York, Holt, Rinehart & Winston, 1973.

Jung, Carl Gustave, *Recuerdos, sueños, pensamientos*, Barcelona, Paidós Ibérica, 2011.

Lao Tzu, *Tao Te Ching*, Móstoles (Madrid), Gaia, 2008.

Levine, Peter A., *En una voz no hablada*, Móstoles (Madrid), Gaia, 2021.

— *Sanar el trauma*, Móstoles (Madrid), Gaia, 2021.

Maté, Gabor, y Daniel Maté, *El mito de la normalidad*, Barcelona, Urano, 2022.

Murdock, Maureen, *Ser mujer: un viaje heroico*, Móstoles (Madrid), Gaia, 1990.

Norwood, Robin, *Las mujeres que aman demasiado*, Barcelona, B de Bolsillo, 2019.

Perel, Esther, *Inteligencia erótica*, Azuqueca de Henares (Guadalajara), Kitsune Books, 2016.

Pinkola Estés, Clarissa, *Mujeres que corren con lobos,* Barcelona, B de Bolsillo, 2018.

Porges, Stephen. W., *Guía de bolsillo de la teoría polivagal*, Barcelona, Eleftheria, 2018.

Robbins, Mel, *El poder de los 5 segundos*, Barcelona, Booket, 2025.

Salvador, Mario C., y Peter Bourquin, *¿Quién soy?*, Madrid, Desclée de Brouwer, 2022.

Schwartz, Richard C., *No hay partes malas*, Barcelona, Eleftheria, 2021.

Thomashauer, Regena, *Pussy: A Reclamation*, Carlsbad (California), Hay House, 2016.

Van der Kolk, Bessel, *El cuerpo lleva la cuenta*, Barcelona, Eleftheria, 2020.

Vos, Minke de, *Artes tántricas taoístas para mujeres*, Móstoles (Madrid), Neo Person, 2019.

Ware, Bronnie, *Los cinco mandamientos para tener una vida plena*, Barcelona, DeBolsillo, 2013.

Woodman, Marion, *Addiction to perfection*, Toronto, Inner City Books, 1982.

— *Bone*, Londres, Penguin Publishing Group, 2000.